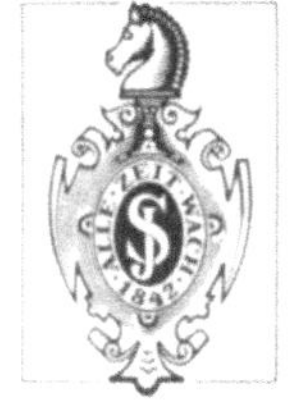

H.D. Henner   R. Ch. Otto   M.S. Ramzin
H. J. Zweifel (Hrsg.)

Ultraschall-
diagnostik '88

Dreiländertreffen Lugano

12. gemeinsame Tagung der deutschsprachigen
Gesellschaften für Ultraschalldiagnostik

Springer-Verlag Berlin Heidelberg New York
London Paris Tokyo Hong Kong

Dr. med. HEINZ DIETER HENNER
Abt. Gynäkologie, Kantonsspital,
CH-6300 Zug

Prof. Dr. RAINER CH. OTTO
Abt. Radiologie, Kantonsspital,
CH-5404 Baden

Dr. M.S. RAMZIN
FMH Gynäkologie, Rümelinbachweg 6,
CH-4002 Basel

Prof. Dr. H.J. ZWEIFEL
Abt. Medizin, Neu-Technikum,
CH-9470 Buchs

ISBN-13: 978-3-642-74655-0   e-ISBN-13: 978-3-642-74654-3
DOI: 10.1007/978-3-642-74654-3

CIP-Titelaufnahme der Deutschen Bibliothek
Ultraschalldiagnostik ...: Drei-Länder-Treffen/... Gemeinsame Tagung d. Deutschsprachigen Ges.
für Ultraschall in d. Medizin. – Berlin; Heidelberg; New York; London; Paris; Tokyo;
Hong Kong: Springer
Bis 9. 1985 im Verl. Thieme, Stuttgart, New York. – Bis 9. 1985, Kongressname: Gemeinsame Tagung d.
Deutschsprachigen Ges. für Ultraschalldiagnostik. – Springer-Verl. teilw. mit d. Erscheinungsorten
Berlin, Heidelberg, New York, London, Paris, Tokyo. – Teilw. u.d.T.: Ultraschalldiagnostik in der
Medizin
NE: Gemeinsame Tagung der Deutschsprachigen Gesellschaften für Ultraschall in der Medizin;
Gemeinsame Tagung der Deutschsprachigen Gesellschaften für Ultraschalldiagnostik; Ultraschall-
diagnostik in der Medizin 12. 1988. Lugano 88. [Hauptbd.]. – 1989

2121/3145-543210   Gedruckt auf säurefreiem Papier

Vorwort

Vom 9.–12. Oktober 1988 fand in Lugano das 12. Dreiländer-Treffen der deutschsprachigen Ultraschall-Gesellschaften statt. Im Gegensatz zu den spezifischen Fachtagungen ist das Dreiländer-Treffen ein Ort der Begegnung zwischen den verschiedenen Disziplinen. Daß dieses interdisziplinäre Gespräch einem großen Bedürfnis entspricht, zeigt das rege Interesse, welches diese Veranstaltung jedes Jahr wieder findet. Mit nahezu 1500 Teilnehmern und fast 400 wissenschaftlichen Beiträgen aus allen Gebieten der Medizin traf dies auch in hohem Maße für das Dreiländer-Treffen in Lugano zu.

Die Ultraschall-Technik wird heute in der gesamten Medizin eingesetzt. Im Rahmen einer dreitägigen Tagung ist es aber kaum mehr möglich, die ganze Ultraschall-Diagnostik umfassend darzustellen. Deshalb müssen durch die Festlegung von interdisziplinären Hauptthemen gewisse Schwerpunkte gesetzt werden.

Für das Treffen in Lugano fiel die Wahl auf derzeit hochaktuelle Themen. In einem ersten Hauptthema wurde der Einsatz der Doppler-Techniken auf dem Gebiet der Ultraschall-Diagnostik ausführlich behandelt. Gerade in den letzten Jahren wurden hier, unter anderem durch die Möglichkeit des farbcodierten Dopplers, große Fortschritte erzielt.

Ein weiteres Hauptthema umfaßte den Problemkreis des sonographischen Screenings. Hier wurden die Möglichkeiten und Grenzen eines Screenings in den einzelnen Fachbereichen aufgezeigt. Daneben wurden aber auch die Kosten-Nutzen-Frage und die Frage der Qualitätssicherung in einem Rundtisch-Gespräch eingehend diskutiert. Weitere Themen waren die interventionelle Sonographie, sowie die Vorstellung von neuen technischen Verfahren.

Zu diesen Themen berichteten namhafte, internationale Referenten über den derzeitigen Stand der Wissenschaft und über zukünftige Entwicklungen.

In 6 Parallelveranstaltungen, sowie in einer Posterausstellung, wurden im weiteren über 350 wissenschaftliche Beiträge aus dem gesamten Bereich der Ultraschall-Diagnostik präsentiert.

Bei dieser Fülle von Informationen schien es den Herausgebern dieser Proceedings nicht sinnvoll, alle diese Beiträge, welche bereits im Abstraktband zusammengefaßt wurden, noch einmal in vollem Umfang im Kongreßband zu publizieren. Einerseits wäre es nicht möglich gewesen, den Band rechtzeitig zum nächstfolgenden Kongreß in Hamburg herauszubringen. Andererseits würde der Umfang eines solchen Buches zu groß und vor allem unübersichtlich und sich somit als Nachschlagewerk kaum noch eignen. So werden in diesem Kongreßband erstmals nur ausgewählte Hauptreferate publiziert.

Wir hoffen, daß wir so dem Wunsch vieler Kollegen nachkommen, welche gerne noch einmal die wichtigsten Hauptreferate nachlesen möchten.

Allen Hauptreferenten, welche sich die Zeit genommen haben, ihren Vortrag für den vorliegenden Kongreßband zu überarbeiten, sei hier ganz herzlich gedankt.

Zug, August 1989   DIE HERAUSGEBER

Radioimmunotherapy of Solitary Liver Metastases by Means of Intratumoral
Instillation of the CEA-Antibody 131 J-BW 431/26 160
H.-W. MÜLLER-GÄRTNER, R. MONTZ, R. KLAPDOR, M. HIRSCHMANN,
J. LANGKOWSKI

Soziale und wirtschaftliche Aspekte der Ultraschalldiagnostik . . 165

Rundtischgespräch 167
H.J. ZWEIFEL

Aktuelle Gefäßdiagnostik: Neueste Entwicklungen auf dem Gebiet
des Ultraschalls und der Kernspintomographie 184
W.L. CURATI, P. DAWSON, H.R. JÄGER, P. MCCARTHY

Autorenverzeichnis

Dr. R. BALD
Abteilung für Kinderkardiologie
Universität Bonn
D-5300 Bonn

Prof. Dr. D. BEYER
Radiologische Abteilung
Krankenhaus Porz am Rhein
Urbacher Weg 19
D-5000 Köln 90

Dr. C. B. BURCKHARDT
F. Hoffmann-La Roche
CH-4002 Basel

Dr. J. CHAPPUIS
F. Hoffmann-La Roche
CH-4002 Basel

Prof. Dr. W.L. CURATI
Department of Diagnostic Radiology
Royal post graduate Medical School
Hammersmith Hospital
Ducane Road
London W12 OHS, U.K.

Dr. B. VAN DAMME
Abteilung für Pathologie
Universitätsklinik K. U. Leuven
Herestraat 49
B-3000 Leuven

Prof. Dr. P. DAWSON
Department of Diagnostic Radiology
Royal post graduate Medical School
Hammersmith Hospital
Ducane Road
London W12 OHS, U.K.

Dr. M. EBARA
First Department of Medicine
Chiba University
School of Medicine
Chiba, Japan

Dr. L. ENGELHOLM
Services de Radiodiagnostic
Institut J. Bardet et Hopital d'Ixelles
Université Libre de Bruxelles
Bruxelles, Belgium

Dr. R. FEHR
F. Hoffmann-La Roche
CH-4002 Basel

Dr. A.C. FLEISCHER
Department of Obstetrics
and Gynecology
Center for Fertility
and Reproductive Research (C-FARR)
Vanderbilt University Medical Center
Nashville, Tennessee 37232
USA

Prof. Dr. H. FROMMHOLD
Universitätsklinik für Strahlentherapie
A-6020 Innsbruck

Dr. U. GEMBRUCH
Abteilung für Pränatale Diagnostik
und Therapie
Zentrum für Frauenheilkunde
und Geburtshilfe
Universitäts-Kliniken
Sigmund-Freud-Str. 25
D-5300 Bonn

Dr. P. A. GRANDCHAMP
F. Hoffmann-La Roche
CH-4002 Basel

Prof. Dr. M. HANSMANN
Abteilung für Pränatale Diagnostik
und Therapie
Zentrum für Frauenheilkunde
und Geburtshilfe
Universitäts-Kliniken
Sigmund-Freud-Str. 25
D-5300 Bonn

Prof. Dr. R. HARZMANN
Urologische Klinik
Zentralklinikum Augsburg
Stenglingstraße
D-8900 Augsburg

Dr. C.M. HERBERT
Department of Obstetrics
and Gynecology
Center for Fertility
and Reproductive Research (C-FARR)
Vanderbilt University Medical Center
Nashville, Tennessee 37232
USA

Prof. Dr. M. HIRSCHMANN
Abteilung für Innere Medizin
Universitätsklinik
Martinistraße 52
D-2000 Hamburg 20

Dr. H.R. JÄGER
Universitätsspital
Ch-4031 Basel

L. JEANMART
Services de Radiodiagnostic
Institut J. Bardet et Hopital d'Ixelles
Université Libre de Bruxelles
Bruxelles, Belgium

Dr. D.M. KEPPLE
Department of Obstetrics
and Gynecology
Center for Fertility
and Reproductive Research (C-FARR)
Vanderbilt University Medical Center
Nashville, Tennessee 37232
USA

Dr. K. KITA
First Department of Medicine,
Chiba University
School of Medicine
Chiba, Japan

Dr. E. KLAIBER
Radiologisches Institut
Kantonsspital Baden
CH-5404 Baden

Prof. Dr. R. KLAPDOR
Abteilung für innere Medizin
Universitätsklinik
Martinistraße 52
D-2000 Hamburg 20

Dr. TH. LAUTERBACH
Frankfurter Landstraße 5a
D-6380 Bad Homburg

Dr. M. E. LIARD
F. Hoffmann-La Roche
CH-4002 Basel

Prof. Dr. G. MARCHAL
Department of Radiology
University Hospitals K. U. Leuven
Herestraat 49
B-3000 Leuven

Dr. G. MARWIK
Pathologisches Institut
Kantonsspital Baden
CH-5404 Baden

Prof. Dr. P. McCarthy
Department of Diagnostic Radiology
Royal post graduate Medical School
Hammersmith Hospital
Ducane Road
London W12 OHS, U.K.

Prof. Dr. C. R. B. Merritt
Department of Radiology
Ochsner Clinic
1514 Jefferson Highway
New Orleans, LA 70121
USA

Dr. R. Montz
Abteilung für Nuklearmedizin
Universitätsklinik
Martinistraße 52
D-2000 Hamburg 20

Dr. H. W. Müller-Gärtner
Abteilung für Nuklearmedizin
Universitätsklinik
Martinistraße 52
D-2000 Hamburg 20

Prof. Dr. M. Otho
First Department of Medicine
Chiba University
School of Medicine
Chiba, Japan

Prof. Dr. R. Ch. Otto
Radiologisches Institut
Kantonsspital Baden
CH-5404 Baden

Dr. P. Peetrons
Services de Radiodiagnostic
Institut J. Bardet et Hopital d'Ixelles
Université Libre de Bruxelles
Bruxelles, Belgium

Prof. Dr. D. A. Redel
Abteilung für Kinderkardiologie
Universität Bonn
D-5300 Bonn

Prof. Dr. G. Rettenmaier
Abteilung Innere Medizin
Kreiskrankenhaus
D-7030 Böblingen

Dr. H. Rigauts
Department of Radiology
University Hospitals K. U. Leuven
Herestraat 49
B-3000 Leuven

Dr. med. H. Sattler
Frankfurter Landstraße 5a
D-6380 Bad Homburg

Dr. habil. K. Seitz
Abteilung Innere Medizin
Kreiskrankenhaus
D-7030 Böblingen

Dr. M. Schilt
Spezialarzt FMH für Kinderchirurgie
Pilatusstraße 34
CH-6003 Luzern

Dr. C. Schlaepfer
F. Hoffmann-La Roche
CH-4002 Basel

Dr. Y. Vanrenterghem
Department of Nephrology
University Hospitals K. U. Leuven
Herestraat 49
B-3000 Leuven

Dr. H. Verbrugge
Department of Nephrology
University Hospitals K. U. Leuven
Herestraat 49
B-3000 Leuven

Dr. N. Zügel
Urologische Klinik
Zentralklinikum Augsburg
Stenglingstraße
D-8900 Augsburg

Prof. Dr. H. J. Zweifel
Abteilung Medizin
Neu-Technikum
CH-9470 Buchs

Ultraschallscreening

Ist die sonographische Screeninguntersuchung des Abdomens im Krankenhaus nützlich?

G. Rettenmaier

Screening bedeutet sieben. Unter Screeninguntersuchung versteht man definitionsgemäß ein Untersuchungsverfahren, das ohne großen Aufwand bei vielen Menschen ohne individuelle Indikation angewendet werden kann und das imstande ist, bestimmte Krankheitszustände herauszusieben (positiver Test) oder umgekehrt auszuschließen (negativer Test). Die Krankheiten sollen dabei möglichst früh in ihrem asymptomatischen oder symptomarmen Stadium erfaßt werden (Vorsorgeuntersuchung), denn sobald Symptome bestehen, kann und muß ja gezielt untersucht werden und ist die Zeit für das Screening vergangen. Das Untersuchungsverfahren soll preiswert sein hinsichtlich Personal und Materialeinsatz, denn es ist damit zu rechnen, daß es häufig keine Krankheit anzeigt, was für den einzelnen Getesteten zwar erfreulich ist, aber die Gesamtkosten steigert, sofern man die Effektivität des Screenings an den Kosten für die tatsächlich gestellte Diagnose mißt (also Gesamtkosten dividiert durch die Gesamtzahl der dabei neu gestellten Diagnosen). Je häufiger die gesuchte Krankheit ist, um so besser wird die Aussicht, die Diagnose zu stellen – eine valide Untersuchungsmethode vorausgesetzt – und um so günstiger kann der Preis pro Diagnose werden. Die Häufigkeit des Vorkommens einer Krankheit in einer Gruppe (die Prävalenz) geht also stark in diese Rechnung ein. Da das Vorkommen einer bestimmten Krankheit in verschiedenen Populationen sehr unterschiedlich sein kann, abhängig von Alter, Geschlecht, ethnischen, sozialen, beruflichen, toxischen Bedingungen, kann die Prävalenz in der einen untersuchten Gruppe sehr anders sein als in einer anders zusammengesetzten. Ein Beispiel für solche Unterschiede wäre etwa der Ausfall des Tuberkulintests bei heutigen Rekruten im Vergleich mit den Insassen eines Altersheims, oder das Vorkommen von Typ-II-Diabetes bei einer hungernden Population in der Dritten Welt, verglichen mit einer überernährten Population in einem prosperierenden westlichen Land. Krankenhauspatienten sind in der Regel schwerer krank als ambulante Patienten in der allgemeinen Praxis, die Prävalenzen dieser zwei Gruppen werden sich also unterscheiden. Dies ist der wichtige epidemiologische Aspekt, der schlüssige Antworten bei der Frage nach dem Wert eines Screenings sehr erschweren kann.

Das Untersuchungsverfahren darf nicht riskant sein. Dieses Untersuchungsrisiko muß selbstverständlich nicht nur eben geringer sein als das der Krankheit, sondern erheblich kleiner, denn es werden der Untersuchung ja nicht nur potentiell Kranke, sondern auch Gesunde unterworfen. Das betrifft besonders solche Verfahren, die auf den Körper einwirken, zum Beispiel mittels Röntgen- oder radioaktiver Strahlen, mit Testinjektionen oder Ultraschall. Bei extrakorporalen

Untersuchungen an leicht gewinnbaren Körperflüssigkeiten oder Ausscheidungen ist dieser Punkt weniger bedeutend.

Schließlich haben Screeninguntersuchungen nur einen Sinn, wenn sie auf Krankheiten zielen, die der Therapie bedürfen, die also schwerer Art sind und nicht spontan vergehen, und für die es überhaupt eine Therapie gibt. Insbesondere sind dies solche Krankheiten, bei denen die Therapiechancen im frühen Stadium besser sind als im späten, also etwa Tumoren oder Stoffwechselkrankheiten, die in der frühen Phase noch keine irreversiblen Spätschäden gesetzt haben, wie der Diabetes mellitus. Es gibt keinen Sinn, ein Screening zu machen im Hinblick auf zwar pathologische, aber nicht schwerwiegende Zustände, die schadlos persistieren können oder gar zur Selbstheilung neigen und reversibel sind. Solche Zustände sind etwa die bei der Sonographie entdeckten banalen Nierenzysten oder eine Pankreaslipomatose. Grenzfälle wären etwa die geringfügige bis mäßiggradige Leberverfettung oder auch ein stummer Gallenblasenstein, zumal bei älteren Patienten.

Die Sonographie des Abdomens ist zweifellos imstande, bis dato unentdeckte, allerdings meist doch schon symptomatische Krankheiten aufgrund der damit zusammenhängenden morphologischen Veränderungen zu entdecken. Sie ist nicht riskant, und sie ist zwar nicht billig, aber preiswerter als manch andere Methode. Taugt sie aber nach der gegebenen Definition zum Screening bei Krankenhauspatienten?

Eigene Untersuchungen

Diese Frage wurde prospektiv bei 502 stationären Patienten unserer medizinischen Klinik sequentiell bei der Aufnahme untersucht. Ambulante und konsiliarisch zur Sonographie zugewiesene stationäre Patienten der operativen Fächer und der Pädiatrie wurden nicht berücksichtigt. Allein die aus der Sonographie resultierende therapeutische Konsequenz der erhobenen Befunde war das Kriterium für die Eignungsbeurteilung. Die Untersucher waren unterschiedlich erfahren, also wie es sich im normalen Krankenhausbetrieb ergibt.

Bei ca. 80% der Patienten ergab sich ein Normalbefund oder ein nicht relevanter pathologischer Befund (z. B. Nierenzyste, stummer Gallenblasenstein), der nicht therapiebedürftig war. Die übrigen 20% mit einem therapiebedürftigen Befund (Tabelle 1, Gruppen 1–5) sollen nachfolgend aufgeschlüsselt betrachtet werden.

In der *größten Gruppe* mit 46 Patienten (9,1% von 502) finden sich teils schwere Krankheiten (Tabelle 2), die klinisch zu vermuten, aber sonographisch dann zu sichern waren. Die Rechtsherzinsuffizienz kann sonographisch sehr viel besser verifiziert und bezüglich ihrer Schwere abgeschätzt werden als mit jeder anderen einfachen Methode. Bei der Ureterkolik wird in der Regel keine Röntgenuntersuchung mehr durchgeführt, sondern gleich nach der Sonographie die Therapie begonnen. Eine floride Kolitis oder eine exazerbierte Sigmadivertikulitis kann durchaus zusammen mit den klinischen Erscheinungen sonographisch diagnostiziert werden, bis die Akuität durch die eingeleitete Therapie so weit zurückgegan-

Tabelle 1. Therapeutische Konsequenz aus dem Sonographiebefund

		n	[%]
0	Keine therapeutische Konsequenz	398	79,3
1	Befund führt zu gezielter Therapie bzw. zu Verifizierung der klin. Diagnose	46	9,1
2	Befund fließt in therap. Konzept ein	37	7,4
3	Befund führt direkt zu Operation bzw. ist wegweisend für weitere präop. Diagnostik	17	3,4
4	Befund führt direkt zu Punktion/Drainage	2	0,4
		120	20,3
5	Befund widerlegt	2	0,4
	Gesamt	502	100,0

Tabelle 2. Gruppe 1: Sonographiebefund führt zu gezielter Therapie bzw. zur Verifizierung der klinischen Diagnose

	n	[%]
Lebervenen- und Cavastauung (Rechtsinsuff.)	11	2,2
Ureterkolik	9	1,8
Dekomp. Leberzirrhose	9	1,8
Lebersteatose	7	1,4
Akute Pankreatitis	4	0,8
Floride Colitis ulcerosa	2	0,4
Sigmadivertikulitis	2	0,4
Bauchaortenaneurysma	1	0,2
Ileus mit Aszites	1	0,2
Gesamt	46	9,1% von 502

Tabelle 3. Gruppe 2: Sonographiebefund fließt in therapeutisches Konzept ein

	n	[%]
Lebersteatose	24	4,8
Leberzirrhose	5	1
Lebermetastasen bei versch. Karzinomen	5	1
Malignes Lymphom	2	0,4
Psoashämatom	1	0,2
Gesamt	37	7,4% von 502

gen ist, daß die röntgenologische oder endoskopische Komplettierung oder Verifizierung möglich ist.

Die meisten dieser 46 Fälle hätte man ausnahmslos auch indiziertermaßen untersucht, da sie symptomatisch waren. Die entsprechenden Befunde wären einem auch ohne das Routinescreening nicht entgangen.

Die *zweitgrößte Gruppe* mit 37 Patienten (7,4% von 502) enthält außer einem Psoashämatom keine akuten Krankheitszustände (Tabelle 3). Die Befunde gehen

Tabelle 4. Gruppe 3: Sonographiebefund führt direkt zu Operation bzw. ist wegweisend für weitere präoperative Diagnostik

	n	[%]
Akute Cholezystitis	6	1,2
Magenkarzinom	2	0,4
Zäkumkarzinom	2	0,4
Phlegmonöse Appendizitis	1	0,2
Hypernephrom	1	0,2
Duodenalstenose wegen Leiomyomrezidiv	1	0,2
Interruptio wegen Röteln bei unbek. Gravidität	1	0,2
Ileus infolge metast. Sigmakarzinom	1	0,2
Wilms-Tumor	1	0,2
Ovarialzyste	1	0,2
Gesamt	17	3,4% von 502

Tabelle 5. Gruppe 4: Sonographiebefund führt direkt zu Punktion/Drainage

	n
Intraabdom. Abszeß unklarer Genese	1
Peritonealkarzinose (unbek. Primärtumor)	1
Gesamt	2 = 0,4% von 502

Tabelle 6. Gruppe 5: Sonographiebefund (falsch-negativer Befund

	n
Subphrenischer Abszeß	1
Colitis Crohn	1
Gesamt	2 = 0,4% von 502

bei den Tumoren wie auch bei der Leberzirrhose in das Staging ein und damit in die phasengemäße Therapie. Auch hier wären bei der indizierten Sonographie anstelle der Screeninguntersuchung wohl kaum Befunde entgangen, ausgenommen vielleicht die eine oder andere Lebersteatose, indessen ohne großen Nachteil für diese Patienten.

Bei der *drittgrößten Gruppe* mit 17 Patienten (3,4% von 502) führt der Sonographiebefund direkt zur Operationsindikation (z. B. akute Galle, Ovarialzyste) oder ist doch wegweisend für die noch zusätzlich erforderliche präoperative Diagnostik (Tabelle 4). Nur der eine Fall eines hypernephroiden Nierenkarzinoms war nicht symptomatisch, sondern ein richtiger Zufallsbefund und somit ein Erfolg der Screeninguntersuchung. Auch die Arbeitsgruppe um Kremer fand auf 440 Untersuchungen ein Malignom ohne Symptomatik als Zufallsbefund, meist ein

Hypernephrom (KREMER et al. 1984). Der Fall mit bis dato unerkannter Gravidität und Röteln, der zur Interruptio kam, scheint im internistischen Krankengut etwas entlegen.

Punktion oder Drainage war in zwei Fällen erforderlich (Tabelle 5), aber auch diese Fälle waren symptomatisch und bedurften zur Entdeckung nicht der Screeninguntersuchung.

Schließlich gab es noch zwei *falsch-negative Sonographiebefunde* (Tabelle 6), die aber aufgrund der diskrepanten klinischen Konstellation nicht geglaubt wurden und insofern keinen Schaden stifteten.

Auf die *Auswirkung von Mehrfachuntersuchungen* wird hier nicht eingegangen, weil die Mehrfachuntersuchung zum Prinzip des Screenings, der siebenden Untersuchung, im strengen Sinne nicht gehören kann. Natürlich können Mehrfachuntersuchungen nach anfänglichem „Normalbefund" pathologische Ergebnisse bringen, sei es, weil die morphologischen Krankheitsveränderungen sich mittlerweile verdeutlicht haben und in den Bereich des sonographisch Sichtbaren gerückt sind, oder weil ein Erfahrener die Kontrolle ausführt (SCHÖLMERICH et al. 1986 haben hierauf hingewiesen). Aber auch im letzteren Fall ist es meistens die Diskrepanz zwischen der pathologischen klinischen Konstellation und dem angeblich normalen Sonographiebefund, die zur Intervention durch den Erfahreneren führt. Es ist somit die Kontrolluntersuchung in der Tat wohl stets eine indizierte Untersuchung. In einem anderen Böblinger internistischen Patientenkollektiv ist der therapeutische Zugewinn aus Mehrfachuntersuchungen klar zu ersehen (Abb. 1), aber natürlich unter Kostenüberhöhung erzielt.

Die Altersverteilun unserer Patientenpopulation ist wohl typisch für allgemeine internistische Abteilungen (Abb. 2). Auffallend ist, daß bei den hohen Altersklassen die Frauen viel zahlreicher vertreten sind (Häufigkeitsgipfel bei 70–79 Jahren, bei den Männern 50–59 Jahre). Der Einfluß des Altersaufbaus auf die Prävalenz von bestimmten Krankheiten wurde schon erwähnt; so wird in einem weiteren, allerdings chirurgischen Böblinger Patientenkollektiv bei den verschiedenen Indikationen zur Oberbauchsonographie eine völlig unterschiedliche Altersverteilung bei der Indikation „Oberbauchschmerzen rechts" als bei der Indi-

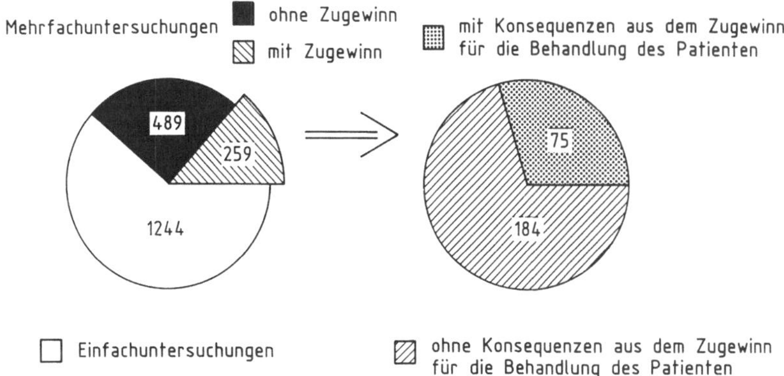

Abb. 1. Zugewinn an Information durch mehrfache Untersuchungen. (Nach Rönig-Stegmüller, im Druck)

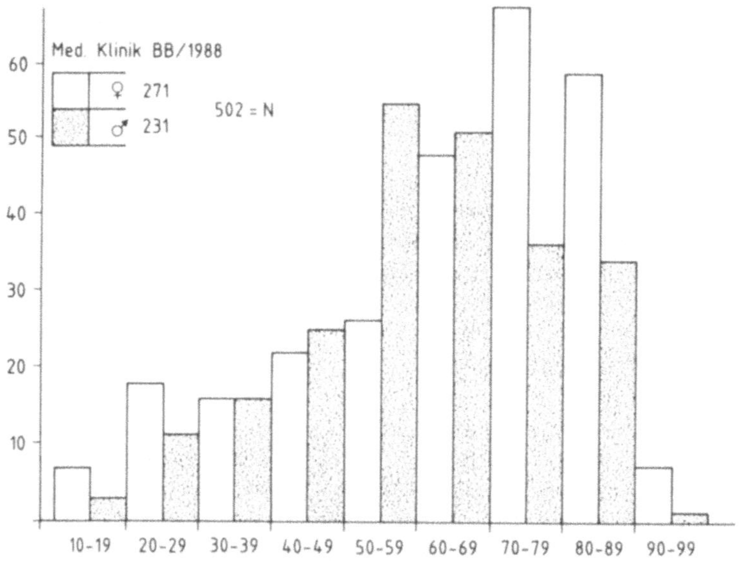

Abb. 2. Altersverteilung der Patienten der Screeninguntersuchung

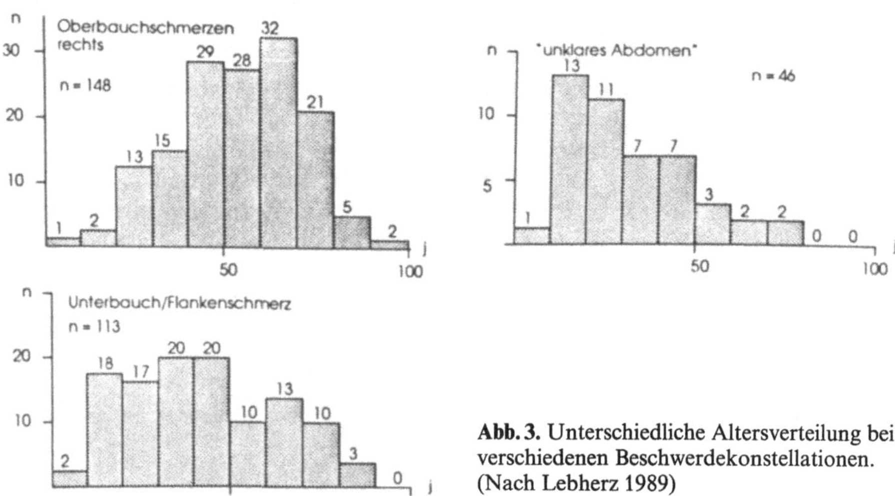

Abb. 3. Unterschiedliche Altersverteilung bei
verschiedenen Beschwerdekonstellationen.
(Nach Lebherz 1989)

kation „Unklares Abdomen" oder als bei „Verdacht auf Appendizitis" gefunden
(Abb. 3). Die beiden letztgenannten Zustände finden sich überwiegend bei den
jüngeren Altersklassen unter 50, die rechtsseitigen Oberbauchschmerzen überwie-
gend im mittleren und höheren Alter. Entsprechend werden sich in ambulanten
Patientengruppen mit bestimmten Überweisungsindikationen unterschiedliche
Prävalenzen finden. Es ist zu erwarten, daß in der allgemeinen Praxis die Präva-
lenzen für relevante Befunde im allgemeinen niedriger sind als im stationären
Kollektiv.

Schlußfolgerungen

1. Bei der sonographischen Routineuntersuchung ohne individuelle Indikation (Screeninguntersuchung) stationär aufgenommenen internistischen Patienten werden zwar bei 20% pathologische Befunde erhoben, aber nur *ein* relevanter Befund, nämlich die Entdeckung eines hypernephroiden Karzinoms, ist dem Screening gutzuschreiben. Gerade dieser Tumor, der bekanntermaßen lange asymptomatisch bleibt, kann eben – in Übereinstimmung mit KREMER et al. (1984) – bei Screeninguntersuchungen gefunden werden.
2. Es ist offensichtlich, daß bei sonographischer Erstuntersuchung allerlei relevante Befunde erhalten werden, aber diese wären auch bei individuell indizierter Untersuchung gefunden worden, denn es bestanden entsprechende Zeichen und Symptome der Krankheit, die auf eine gezielte Untersuchung drängten.
3. Demnach kann man die *Abdominalsonographie als allgemeine Screening-Untersuchung beim Krankenhauseintritt nicht als effektiv* bezeichnen. Es erscheint kaum angemessen und realisierbar, 500 Personen ohne individuelle Indikation zu untersuchen, nur um die Chance zu wahren, einen asymptomatischen Tumor, speziell ein Nierenkarzinom, zu finden. Aus dem Blickwinkel des Patienten gesehen, der diesen Tumor hat, stellt sich dies natürlich anders dar.
4. Wichtiger und effektiver als die sonographische Screeninguntersuchung erscheint die Aufstellung einer möglichst ausführlichen, aber der jeweiligen sonographischen Erfahrung und Leistungsbreite angepaßten Indikationenliste, welche auf der Anamnese, der klinischen Konstellation und den Laborbefunden basiert, und danach schwerpunktmäßig zu sonographieren. Auch FRANK und LINHART (1984) fanden die indizierte Untersuchung effektiver.

Literatur

Frank K, Linhart P (1984) Zum Stellenwert der Sonographie bei chronischen Bauchschmerzen. In Lutz H, Reichel L (Hrsg) Ultraschalldiagnostik 83. Thieme Verlag, Stuttgart, S 283–285
Kremer H, Schreiber MA, Zöllner N (1984) Kann man die routinemäßige Sonographie als gesetzliche Früherkennungsmaßnahme empfehlen? In Lutz H, Reichel L (Hrsg) Ultraschalldiagnostik 83. Thieme Verlag, Stuttgart, S 283–285
Lebherz M (1989) Effektivität der Abdominalsonographie bei chirurgischen Patienten. Dissertation, Universität Tübingen
Rönig-Stegmüller B (im Druck) Resultate der Abdominalsonographie. Katamnestische Untersuchung von zwei Patientenjahrgängen Dissertation, Universität Tübingen
Schölmerich J, Volk BA, Lüttgens A, Fröhlich J, Gerok W (1986) Die Sonographie als Routineuntersuchung – Eine Analyse von 1764 Untersuchungen in drei Monaten. Innere Medizin 13:131–136
Schreiber MA, Kremer H (1987) Beurteilungskriterien für die sonographische Diagnostik als Screening-Untersuchung. In Kremer H, Dobrinski W (Hrsg) Sonographische Diagnostik. München Wien Baltimore, S 309–313
Werner C (im Druck) Sonographische Screening-Untersuchung in einer allgemeinen medizinischen Klinik – Prospektive Studie. Dissertation, Universität Tübingen

Sonographie beim akuten Abdomen

D. Beyer

Bisher wurde die Real-time-Sonographie des Abdomens als Ergänzung für die Abdomenübersichtsaufnahmen in Rücken- und Linksseitenlage bei akuten abdominellen Erkrankungen eingesetzt und als *Zweituntersuchung* empfohlen. In vielen Fällen – Cholezystitis, Pankreatitis, Appendizitis, Divertikulitis, posttraumatische Veränderungen etc. – ist das diagnostische Spektrum der Sonographie jedoch deutlich größer als das der Nativaufnahme, so daß die Sonographie bei Verdacht auf eine dieser Erkrankungen als *Erstuntersuchung* zu empfehlen ist. Bei unklarem akutem Abdomen empfiehlt sich jedoch weiterhin – unabhängig von der vermuteten Ursache – beide Methoden nebeneinander einzusetzen. Allerdings sollte bei Säuglingen, Kleinkindern und jungen Frauen primär die Sonographie und nur in Ausnahmefällen die Röntgenuntersuchung eingesetzt werden. Der Zeitaufwand für die Sonographie beträgt bei erfahrenen Untersuchern 5–15 min eine Vorbereitung der Patienten ist nicht erforderlich. Die Untersuchung ist jederzeit auch in der Notfallambulanz, im Krankenbett und auf der Intensivstation wiederholbar.

Es sollte jedoch nicht außer acht gelassen werden, daß die Untersuchungsergebnisse gerade beim akuten Abdomen abhängig sind einerseits vom Patienten (Adipositas, Darmgasblähung, Kooperation), andererseits vom Untersucher (Erfahrung, Systematik) und der Gerätequalität.

In folgenden werden die wichtigsten Aspekte der Diagnostik des akuten Abdomens mit Hilfe der Sonographie dargestellt. Es sollen Indikationen und wichtigste sonographische Zeichen und Zusammenhänge sowie ergänzende bildgebende Verfahren bei Erkrankungen des hepatobiliären Systems, der Milz, des Pankreas, des Magen-Darm-Trakts, der Peritonealhöhle, des Retroperitonealraumes und des kleinen Beckens dargestelt werden.

Hepatobiliäres System

Bei akuten Erkrankungen des rechten Oberbauchs, insbesondere des hepatobiliären Systems, weist die Abdomenübersichtsaufnahme nur durch spärliche, meist indirekte Röntgensymptome auf die Erkrankung hin. Hier ist also die Sonographie als Erstmethode einzusetzen.

Neben allgemeinen Informationen über Lebergröße, -lage und -form, die die Befunde der Nativaufnahmen ergänzen (Kolonverlagerung nach kaudal bei He-

Tabelle 1. Hepatobiliäres System

Ursachen	Sonographische Zeichen	Ergänzende oder weiterführende bildgebende Verfahren
Cholezystolithiasis	Bewegliche wandständige Veränderung in der Gallenblase mit Schallschatten	Nicht erforderlich
Zystikusverschluß mit Gallenblasenhydrops	Schallschatten aus der Zystikusregion und Auftreibung der Gallenblase	Nicht erforderlich
Cholezystitis	Gallenblasenwandverdickung, evtl. benachbarter Abszeß und freie Flüssigkeit	Nicht erforderlich
Gallenblasenempyem	Gallenblasenwandverdickung und echoreicher Gallenblaseninhalt	Nicht erforderlich
Emphysematöse Cholezystitis	Gasgehalt in der gallenblase (Wiederholungsechos) und/oder in den Gallenwegen	Übersichtsaufnahme
Budd-Chiari-Syndrom	Lebervenen nicht darstellbar bzw. nur als Wandstruktur erkennbar	Evtl. CT mit Bolusinjektion
Pfortaderthrombose	Thrombusnachweis in der Pfortader, Kollateralkreislauf	CT, evtl. Angiographie
Rechtsherzinsuffizienz	Weite Lebervenen (Stauung), Lebervergrößerung, Aszites, rechtsseitiger Pleuraerguß	Thoraxübersichtsaufnahme
Gangrän	Evtl. Gasnachweis in Pfortaderästen	Übersichtsaufnahme, Angiographie
Lebertumor, Lebermetastasen mit Kapselspannung	Solide echoreiche oder echoarme Prozesse in der Leber	CT, evtl. MRI
Leberabszeß	Gashaltige oder liquide Raumforderung mit dicker Wand	Übersichtsaufnahmen (Gasnachweis) CT
Leberhämatom nach Trauma	Spindelförmige subkapsuläre Flüssigkeitsansammlung oder Zeichen der Organlazeration mit unregelmäßigen echoarmen oder teils echoreichen Strukturen	CT

patomegalie, vorgetäuschte Raumforderung bei Riede-Lappen), und den Reflexmustern ergeben sich sehr schnell Hinweise auf eine Erkrankung der Gallenblase oder der Gallenwege.

Eine Cholezystolithiasis mit evtl. eingeklemmtem Zystikuskonkrement und konsekutivem Gallenblasenhydrops ist ebenso darzustellen wie eine akute Cholezystitis mit Gallenblasenwandverdickung und echoarmem Randsaum sowie das Gallenblasenempyem mit Binnenechos.

Seltene Lebererkrankungen, die mit einem akuten Abdomen einhergehen können, sollten ebenfalls in Betracht gezogen werden: Pfortaderthrombose,

Tabelle 2. Milz

Ursachen	Sonographische Zeichen	Ergänzende oder weiterführende bildgebende Verfahren
Infarkt	Meist keilförmige periphere echoarme Zone	CT
Abszeß	Gas- oder flüssigkeitshaltige Raumforderung	CT
Hämatom	Spindelförmige subkapsuläre Flüssigkeitsansammlung (zweiseitige Ruptur) oder freie Flüssigkeit in der Bauchhöhle (einseitige Milzruptur)	CT
Infiltrat	Echoarme noduläre Raumforderung	

Budd-Chiari-Syndrom mit Thrombose der Lebervenen, posttraumatische Leberhämatome, gas- und/oder flüssigkeitshaltige Leberabszesse, intrakanalikuläres Gas in der Pfortader bei ischämischer Darmgangrän oder in den Gallenwegen bei biliodigestiver Fistel oder emphysematöser Cholezystitis (Tabelle 1).

Milz

Neben allgemeinen Informationen über Organgröße und Reflexmuster sind insbesondere herdförmige Veränderungen, die auf einen Infarkt, Abszeß, ein Hämatom oder Infiltrat bei lymphatischer Systemerkrankung hindeuten, von Bedeutung. Gashaltige Raumforderungen sprechen für eine Abszedierung. Beim stumpfen Bauchtrauma sind Rupturstellen nicht immer abgrenzbar, jedoch weist freie Flüssigkeit im Peritonealraum auf eine Organruptur hin. Wichtig ist die Darstellung und kurzfristige Kontrolle einer subkapsulären Milzruptur mit drohender zweizeitiger Ruptur (Tabelle 2).

Pankreas

Ist das mutmaßliche Pankreasareal sonographisch einzusehen, erweist sich die Sonographie als richtungsweisend in der Diagnose der akuten Pankreatitis. Auch sekundäre Zeichen wie Duodenalatonie, Duodenalwandverdickung, die Erweiterung des Gallen- oder Pankreasgangs sowie freie Flüssigkeit in der Bursa omentalis und im übrigen Peritonealraum können sonographisch erkannt werden.

Tabelle 3. Pankreas

Ursachen	Sonographische Zeichen	Ergänzende oder weiterführende bildgebende Verfahren
Chronische Pankreatitis	Verkalkung im Pankreasorgan mit Schallschattenbildung	Abdomenübersicht und CT
Akute Pankreatitis Stadium I	Organvergrößerung, unscharfe Konturen, Duodenalatonie	CT
Akute Pankreatitis Stadium II	Retroperitoneale Flüssigkeit im vorderen Pararenalraum	CT
Akute Pankreatitis Stadium III	Organnachweis evtl. nicht mehr möglich, Flüssigkeit oder evtl. Gas im vorderen Pararenalraum	CT
Pankreastumor	Raumforderung evtl. echoarm im Pankreasorgan, evtl. erweiterter Pankreasgang	CT

Auch Pankreasverkalkungen bei chronischer Pankreatitis können ebenso gut nachgewiesen werden wie Pseudozystenbildungen.

Hier sollte jedoch eine flüssigkeitsgefüllte, nach dorsal gerichtete Magenfunduskaskarde mit einer Pseudozyste oder einem Hämatom nicht verwechselt werden.

Allerdings bedarf es im Stadium II und III der Pankreatitis oft der Computertomographie mit Bolusinjektion zur Bestimmung der genauen Ausdehnung und Differenzierung zwischen Nekrose, Hämorrhagie, Gasbildung und restdurchblutendem Pankreasgewebe (Tabelle 3).

Magen-Darm-Trakt

Obwohl der mechanische Ileus in den meisten Fällen bereits auf Abdomenübersichtsaufnahmen diagnostiziert werden kann, erbringt die Sonographie häufig wertvolle Zusatzinformationen. So werden immer wieder die direkten Ursachen des Passagehindernisses dargestellt, z. B. Raumforderungen, Invagination. Auch die Dynamik verschiedener Darmabschnitte mit Pendel-, Widerstands- und fehlender Peristaltik kann in der Real-time-Sonographie beurteilt werden. Gerade wenn die Übersichtsaufnahmen bei sog. „gasleerem Abdomen" mit flüssigkeitsgefüllten Dünndarmschlingen nur geringen Informationsgehalt besitzen, sind sonographisch wichtige Befunde zu erheben über die Weite der Darmabschnitte, den Flüssigkeitsgehalt und die Wanddicke.

Insbesondere pathologische Kokardenphänomene weisen auf transmurale Prozesse hin: Wandödem bei Darmischämie oder Entzündung (Morbus Crohn, Kolitis), Infiltrationen bei Peritonealkarzinose, Tumoren, malignem Lymphom oder intramuralen Blutungen (posttraumatische Blutung, Antikoagulanzienüberdosierung) (Tabelle 4).

Tabelle 4. Magen-Darm-Trakt

Ursachen	Sonographische Zeichen	Ergänzende oder weiterführende bildgebende Verfahren
Magenausgangsstenose	Isolierte flüssigkeitsgefüllte Magenblase mit schwebenden Echos durch Speisereste	Gastrografinschluck
Magenkarzinom Magenlymphom	Magenkokarde	MDP
Duodenaltrauma	Duodenalwandverdickung	CT
Darmischämie	Dünndarmkokarde	Übersichtsaufnahme, Angiographie
Darmgangrän oder -emphysem	Gas in der Darmwand	Übersichtsaufnahme, Angiographie
Darmentzündungen (Crohn, Kolitis)	Kokardenphänomene, evtl. Fisteln oder Abszesse	MDP, KE
Ileus	„Leiter"- oder „Klaviertastenphänomen", Peristaltikbeurteilung	Übersichtsaufnahmen
Tumoren	Umschriebene Kokardenphänomene	MDP, KE, evtl. CT
Hernien	Bruchsack mit Darminhalt (beweglicher Gasnachweis), bei evtl. Inkarzeration, Darmwandverdickung	Übersichtsaufnahmen, evtl. Gastrografinpassage
Divertikulitis	Kokardenphänomen im Kolonbereich mit extramuraler Flüssigkeit und evtl. Gas	Gastrografin-KE

Peritonealhöhle

Intraperitoneale Flüssigkeitsansammlungen sind bei sorgfältiger sonographischer Untersuchung immer nachweisbar.

Die Flüssigkeit sollte insbesondere perihepatisch, perisplenisch, in den parakolischen Räumen und im Douglas-Raum gesucht werden, da hier zuerst freie Flüssigkeit auch in kleinen Mengen erkennbar wird.

Die biologische Zusammensetzung einer intraperitonealen Flüssigkeitsansammlung kann sonographisch nur selten bestimmt werden, da Aszites von Blut, Galle oder Urin nur durch gezielte Punktion zu differenzieren ist.

Bei der Suche nach intraperitonealen Abszessen sollte immer an die Möglichkeit der Ausbreitung entzündlicher Prozesse mit der Aszitesflüssigkeit gedacht werden, d.h. daß auch weiter entfernte Regionen sorgfältig untersucht werden müssen (z.B. bei paratyphilitischem Abszeß subhepatische und subphrenische Region rechts etc.). Abgekapselte Flüssigkeitsansammlungen können ebenfalls sonographisch erkannt, jedoch nicht immer differenziert werden (Biliom, abgekapselter Aszites, Abszeß, Hämatom) (Tabelle 5).

Tabelle 5. Peritonealhöhle

Ursachen	Sonographische Zeichen	Ergänzende oder weiterführende bildgebende Verfahren
Aszites (frei) und freie Blutung	Mengenabhängig, Flüssigkeitsnachweis perihepatisch, retrovesikal, perisplenisch, in den parakolischen Räumen zwischen den Darmschlingen (Seeanemonen, durch flottierende Darmschlingen)	Nicht erforderlich bei Hämatom (nach Trauma), evtl. CT
Biliom	Freie oder abgekapselte Flüssigkeit insbesondere perihepatisch (Anamnese)	CT, evtl. Szintigraphie
Abszeß	Flüssigkeitsgefüllte Raumforderung mit dicker Wand und evtl.Gasgehalt (Wiederholungsechos)	Abdomenübersicht, CT
Peritonealkarzinose	*Indirekte Zeichen:* Aszites, evtl. Kokardenphänome durch verdickte Darmwände *Direkte Zeichen:* Plattenartige Verdickung des Omentum majus oder Tumorknoten an der Bauchwand, zwischen Darmschlingen bzw. perihepatisch	CT

Retroperitonealraum

Neben allgemeinen Informationen über Nierengröße, Lage, Form und Konturen sollten insbesondere Raumforderungen der Nieren, eine Stauung des Hohlraumsystems und das Reflexmuster der Organe beurteilt werden. Darüber hinaus sind die Nieren Leitstrukturen für peritoneale Veränderungen. Die Beziehung zu den Nieren erlaubt die Lokalisation eines Prozesses im vorderen oder hinteren Pararenalraum bzw. im Perirenalraum. Beachtet werden sollte die Lage von benachbarten Raumforderungen im Vergleich zur atemverschieblichen Niere.

Retroperitoneale Flüssigkeitsansammlungen können sich in die Flanken ausdehnen und evtl. auch hier nachweisbar sein. Differentialdiagnostisch muß an Hämatome, Urinome, Lymphozelen und Abszesse gedacht werden.

Da retroperitoneale Erkrankungen von einer reflektorischen Darmatonie und Blähung insbesondere des Kolons begleitet werden, sollte man bei so erschwerten Untersuchungsbedingungen die Sonographie von dorsal oder dorsolateral her durchführen. Die Beurteilung der großen Gefäße gehört zur sonographischen Abklärung retroperitonealer Erkrankungen.

Tabelle 6. Retroperitonealraum

Ursachen	Sonographische Zeichen	Ergänzende oder weiterführende bildgebende Verfahren
Akutes Nierenversagen	Zunahme der Nierengröße	–
Nierenstauung	Erweiterung des Nierenbecken-kelchsystems (evtl. Schall-schattennachweis bei Harn-leiter- oder Nierenbeckenkon-krement bzw. Raumforderung bei Ureterkompression)	Urogramm (bei Raum-forderung, CT)
Nierenabszeß	Raumforderung, evtl. mit Gasgehalt	Urogramm, CT
Nierentumor	Raumforderung (meist echoarm)	Urogramm, CT, Angio-graphie
Zystenniere	Zahlreiche echofreie Zysten (*cave*: DD Hydronephrose)	CT
Infizierte Nierenzyste oder Einblutung in Nierenzyste	Zystennachweis mit schweben-den Binnenechos, evtl. vom Tumor nur durch glatte Kontur differenzierbar	CT
Para- oder perinaler Abszeß	Para-, perirenale echoarme Raumforderung, evtl. mit Gasnachweis	CT
Retroperitoneales Hämatom (nach Trauma oder Perforation eines BAA)	Retroperitoneale echofreie Zonen, evtl. Ausdehnung in die Flanken (hinterer Pararenalraum)	CT
Aortenaneurysma	Gefäßweite >3 cm mit parietalen Thromben	CT
Aortendissektion	Sog. „3. Wand" im Lumen	CT
Aortenthrombose oder Embolie	Lumenabbruch	CT, Angiographie
Kavathrombose	Lumen mit echoreichem Inhalt, präthrombotische Gefäß-erweiterung	Kavographie, CT
Kavakompression	Evtl. Raumforderung retroperitoneal	CT

Während der Nachweis eines Bauchaortenaneurysmas keine Schwierigkeiten be-reitet, bedarf es bei der Beurteilung einer eventuellen Penetration oder Perforati-on einer subtilen Untersuchung. Hier ist insbesondere die genaue Dokumentation für eventuelle Verlaufskontrollen von Bedeutung. Die Differenzierung zwischen abgelösten, flottierenden Thromben im Gefäßlumen und einer echten Dissektion mit Darstellung einer „dritten Gefäßwand" kann manchmal schwierig sein. Be-sonders problematisch ist der sonographische Nachweis eines Verschlusses der Aortenbifurkation bei Sattelthrombus.

Ähnlich kann auch die Darstellung einer Kavathrombose insbesondere bei adipösen Patienten schwierig sein. Besonders zu achten ist auf die Änderung von Gefäßverläufen durch Kompression von außen (Abszeß, Hämatom, Lymphom) (Tabelle 6).

Kleines Becken

Die Harnblase und die übrigen Organe des kleinen Beckens sollten wenn möglich nur bei gefüllter Blase beurteilt werden. Da die Patienten mit akutem Abdomen in der chirurgischen Ambulanz ihre Blase für die Urinanalyse entleeren, kann das akustische Fenster der gefüllten Blase meist nicht genutzt werden. Die perorale Gabe von Flüssigkeit mit Warten auf eine Blasenfüllung ist nicht möglich wegen des Zeitverlusts und einer eventuell anstehenden Operation mit Narkose. Wenn unbedingt notwendig, empfiehlt sich das Anlegen einer Infusion mit meist schnell erfolgender Blasenfüllung.

Bei der Harnblase ist neben dem Inhalt (Konkremente, „Schneegestöber" bei flottierenden Blutkoageln, wandständiger Tumor mit eventuell gleichzeitiger Harnstauung) insbesondere auf extravesikale, die Blase imprimierende und verlagernde Veränderungen zu achten.

Eine intra- oder insbesondere extrauterine Gravidität eventuell mit Perforation sollte ebenso nicht nur vom Gynäkologen erkannt werden können wie ein Tuberovarialabszeß oder eine funktionelle Ovarialzyste. Bekannt sein sollte der sogenannte Mittelschmerz, bei dem nach dem Follikelsprung auch geringe Blutmengen im Douglas-Raum nachweisbar sind.

Bei der Sonographie der Prostata ist auf eventuelle Abszedierungen oder Einschmelzungen zu achten, wobei neben der suprapubischen auch die transrektale Sonographie eingesetzt werden kann (Tabelle 7).

Tabelle 7. Kleines Becken

Ursachen	Sonographische Zeichen	Ergänzende oder weiterführende bildgebende Verfahren
Harnblasenkonkrement	Echo mit Schallschatten aus dem Blasenlumen	Urogramm
Blasentamponade	Blase von teils echodichtem, teils liquidem Material ausgefüllt	Urogramm, CT
Blutkoagel in Harnblase	Schneegestöberphänomen durch flottierende Koagel	CT
Extrauteringravidität	Raumforderung in den Adnexen und Pseudogestationssack im Uterus	–
Tubarabort, Tubarruptur	Freie Flüssigkeit im Douglas-Raum, Pseudogestationssack	
Follikelsprung (Mittelschmerz)	Freie Flüssigkeit im Douglas-Raum, kein Gestationssack	–
Pyosalpinx, Tuberovarialabszeß	Flüssigkeitsgefüllte oder gashaltige Raumforderung im Bereich der Adnexe	Abdomenübersicht, CT
Prostataabszeß	Einschmelzungshöhle in der vergrößerten Prostata, evtl. mit Gasnachweis	CT

Akute Appendizitis

Ein neues Einsatzgebiet der Sonographie in der abdominellen Akutdiagnostik stellen die akute Appendizitis und ihre Differentialdiagnose dar. Eigentlich gehört dieser Themenkomplex in das Gebiet „kleines Becken", soll aber wegen der Aktualität gesondert besprochen werden. Erstaunlich ist, daß die histologisch kontrollierte Prävalenz der akuten Appendizitis nur 15–27,2% beträgt. Schwerk et al. (1988) konnten ebenso wie Puylaert (1986) und unsere Arbeitsgruppe nachweisen, daß die Gesamttreffsicherheit der Methode mit 95% ebenso hoch liegt wie der positive und negative Vorhersagewert. Die Sensitivität liegt um 88%, die Spezifität um 98%. Schwerk et al. (1988) konnten die negative Laparotomierate unter Berücksichtigung der sonographischen Ergebnisse von 21,9 auf 11,4% senken. Die sonographischen Zeichen der akuten Appendizitis sind in Tabelle 8 zusammengefaßt.

Auch eine Lymphadenitis mesenterialis und eine Mukozele der Appendix sind wie alle Komplikationen der akuten Appendizitis sonographisch nachweisbar (Tabelle 8).

Tabelle 8. Akute Appendizitis und Differentialdiagnosen

Ursachen	Sonographische Zeichen	Ergänzende oder weiterführende bildgebende Verfahren
Akute Appendizitis	Sichtbar vergrößerte Appendix mit targetförmigen Querschnitt Fehlende Peristaltik und Kompressibilität Reflexreiche Netzkappe (Halo) Fremdkörper in der Appendixbasis mit Schallschatten (Kotstein) Regionale Lymphknotenvergrößerung Freie Flüssigkeit perizökal und im Douglas-Raum Atonie des terminalen Ileums Wandschwellung des Zäkumpols Extraintestinales Gas ⎫ Lokale Flüssigkeitsansammlung um die Appendix ⎬ Perforation	–
Lymphadenitis mesenterialis	Transmurale Schwellung des terminalen Ileums mit noch erhaltener Peristaltik Multiple deutlich vergrößerte Lymphknoten im Mesenterium Keine Zeichen einer akuten Appendizitis	–
Mukozele der Appendix	Deutlich aufgetriebene Appendix mit verdickter Wand und verschließendem Fremdkörper an der Appendixbasis Kaum Druckschmerz durch den Schallkopf Keine sekundären Zeichen einer akuten Appendizitis	–

Neben dem direkten Nachweis oder Ausschluß der akuten Appendizitis dient die Sonographie auch der Beurteilung der Nachbarstrukturen (s. Tabellen 4, 5 und 7).

Schlußfolgerungen

Vor jeder Indikationsstellung zur Untersuchung mit bildgebenden Verfahren beim akuten Abdomen ist die eingehende klinische Untersuchung und Anamnese unerläßlich. Nur so kann ein rationeller, maßgeschneiderter Untersuchungsgang für jeden Patienten gewählt werden. Die Real-time-Sonographie steht hier durch die geringe Belastung des Patienten und die ubiquitäre Verfügbarkeit ganz am Anfang der einsetzbaren Methoden und ergänzt sich nahtlos mit den Abdomenübersichtsaufnahmen.

Auch wenn andere bildgebende Verfahren in der Differentialdiagnose oft vielversprechender erscheinen, wie z. B. die Computertomographie, ist die Ultraschalluntersuchung immer als erste Untersuchung zu empfehlen.

Nach bereits durchgeführter Nativdiagnostik und voraussichtlich ungünstigen Voraussetzungen für die Sonographie (Darmgasblähung) sollte sie doch als zweite Untersuchung durchgeführt werden, da meist wichtige Zusatzinformationen gewonnen werden können. Wie bei keinem anderen bildgebenden Verfahren wird der sonographische Befund jedoch „von unten nach oben gelesen", d. h. für den zur Sonographie überweisenden Arzt gründet sich das Vertrauen in die Diagnostik oft mehr auf den Untersucher als auf die Methode. Deshalb sind die Sonographie und ihre Ergebnisse wie alle anderen bildgebenden Verfahren auch kritisch zu betrachten. Ein negativer sonographischer Befund ist nur unter guten Bedingungen und bei erfahrenem Untersucher beweisend. Bei gestellter Diagnose allerdings kann die Untersuchungsgang bereits mit der Sonographie enden.

Literatur

Beyer D, Mödder U (1985) Diagnostik des akuten Abdomens mit bildgebenden Verfahren. Springer, Berlin Heidelberg New York Tokyo
Braun B, Günther R, Schwerk W (1989) Ultraschalldiagnostik, Lehrbuch und Atlas. Ecomed, Landsberg
Bücheler E, Friedmann G, Thelen M (1983) Real-time-Sonographie des Körpers. Thieme, Stuttgart
Hansmann M, Hackelöer BJ, Staudach A (1985) Ultraschalldiagnostik in Geburtshilfe und Gynäkologie. Springer, Berlin Heidelberg New York Tokyo
Krestin GP, Beyer D (1987) Sonograpie des akuten Abdomens. Therapiewoche 37:833–842
Puylaert JB CM (1986) Akute Appendicitis: US evaluation using graded compression. Radiology 158:355–360
Schwerk WB, Wichtrup B, Maraske D, Ruschoff J (1988) Sonographie bei akuter Appendicitis. Dtsch Med Wochenschr 113:493–499

Hüftsonographie als Screening beim Neugeborenen

M. Schilt

Ziel eines Screenings

Wenn wir die Hüftsonograpie als Screeningmethode beim Neugeborenen anwenden, verfolgen wir damit 3 Ziele:

1. Entdecken aller *dezentrierten und instabilen* Hüftgelenke (Typ II D, III und IV nach Graf), damit die Reposition und Stabilisierung *unverzüglich* vorgenommen werden kann.
2. Suche nach jenen Hüften, die für eine *spätere Luxation gefährdet* sind (Typ II c oder II g nach Graf), damit die Therapie eingeleitet werden kann, *bevor* eine Dezentrierung eintritt.
3. Auffinden aller Hüftgelenke mit sog. *unreifer Ausbildung* des knöchernen Pfannendachs (Typ II a nach Graf). Sie bedürfen unbedingt einer Kontrolle, evtl. einer Therapie, damit keine *Restdysplasien* bestehen bleiben.
   Dies soll im folgenden kurz erläutert werden:

Ad 1. Alle *dezentrierten* oder *instabilen* Hüftgelenke sollen sofort erkannt werden, damit möglichst rasch eine adäquate Therapie vorgenommen werden kann. Die *Reposition* gelingt in den ersten Lebenstagen viel leichter und schonender als später. Dies zeigt das erste Beispiel: Geburt durch Sectio wegen Steißlage. Unauffällige Hüftgelenke bei der klinischen Erstuntersuchung. Die Sonograhie am 7. Lebenstag zeigt links eine vollständige Luxation in spontaner Stellung, die mit Abspreizung leicht reponierbar ist (Abb. 1 a–c). Vollständige Ausheilung mit Abspreiztherapie während 4 Monaten (Abb. 1 d).

Die Instabilität (Ortolani-Phänomen) kann oft nur während weniger Tage nach der Geburt nachgewiesen werden. Wenn die klinische Diagnose verpaßt wird, bleibt meist der dezentrierte Hüftkopf ständig luxiert. Schon nach wenigen Wochen ist er in luxierter Stellung fixiert. (Abb. 2 a–d).

Die Reposition wird um so schwieriger und aufwendiger, je älter das Kind bis zur Entdeckung der Luxation wird. Oft ist dann eine stationäre Behandlung (Extension) oder sogar eine operative Therapie notwendig. Die Chance zur völligen Ausheilung wird geringer (Restdysplasie, Abb. 3), das Risiko zur Hüftkopfnekrose (sog. Luxations-Perthes, Abb. 4) um so größer, je länger der Hüftkopf luxiert war.

Ad 2. Als nächstes suchen wir alle jene Fälle, wo die Pfannendachausbildung derart mangelhaft ist, daß eine *spätere Luxation* zu erwarten ist, wie im folgenden

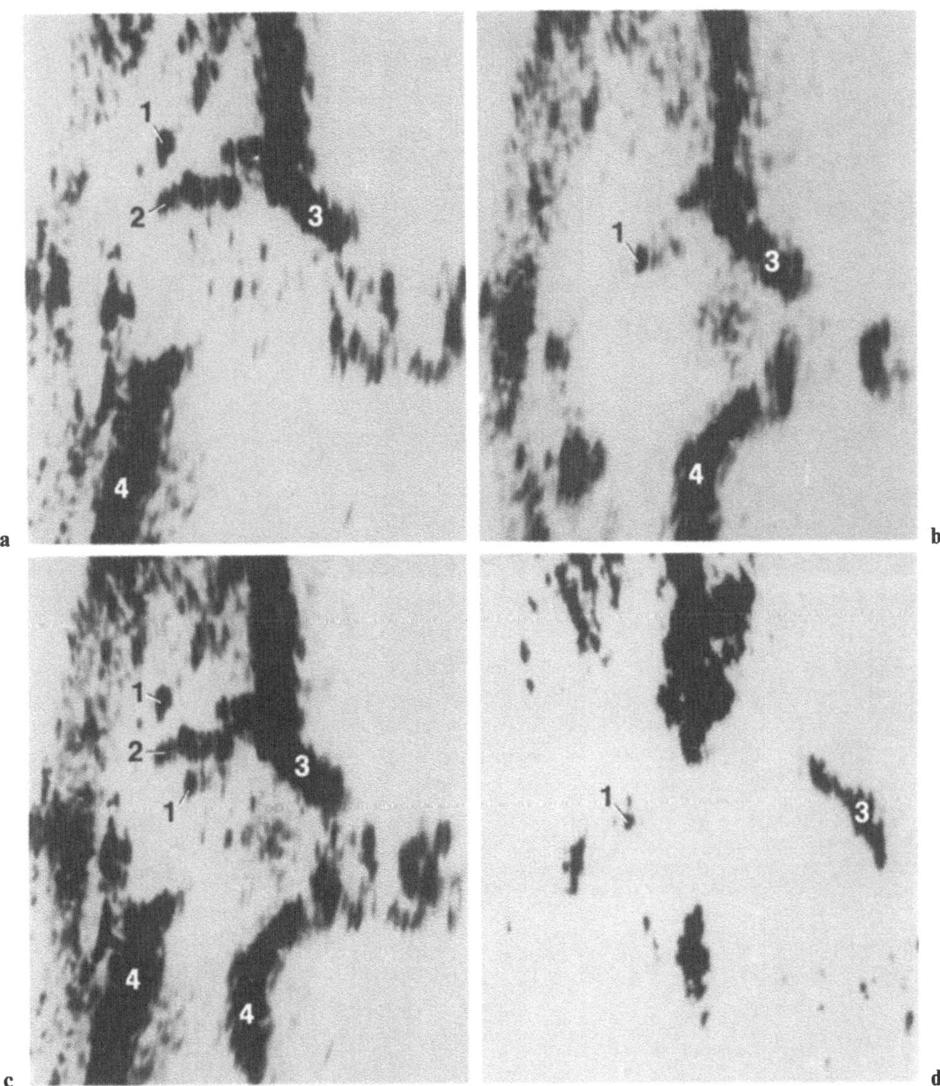

Abb. 1. a 7 Tage altes Mädchen. Linke Hüfte in spontaner Stellung luxiert. Knorpeliger Erker nach kranial-lateral verdrängt ($\beta = 112\,°$). Kranialer Hüftkopfrand erkennbar. **b** Gleiches Gelenk wie **a**. Hüftkopf reponiert, seine Kontur nicht mehr erkennbar. Knorpeliger Erker nach caudal gerichtet ($\beta = 66\,°$). Es handelt sich bei beiden Aufnahmen um *dieselbe Schnittebene,* erkennbar an der gleichen Form des knöchernen Pfannendaches ($\alpha = 46\,°$). **c** Aufnahmen **a** und **b** übereinander projiziert. Beachte die identische Form des knöchernen Pfannendaches ($\alpha = 46\,°$) und den Lagewechsel des Labrum acetabulare ($\beta = 122\,°$ bzw. $66\,°$) sowie den Stellungswechsel des Femurs. **d** Gleiches Hüftgelenk wie **a**, jetzt mit 7 Monaten. Vollständige Ausheilung ($\alpha = 65\,°$), Hüftkopfkern vorhanden *1* Labrum acetabulare, *2* kraniale Hüftkopfkontur, *3* knöchernes Pfannendach, *4* proximaler Femurschaft

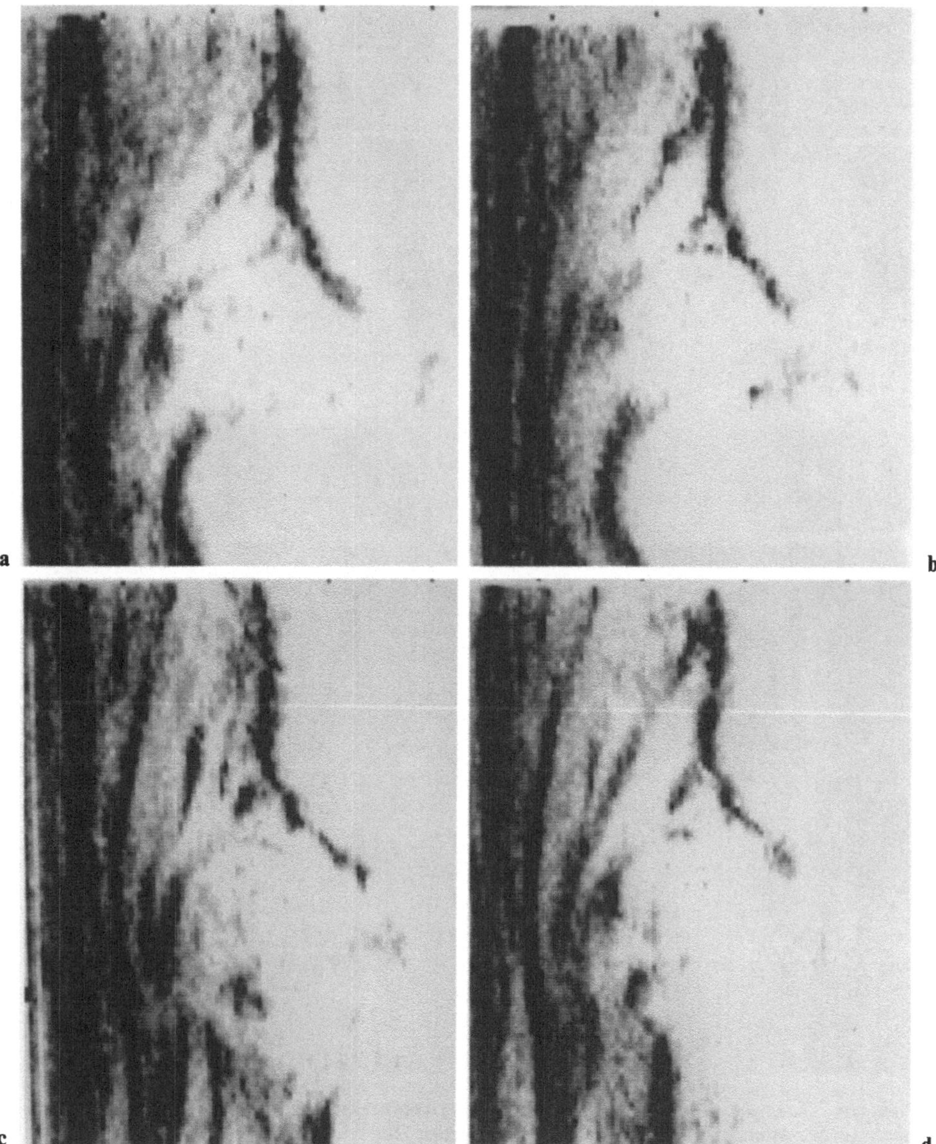

Abb. 2. a, b 4 Wochen altes Mädchen. Rechtes Hüftgelenk luxiert, irreponibel. Typ III a ($\alpha =$ 42 °). **c, d** Gleiches Kind, linkes Hüftgelenk ebenfalls luxiert, irreponibel. Typ III a ($\alpha = 42$ °)

Beispiel: Auch dieses neugeborene Mädchen zeigte klinisch völlig unauffällige Hüftgelenke. Die Sonographie brachte eine stark mangelhafte Ausbildung des knöchernen Pfannendachs auf *beiden Seiten* zutage. Die rechte Hüfte war schon am Dezentrieren (Abb. 5 a, b), während die linke Hüfte mobil war (Abb. 5 c, d), was auf eine bevorstehende Luxation hindeutet.

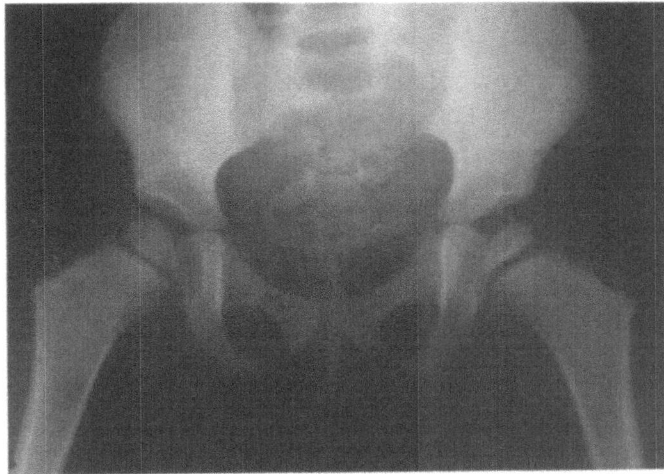

Abb. 3. 2jähriges Mädchen. Restdysplasie beidseits. Acetabulumwinkel 30 ° (Altersnorm max. 24–25 °)

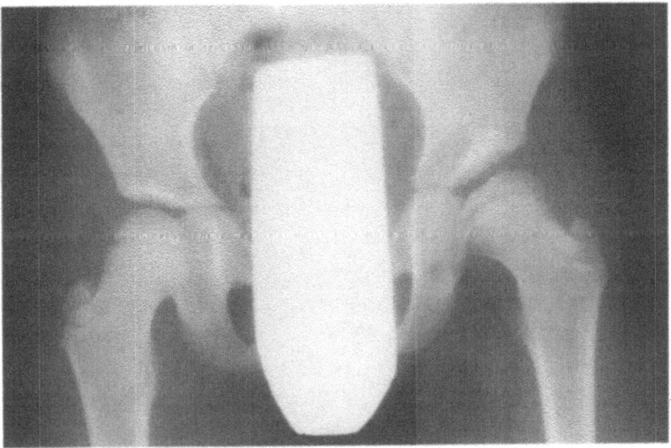

Abb. 4. 6jähriges Mädchen, Status nach Hüftluxation links. Jetzt Restdysplasie des Pfannendachs und Wachstumsstörung der Hüftkopfepiphyse

Die sofort eingeleitete Therapie (Abspreizbehandlung) brachte eine vollständige Ausheilung (Abb. 6).

Die Behandlung konnte somit begonnen werden, *bevor* eine Dezentrierung überhaupt eingetreten war. Die Therapie ist wesentlich einfacher und kürzer, die Prognose zur vollständigen Ausheilung entscheidend besser, als wenn eine Dezentrierung eingetreten wäre. Unbehandelt hätte das Mädchen das Schicksal seiner Mutter erlebt, welche im 2. Lebensjahr wegen einer beidseitigen Hüftluxation operiert werden mußte. Dies konnte nun ihrer Tochter erspart bleiben!

Ad 3. Als drittes suchen wir alle jene Fälle, wo die Ausbildung des knöchernen Pfannendachs als unreif bezeichnet werden muß. Verschiedentlich wurde früher

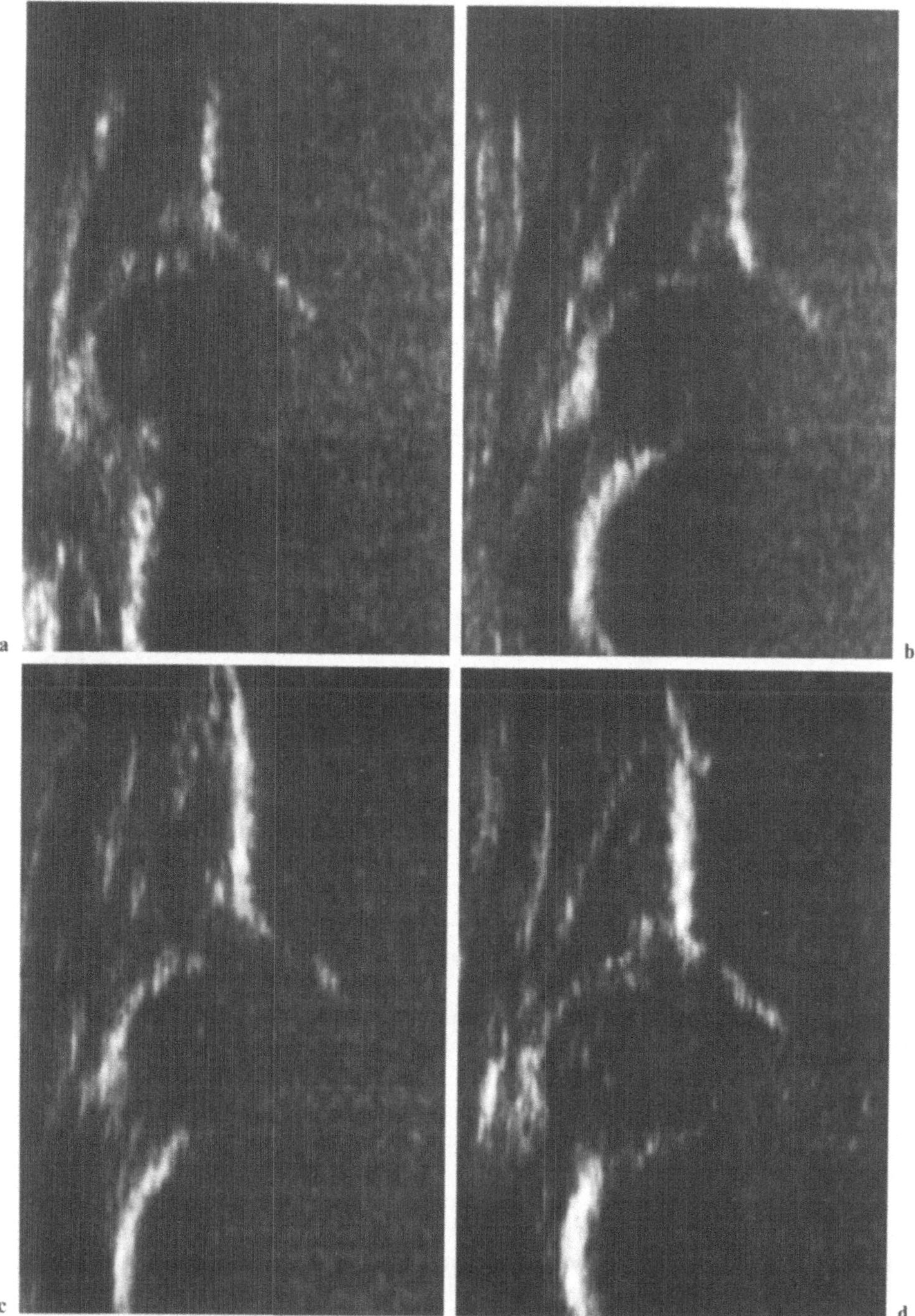

Abb. 5. a,b 3 Tage altes Mädchen, klinisch unauffällig. Sonograpisch rechts mangelhaft ausgebildetes, knöchernes Pfannendach. Hüftkopf am Dezentrieren. Typ II D ($\alpha = 44\,^\circ$, $\beta = 80$ bzw. 90 °).
c,d Gleiches Kind, linkes Hüftgelenk. Sonographisch ebenfalls mangelhaft ausgebildetes knöchernes Pfannendach. Typ II c oder II g ($\alpha = 46\,^\circ$). Hüftkopf mobil ($\beta = 60$ bzw. 80 °)

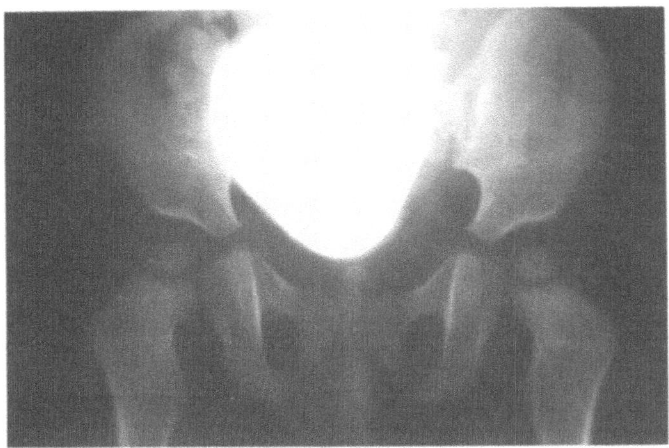

Abb. 6. Gleiches Kind wie in Abb. 6, jetzt 1 Jahr alt. Vollständige Ausheilung der ursprünglich beidseitigen Dysplasie. Hüftkopfkerne ohne Entwicklungsstörung

angenommen, daß dieser Typ IIa nach Graf wenig Bedeutung habe [3, 16]. GRAF selbst hat jedoch von Anfang an gefordert, daß diese Fälle unbedingt kontrolliert werden müssen [5, 18], denn nur $^2/_3$ bis $^3/_4$ dieser Säuglinge zeigen eine spontane Ausreifung zum korrekten Typ I bis zum 3. Lebensmonat [19]. Danach ist die Chance zur spontanen Ausheilung gering (Abb. 7 a–d). Wegen dieses Unterschieds bezeichnet GRAF diese Fälle eigens mit dem Typ II b [5, 6].

Eine Behandlung des Typ II b wird unumgänglich, um eine *bleibende Restdysplasie* zu vermeiden. Auch hier ist der Therapieerfolg besser und rascher, je früher die Behandlung beginnen kann.

Auch wenn die Restdysplasie geringgradig ist, so hat sie doch ernsthafte Konsequenzen. Wohl wird keine Luxation mehr eintreten, jedoch bildet sie eine Ursache der Frühkoxarthrose. Je schmäler die tragende Fläche des Pfannendachs (sog. CE-Winkel), um so früher zeigen sich Abnutzungserscheinungen (Abb. 11) [1, 21].

Es wird angenommen, daß etwa $^1/_3$ aller Frühkoxarthrosen und insgesamt $^1/_5$ aller Koxarthrosen auf eine angeborene Dysplasie zurückzuführen sind [10].

Somit haben *sämtliche* Befunde, die im Hüftsonogramm schon beim Neugeborenen eindeutig erkannt werden können, ihre reale und praktische Konsequenz!

Das *oberste Ziel* eines Hüftsonographiescreening ist sehr hoch gesteckt, kann aber klar formuliert werden:

> *Alle* unsere Neugeborenen sollen bei Geburt oder spätestens mit 3–6 Monaten ein perfektes Hüftgelenk aufweisen (Abb. 12a, b).

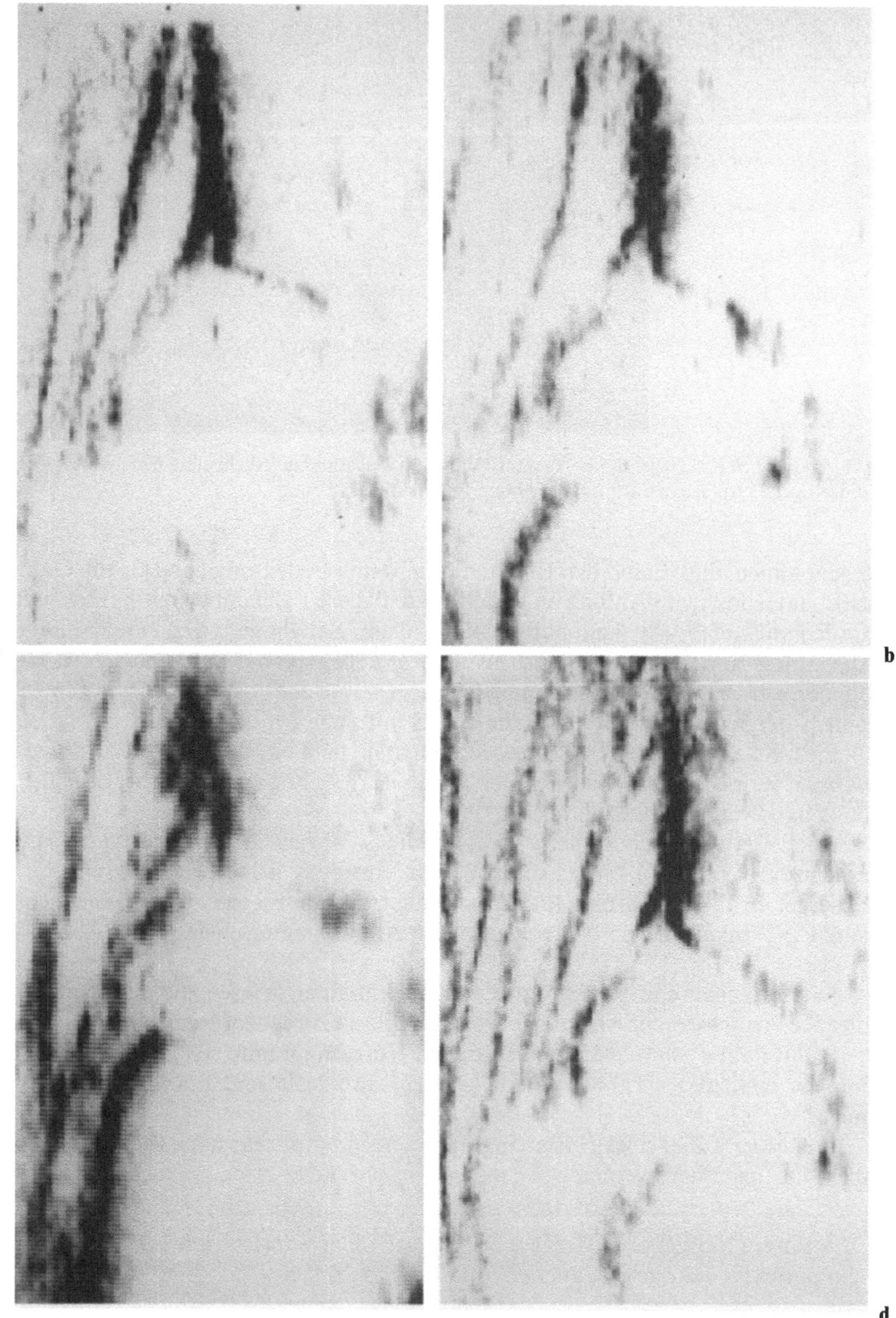

Abb. 7. a, b 3½ Monate altes Mädchen. Sonographisch eindeutige Verknöcherungsverzögerung links. **a** Rechts Typ I, $\alpha = 64\,°$, **b** links Typ IIb, $\alpha = 58\,°$. **c, d** Gleiches Kind, jetzt 5½ Monate alt. Sonographisch unveränderte Verknöcherungsverzögerung links. **c** Rechts Typ I, $\alpha = 64\,°$, **d** links Typ II b, $\alpha = 58\,°$

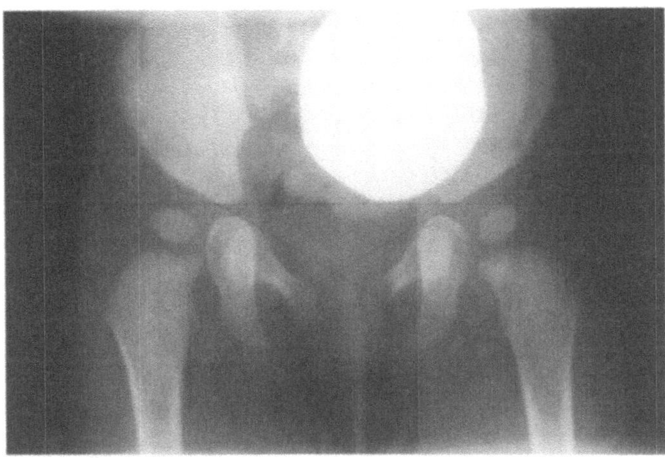

Abb. 8. 6 Monate altes Mädchen. Minimale Dysplasie des Pfannendachs beidseits. Acetabulumwinkel 30 ° (Altersnorm max. 27–29 °)

Notwendigkeit eines Screenings

Seit Jahrzehnten ist es üblich, daß jedes Neugeborene unverzüglich fachärztlich untersucht wird. Hierbei wird auch auf die Hüftgelenke geachtet, ebenso bei der späteren hausärztlichen Betreuung in bezug auf Ernährung, Wachstum, Entwicklung und Impfung. Diese gute medizinische Versorgung reicht leider nicht aus, alle Dysplasien und Luxationen sofort zu erkennen (Abb. 13 und 14). Die sehr frühzeitige Diagnose ist aber für die Prognose *absolut entscheidend!* Die Chance zur vollständigen Ausheilung ist nachweislich geringer, wenn die Therapie erst nach 6 Lebenswochen beginnt [8] (s. auch Abb. 3 und 4).

Das Ungenügen der bisherigen Säuglingsvorsorge belegt auch die große Studie aus Deutschland 1983 [11]: In der BRD ist seit langem die Vorsorgeuntersuchung der Neugeborenen und Säuglinge eine gesetzliche Pflichtleistung und erfaßt über 90%, wobei jeweils in *vier* vorgeschriebenen klinischen Untersuchungen (1. Lebenswoche bis 1 Jahr) auch die Hüftgelenke kontrolliert werden müssen. Dennoch sind die *schweren* Luxations- und Dysplasiefälle *keineswegs* verschwunden. Hochgerechnet kamen 1,5‰ der Neugeborenen infolge der Schwere ihres Leidens zur *stationären* Behandlung, wobei der Zeitpunkt des *ersten* Klinikaufenthalts im Durchschnitt bei 9 Monaten lag!

Auswahl statt Screening?

Vielfach wird angenommen, daß eine *Auswahl* aller Neugeborenen mit Risikofaktoren (familiäre Belastung, Geburtslage, klinischer Befund) ausreiche, um die therapiebedürftigen Fälle zu erfassen. Die Erfahrung lehrt uns aber das Gegenteil!

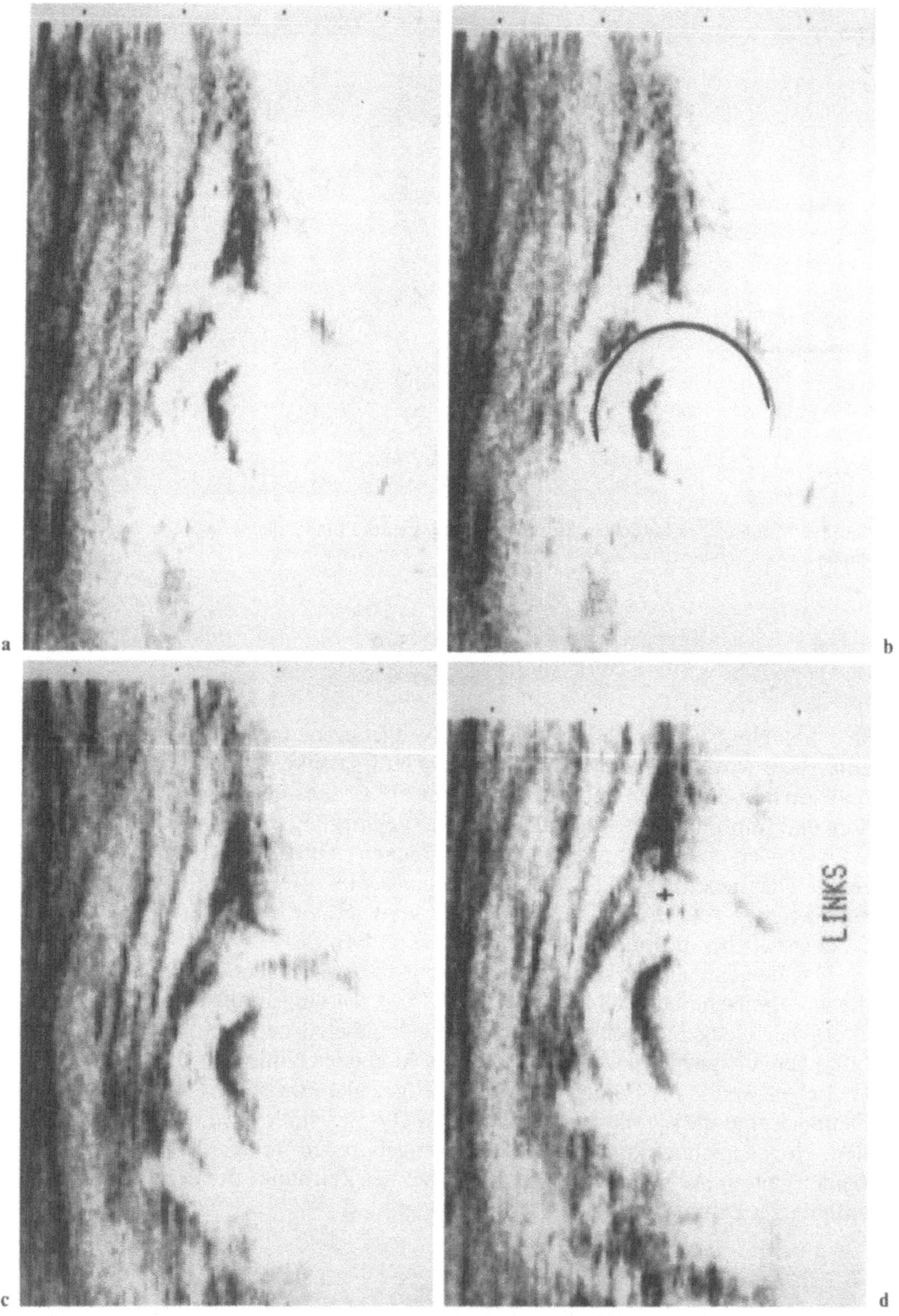

Abb. 9a–d. Gleiches Kind wie in Abb. 9, linkes Hüftgelenk im Alter von 9 Monaten: **a** Die Dysplasie zeigt sich sonographisch als eindeutige Verknöcherungsverzögerung, Typ II b, $\alpha = 58\,°$. **b** Der Hüftkopf wird zwischen Labrum acetabulare und Unterrand des Os ileum interpoliert. Das knöcherne Pfannendach folgt *nicht* der Rundung des Hüftkopfes. **c** Die sonographisch zufällig erkennbare Hüftkopfkontur beweist die Annahme in **b**. **d** Gemessen fehlt eine Verknöcherung am Pfannenrand von 3 mm

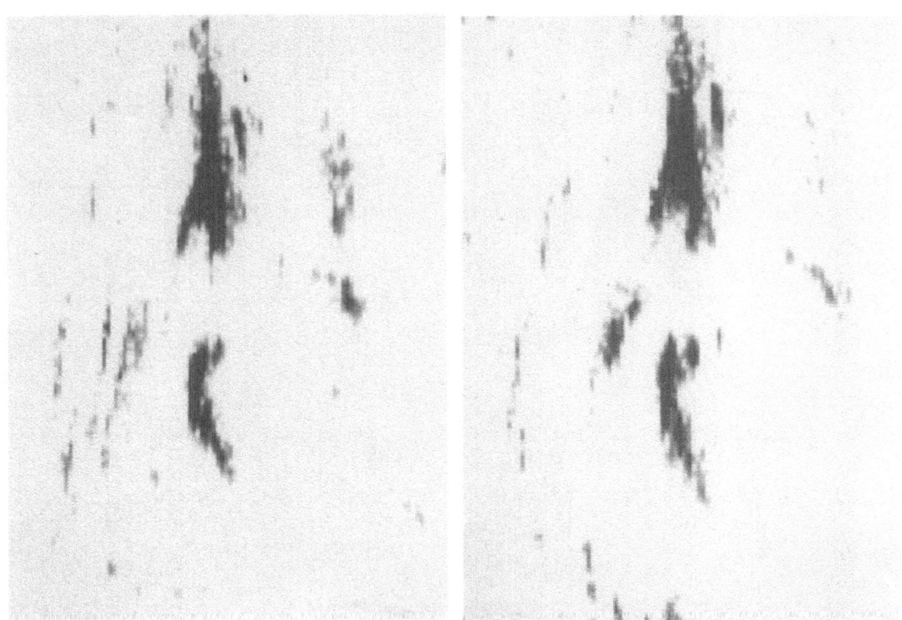

Abb. 10 a, b. Gleiches Kind wie Abb. 9 und 10: Nach 2 Monaten Abspreizbehandlung vollständige Ausheilung des Verknöcherungsdefizits zum korrekten Typ I, $\alpha = 64\,^\circ$ beidseits. **a** Rechte Hüfte, **b** linke Hüfte

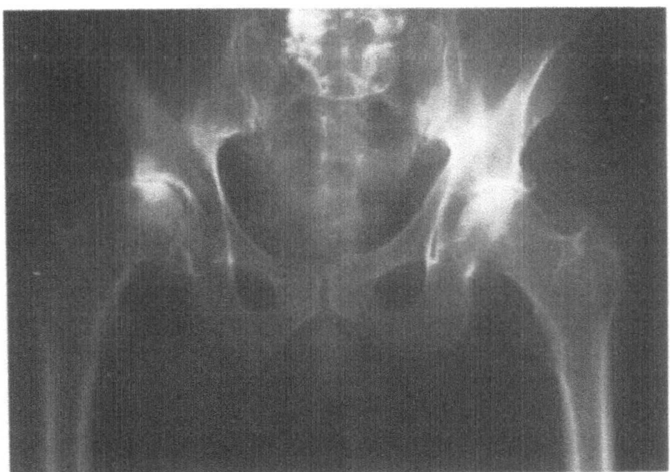

Abb. 11. 66jähriger Patient: Koxarthrose rechts, bedingt durch die knappe Überdachung des Hüftkopfes (CE-Winkel 4 °). Beachte die Gegenseite mit guter Überdachung (CE-Winkel 30 °), ohne Anzeichen einer Koxarthrose!

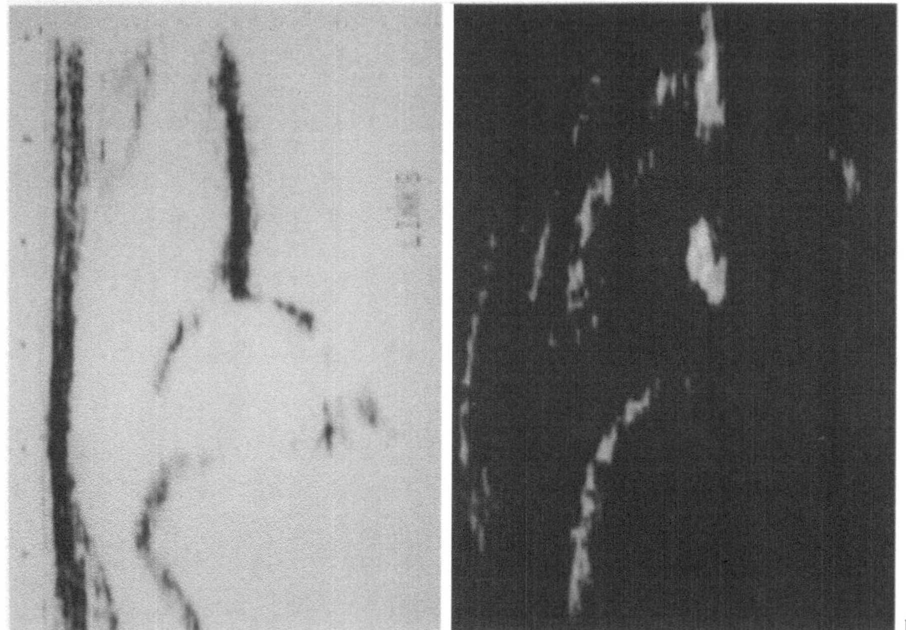

a b

Abb. 12. a 12 Tage alter Knabe. Normales Hüftsonogramm links, Typ I, $\alpha = 66\,°$. **b** 3 ½ Monate altes Mädchen. Normales Hüftsonogramm links, Typ I, $\alpha = 66\,°$

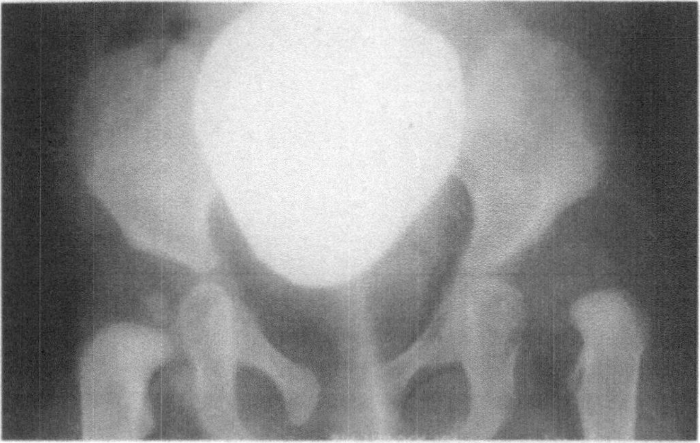

Abb. 13. Vollständige Hüftluxation links, entdeckt im Alter von 5 ½ Monaten. Operative Therapie notwendig, da geschlossen nicht reponierbar

Wer Hüftluxationen behandelt, kennt selbst jene Fälle, wo keine Risikofaktoren zu eruieren und bei der Geburt die Hüften klinisch unauffällig waren. Dennoch mußte später eine schwere Luxation festgestellt werden, die z. T. erhebliche therapeutische Probleme bieten kann (Abb. 13 und 14). Diese Beispiele sind nicht historisch, sondern Kinder, die in unserer medizinisch gut versorgten Zeit geboren worden sind!

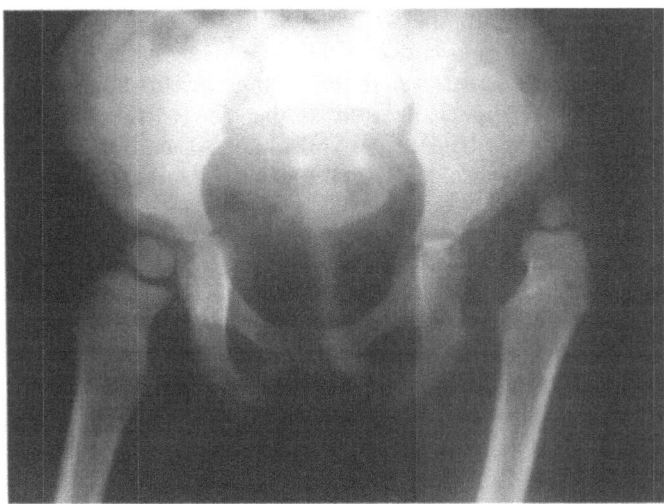

Abb. 14. Hohe Hüftluxation links, entdeckt im Alter von 14 Monaten. Operative Behandlung unumgänglich

Als hauptsächliche *Risikofaktoren* werden meist folgende angenommen:

1. Die *familiäre Belastung* ist schwierig zu definieren: Bis zu welchem Verwandtschaftsgrad soll sie berücksichtigt werden? Welche Fälle müssen als positiv gewertet werden? (Alle Formen der Abspreizbehandlung oder nur echte Luxationen? Es ist zu bedenken, daß in der Vergangenheit oft sehr unkritisch wegen einer Abspreizhemmung oder nur wegen einer Faltenasymmetrie ohne jede Abklärung eine Therapie durchgeführt wurde!) Müssen auch alle Erwachsenen mit Koxarthrose als positive, erbliche Belastung betrachtet werden? Aus diesen Unsicherheiten erklärt sich die Tatsache, daß die familiäre Belastung bei Neugeborenen mit positivem Sonogramm kaum häufiger ist als bei Normalen [15].
2. Seit langem ist bekannt, daß *Steißlage-Kinder* häufiger an Hüftdysplasie und -luxationen leiden. Dies bestätigt sich auch im sonographischen Screening, wo etwa 6mal häufiger sofort therapiebedürftige Hüftgelenke gefunden werden [2]. Damit werden aber längst nicht alle Fälle, auch nicht die sofort Behandlungsbedürftigen gefunden, denn etwa $^2/_3$ bis $^3/_4$ sind nicht aus Beckenendlage geboren worden [2]. *Frühgeburten* zeigen keine schlechtere Verteilung ihrer sonographischen Hüftbefunde als Termingeborene [9].
3. Weitgehend *unzuverlässig* ist die *klinische Untersuchung:* Ein Vergleich der klinischen Symptome mit dem sonographischen Befund zeigt, daß einwandfrei normale Hüften (Typ I) ebenso häufig klinisch auffällig sind wie dysplastische (Typ II a + II g). Sogar dezentrierte Hüften können symptomfrei sein [15]. Die *Abspreizhemmung* bei Neugeborenen findet sich in über 70% bei normalen Hüften. Auch eine *Subluxation* wird zu über 10% bei Normalen diagnostiziert, während umgekehrt $^2/_3$ der luxationsgefährdeten Hüften (Typ II g) und mindestens $^1/_4$ der dezentrierten Hüften (Typ III a) klinisch unauffällig sind [1, 12–

14, 17]. Es ist durchaus verständlich, daß eine Verknöcherungsverzögerung bei noch zentriertem Hüftkopf klinisch keine Symptome verursacht. Erst die Dezentrierung äußert sich in Bewegungseinschränkungen und Instabilität. Bei einer vollständigen Luxation ist aber der Hüftkopf in den Weichteilen voll beweglich. Eine beidseitige, vollständige Luxation (also der schwerwiegendste Fall) kann wegen der Symmetrie der Befunde klinisch leicht übersehen werden (Abb. 15).

4. Andere *Mißbildungen,* vor allem der *unteren Extremitäten* (Klumpfüße, Sichelfüße) gelten ebenfalls als Risiken zur Hüftdysplasie. Die Erhöhung ist jedoch nicht so groß, daß sie sich statistisch nachweisen ließe [15].

Da die einzelnen sog. Risikofaktoren z. T. nur eine geringe oder gar keine nachweisbare Erhöhung der Dysplasierate aufweisen, ist es verständlich, daß eine Beschränkung auf die Risikogruppen eine große Zahl von pathologischen Fällen nicht erfaßt. Ein *statistischer Vergleich* zwischen Screeninguntersuchungen und den Resultaten einer Auswahl mag dies belegen: In unserer Privatklinik St. Anna in Luzern werden seit 1987 ausschließlich Risikoneugeborene sonographisch untersucht, d. h. 16% der Neugeborenen. Die Rate der unmittelbar therapiebedürftigen Säuglinge (Typ IIg und schlechter) ist kaum höher als in einem Screeningprogramm [4] (Tabellen 1 und 2).

Tabelle 1. Verteilung in bezug auf untersuchte Säuglinge

Autor	n	Typ I bds.	Typ IIa	Typ II G–IV
			schlechtere Seite	
		%	%	
Exner 1986/87 [4] (Screening)	433	78	19	3
Sellier 1986/87 [20] (Screening zu 75%)	544	54,7	41	4,3
Schilt 1987/88 (Auswahl von 16% nach Risiken)	285	64,2	30,2	5,6

Tabelle 2. Verteilung in bezug auf untersuchte Hüftgelenke

Autor	n	Typ I	Typ IIa	Typ II G–IV
		%		
Rabenseifner 1985 [15] (Screening)	873	56,1	36,2	6,4
Graf und Schuler [7] (Säuglinge unter 3 Monaten, Stichprobe aus Ambulatorium)	766	59,5	35,4	5,1
Schilt 1987/88 (Auswahl von 16% nach Risiken)	570	74,9	21,5	3,5

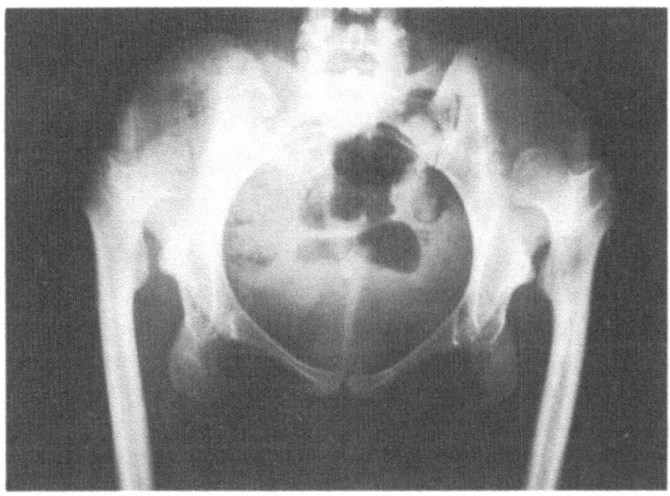

Abb. 15. 22jährige Patientin: *beidseitige* hohe Hüftluxation, zufällig entdeckt anläßlich eines Check-up

Noch aussagekräftiger ist der Vergleich innerhalb ein und desselben Krankenguts: EXNER hatte seine Serie von 433 Neugeborenen überprüft. Er schätzt, daß lediglich die Hälfte der unmittelbar therapiebedürftigen Neugeborenen entdeckt worden wäre, wenn er sich nur auf Risikofälle beschränkt hätte [4].

Weitzel findet in seiner großen Serie des Neugeborenenscreenings, daß nur 30% der sofort therapiebedürftigen Hüftgelenke zu Risikogruppen gehören. 70% oder mehr als *zwei Drittel* würden also bei einer Beschränkung auf Risikokinder verpaßt [22].

Kosten–Nutzen–Verhältnis

Bei der Frage des *Nutzens* eines allgemeinen Hüftsonographiescreenings entsteht natürlich sofort auch die Frage nach dessen *Kosten*. Diese können wie in Tabellen 3 und 4 dargestellt abgeschätzt werden.

Tabelle 3. Aufwand für Screening und Frühbehandlung. 1987 Schweiz: 76 505 Lebendgeborene

	%
Untersuchung:	
Neugeborenenuntersuchung	100
Kontrollen der Typ-IIa-Hüften	20 –40
Behandlung:	
Behandlung der Typ-IIb-Hüften (nicht ausgereifte IIa-Hüften)	5 –15
Behandlung der Typ-IIG- bis -IV-Hüften (sofort nach Geburt)	3 – 5
Schwierige und länger dauernde Therapie (z. B. irreponible Hüften oder Typ IIIb)	0,1– 0,5

Tabelle 4. Vorteile und Einsparungen durch Diagnose bei Geburt

- Kurze Behandlungsdauer mit einfachen Hilfsmitteln
- Hohe Ausheilungschancen, keine Restdysplasien
- Sehr geringe Risiken zur Hüftkopfnekrose (Luxations-Perthes), da Behandlungsbeginn *vor* Eintreten einer Dezentrierung
- Ausmerzen veralterter Luxationsfälle (mit wiederholten Operationen und Hospitalisationen)
- Abnahme der Frühkoxarthrosen (Rückgang der Soziallasten für Arbeitsausfall und Dauerrente)

Die geschätzten Kosten eines Screenings inklusive Frühbehandlung könnte leicht mit dem Aufwand der bisherigen Behandlung verglichen werden. In der Schweiz werden angeborene Hüftdysplasie- und Luxationsfälle vor dem 20. Lebensjahr von einem einzigen Kostenträger bezahlt, nämlich von der eidgenössischen Invaliden-Versicherung. Diese ist jedoch nicht in der Lage, uns die gesamten, jährlichen Kosten zusammenzustellen. Hinzu kämen jene Kosten, die nach dem 20. Lebensjahr entstehen, was in Einzelfällen sehr erhebliche Beträge ausmachen kann, wenn eine dauernde, ganze oder teilweise Erwerbsunfähigkeit entsteht. Insgesamt dürfen wir uns jedoch nicht allein vom materiellen Nutzen dieses Screenings leiten lassen. Auch die erheblich bessere Lebensqualität während vieler Jahre und Jahrzehnte muß in Rechnung gestellt werden!

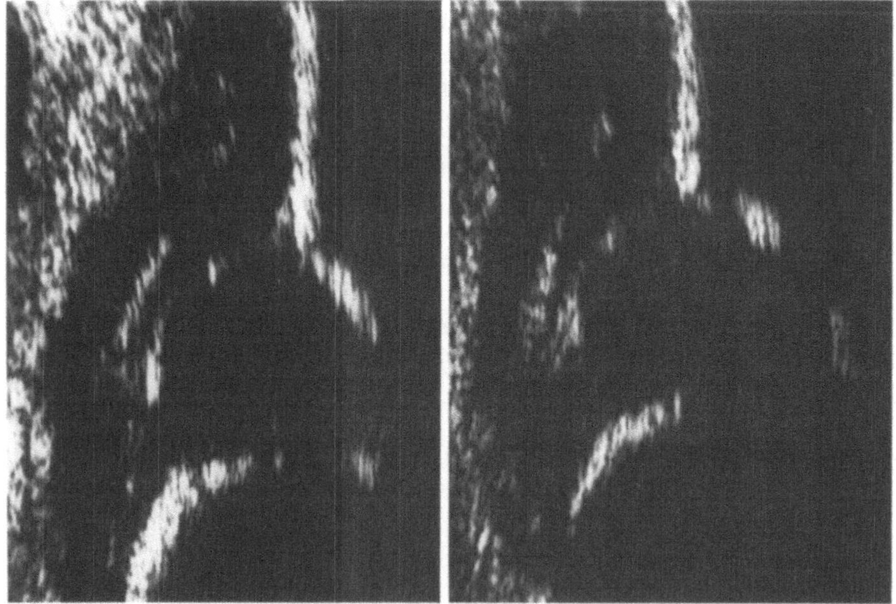

Abb. 16. a 5 Tage altes Mädchen: **links scheinbar Typ III a** ($\alpha = 40\,^\circ$, $\beta = 78\,^\circ$). Fehldiagnose infolge falscher Schnittebene. **b** Gleiches Kind wie **a** links in Wirklichkeit Typ I ($\alpha = 60\,^\circ$, $\beta = 64\,^\circ$), korrekte Schnittebene. Zu beachten: es handelt sich hier *nicht* um eine luxierte und reponierbare Hüfte wie in Abb. 1, sondern um einen Wechsel der Schnittebene, erkennbar an der *ungleichen* Form des knöchernen Pfannendachs

Ausführung des Screenings

Die praktische Durchführung eines allgemeinen Hüftsonographiescreening hängt
natürlich von der Zahl ausgebildeter Untersucher ab. Die Methode verlangt eine
spezielle Ausbildung, eine entsprechende Erfahrung und viel Sorgfalt bei der Ein-
zeluntersuchung. Insbesondere bei Neugeborenen können dem Ungeübten Fehler unterlaufen. Wegen der Kleinheit der anatomischen Verhältnisse ist die korrekte Standardebene mitten durch die Hohlkugel der Hüftgelenkspfanne noch
schwieriger zu finden als bei älteren Säuglingen (Abb. 16)

Es empfiehlt sich daher, zunächst bei älteren Säuglingen Erfahrung zu sam-
meln, bevor Neugeborene untersucht werden. Zudem ist es sinnvoll, wenn die
Hüftsonographie von *wenigen,* aber geübten Untersuchern durchgeführt wird [1].
Welcher Fachrichtung sie angehören, ist im Grunde belanglos. Entscheidend ist
die sorgfältige Ausführung und kompetente Beurteilung der Sonographie. Für El-
tern und Kinder wäre es ein Vorteil, wenn Untersuchung, Behandlung und Verlaufskontrolle von ein und demselben Arzt vorgenommen werden können.

Literatur

1. Dorn U, Hattwich M (1987) Sonographisches Hüftscreening bei Neugeborenen. Ultraschall
   Klin Prax 2:159–164
2. Dorn U (1987) Persönliche Mitteilung
3. Enders E (1985) Hüftsonographie und Vorsorgeuntersuchung. Pädiat Prax 31:699–705
4. Exner GU, Mieth D (1987) Sonographisches Hüftdysplasie-Screening beim Neugeborenen.
   Schweiz Med Wochenschr 117:1015–1020
5. Graf R (1985) Sonographie der Säuglingshüfte. Ein Kompendium. Enke, Stuttgart
6. Graf R, Schuler P (1986) Die Säuglingshüfte im Ultraschallbild. Ein Atlas. Edition Medizin
   VCH, Weinheim
7. Graf R, Tschauner Ch, Schuler P (1986/87) Ist die Hüftsonograpie notwendig und unter wel-
   chen Voraussetzungen kann sie eingesetzt werden? Pädiat Prax 34:129–139
8. Graf R, Tschauner Ch, Steindl M (1988) Nachuntersuchungs-Ergebnisse und Verlauf des so-
   genannten physiologisch unreifen Hüftgelenkes (Typ II a). In: Frank W, Eyb R (Hrsg) Sonographie in der Orthopädie. Springer, Wien
9. Hattwich M, Dorn U (1988) Hüftultraschall-Screening bei Frühgeborenen Ultraschall-Diagnostik 88, Drei-Ländertreffen, Lugano
10. Heisel J, Schmitt E (1986) 10-Jahresergebnisse mit der Autophor-Prothese. In: Mittelmeier
    H, Heisel J (Hrsg) 10 Jahre Erfahrungen mit Keramik-Hüftendoprothesen. Med-Lit, Uel-
    zen
11. Katthagen BD, Mittelmeier H, Becker D (im Druck) Häufigkeit und stationärer Behand-
    lungsbeginn veralteter Luxationshüften in der BRD. Z Orthop
12. Löffler L, Pfister A (1987) Therapierichtlinien für die Hüftdysplasie/Luxation in den ersten
    3 Monaten anhand des Sonographiebefundes. In: Henche HR, Hey W (Hrsg) Sonographie
    in der Orthopädie und Sportmedizin Med-Lit, Uelzen, S 183–188
13. Oberthaler W, Heinzle W, Cziudaj E (1988) Ist die Hüftsonographie als Screeningmethode
    zur Früherkennung von Hüftdysplasien im peripheren Krankenhaus durchführbar? In:
    Frank W, Eyb R (Hrsg) Sonographie in der Orthopädie. Springer, Wien
14. Pfeil J, Niethard FU, Doppler G, Schütz P (1987) Die Wertigkeit der klinischen und Ultra-
    schalluntersuchung zur Beurteilung der Säuglingshüfte. In: Henche HR, Hey W (Hrsg) So-
    nographie in der Orthopädie und Sportmedizin. Med-Lit, Uelzen, S 135–138

15. Rabenseifner L, Gohlke F, Feige A (1987) Prospektive Studie zur Aetiologie und Frühdiagnostik der Hüftdysplasie. In: Stuhler Th, Feige A (Hrsg) Ultraschalldiagnostik des Bewegungsapparates. Springer, Berlin Heidelberg New York London Paris Tokyo, S 246–251
16. Reither M, Schumacher R (1985) Ultraschalldiagnostik der Hüftgelenksdysplasie. Pädiat Prax 31:557–566
17. Schlepkow P, Hellige R (1987) Die Wertigkeit der Ultraschalluntersuchung der Neugeborenenhüfte. In: Henche HR, Hey W (Hrsg) Sonographie in der Orthopädie und Sportmedizin. Med-Lit, Uelzen, S 165–166
18. Schuler P (1986) Hüftsonographie im ersten Lebensquartal. Med Orthop Techn 2:30–33
19. Sellier Th, Mutschler B (1988) Die „unreife" Hüfte des Neugeborenen – sonographische Verlaufsbeobachtungen und therapeutische Konsequenzen. In: Frank W, Eyb R (Hrsg) Sonographie in der Orthopädie. Springer, Wien
20. Sellier Th, Mutschler B (1988) Erfahrungen und Ergebnisse mit dem sonographischen Hüftscreening von 555 Neugeborenen. In: Frank W, Eyb (Hrsg) Sonographie in der Orthopädie. Springer, Wien
21. Tönnis D (1984) Die angeborene Hüftdysplasie und Hüftluxation. Springer, Berlin Heidelberg New York Tokyo, S 35
22. Weitzel D (1988) Sonographisches Neugeborenenscreening: Möglichkeiten und Grenzen. Ultraschall-Diagnostik 88, Drei-Ländertreffen, Lugano

Follow-up of Focal Liver Lesions Discovered by Ultrasound

P. Peetrons, L. Engelholm, and L. Jeanmart

Introduction

It is frequently difficult to ascertain the exact nature of focal liver lesions discovered by ultrasound (US) because of the relatively broad overlap among the US appearances of such lesions. No image is completely pathognomonic. Cysts and small hemangiomas are among the lesions with an almost unequivocal appearance on US, but some necrotic metastases can mimic cysts, and some hyperechoic metastases, e.g., from colon carcinoma, and carcinoid can mimic small angiomas. A second diagnostic procedure is thus necessary in many instances. This step can be fine needle aspiration biopsy (FNAB) but it is nonsense to aspirate every small hepatic lesion (after as many as 2.5% of all ultrasonic examinations in a general hospital and as many as 30% in a cancer institute) just because rare cases are not hemangiomas or cysts.

An alternative in selected cases is a second nonaggressive procedure such as CT scan or MRI. We shall now discuss the relative merits of these two procedures in three different clinical situations.

Lesions Discovered Fortuitously in Patients without Cancer

Fortuitously discovered lesions are mostly *hemangiomas,* which occur in 0.5%–7% of the normal population and are multiple in 10% of cases. Their US appearance is characteristic, especially when the lesions are smaller than 2 cm. If the criteria of hemangioma are all fulfilled (small lesions, hyperechoic, no peripheral halo, slight posterior enhancement in some cases), a second procedure is not appropriate as long as the patient has no complaints and no clinical alterations (Fig. 1). If this is not the case, CT can yield a good diagnosis of nature when the lesion is hypodense without contrast and becomes progressively hyperdense from the periphery toward the center. However, according to many authors, only 50% to 75% of hemangiomas have this typical CT appearance and there are some hepatomas and metastases which react in the same manner to bolus injection of contrast medium. Moreover, the precise nature of small lesions is very seldom established by CT. This is why, in our opinion, CT is not the method of choice for confirming the nature of hemangioma with an atypical US appearance in a noncancerous patient. MRI, on the other hand, has a high specificity for hemangioma,

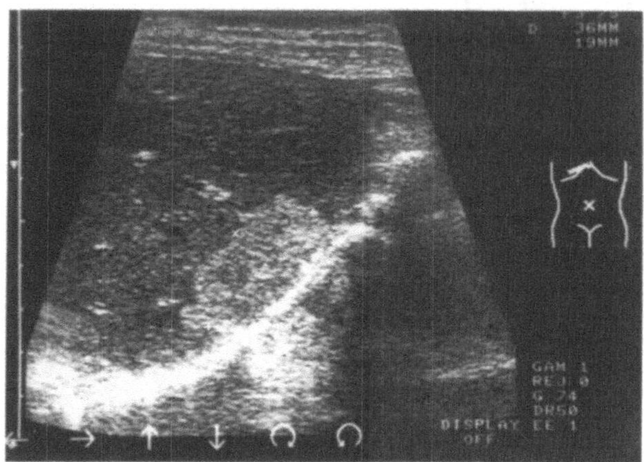

Fig. 1. Single, solitary hyperechoic mass in the periphery of the liver, corresponding to a hemangioma

even when small (Fig. 2). The specificity of CT and MRI in our series of 48 patients was as follows:

CT: lesion 45 (94%)

CT: hemangioma 38 (79%)

MRI: hemangioma 47 (98%)

We thus recommend that nothing further needs to be done when there is a typical US appearance of hemangioma. But if the picture is confusing, MRI should must be the second-step nonaggressive procedure.

Cysts are the second most frequent lesions in noncancerous patients, found in up to 3% of all liver examinations. Once again, if the US image is characteristic, no further examination is required. In other cases, if the lesion is larger than 1 cm, CT is the method of choice because of the density measurements. If the lesion is less than 1 cm, it is very unusual for the picture not to be clear enough on US. CT, in these cases, cannot correctly measure the density. MRI then yields the best specificity, also allowing differentiation between hemorrhagic and biliary cysts (Fig. 3).

Focal fatty infiltration of the liver can also be – confusing in two different circumstances when only a small part of the liver is filled by fatty infiltration, yielding a hyperechoic picture, and when only a small part of the liver is not filled by fatty infiltration, giving the appearance of a hypoechoic pseudolesion. In both cases, the diagnosis can often be made by the visualization of the nondeviated vessels within the lesions, by their rather specific location (perihilar, perivascular or perivesicular), or by the smooth margins of the involved segments or parts of segments. In all other cases, CT is easily able to distinguish focal fatty liver infiltration from neoplasms and is hence the method of choice as second-step nonaggressive procedure.

The nature of *benign hepatocellular neoplasms* cannot be assessed by US alone. Differentiation among adenomas (which must be treated surgically because 30% will bleed, sometimes on a cataclysmic scale, and focal nodular hyperplasia (FNH), and other hepatic neoplasms is impossible. On US, CT and MRI show better than US the fibrous stellate scar containing vessels and biliary cells in the

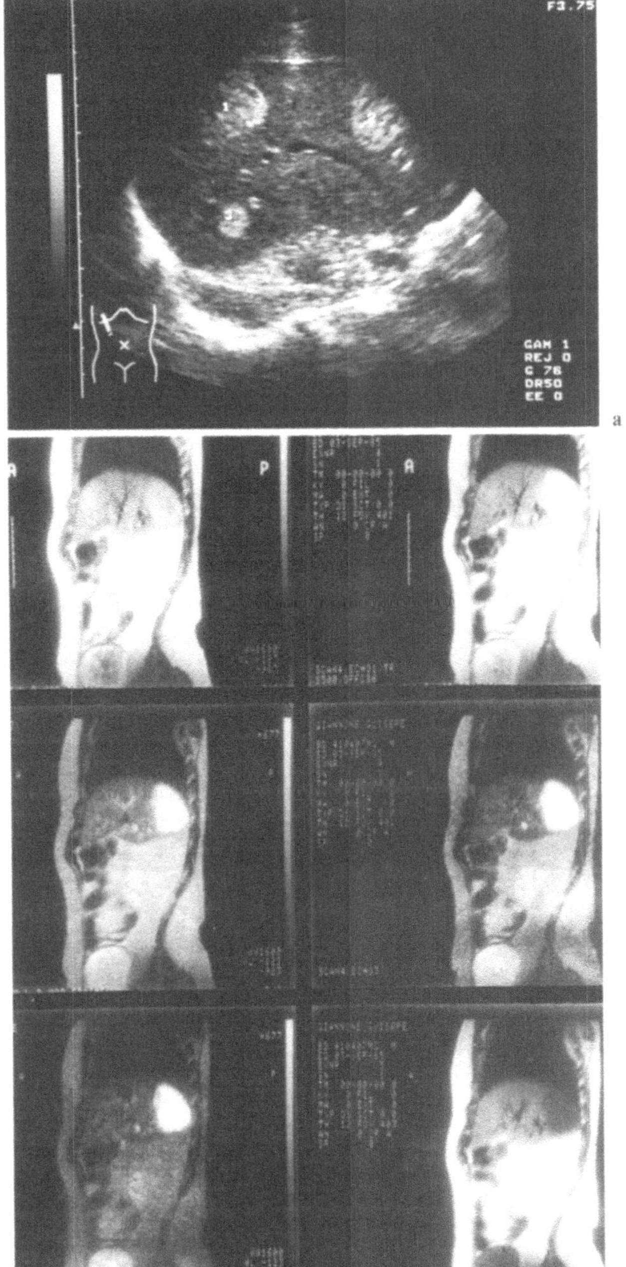

Fig. 2 a, b. Multiple hyperechoic liver masses. The nature of the lesion is revealed by MRI (multiple spin-echo sequences), the high signal in both T1- and T2-weighted images being typical of liver hemangiomas

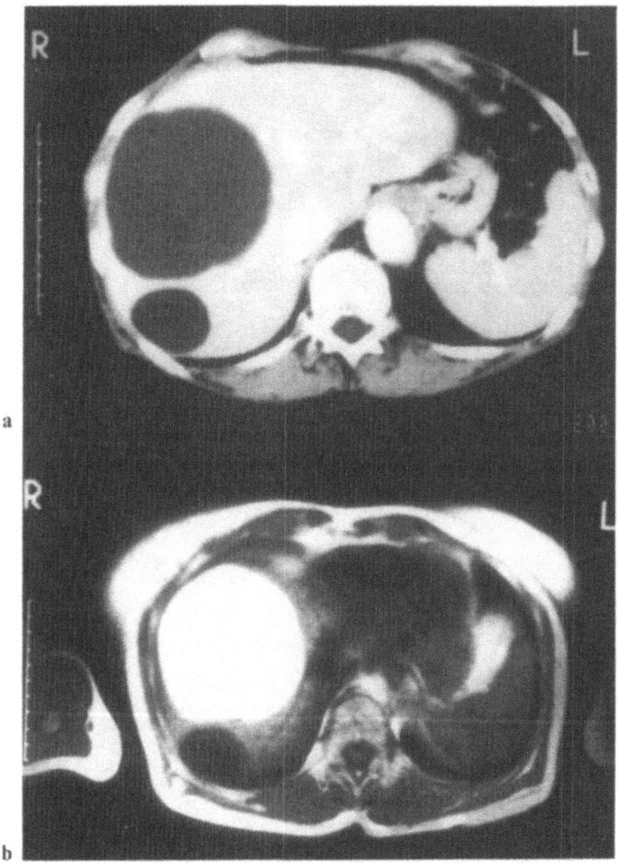

Fig. 3. a CT scan showing two cysts in the right lobe of the liver. **b** MRI shows that one of the cysts is hemorrhagic (high signal in T1-weighted image)

center of FNH (Fig. 4). However, this scar is not pathognomonic for FNH, being present in only 80%–90% of cases. Moreover, one must keep in mind the possibility of the rare fibrolamellar hepatocarcinoma, which also has a central scar and which gives rise to abnormal alpha-fetoprotein production in only 11% of cases. To our mind, neither CT nor MRI can replace a true biopsy (not FNAB, because the architecture of the lesion is more important for the pathologist than the cells by themselves) (Figs. 5 and 6). Radionuclide scanning can also in some cases differentiate between FNH- and other space-occupying lesions because of the normal captation of the FNH.

Lesions Discovered in a Patient with Cancer

In the case of multiple lesions, the diagnosis of metastases is very reliable. If the treatment is altered by the presence or absence of hepatic metastases, however, FNAB is advised.

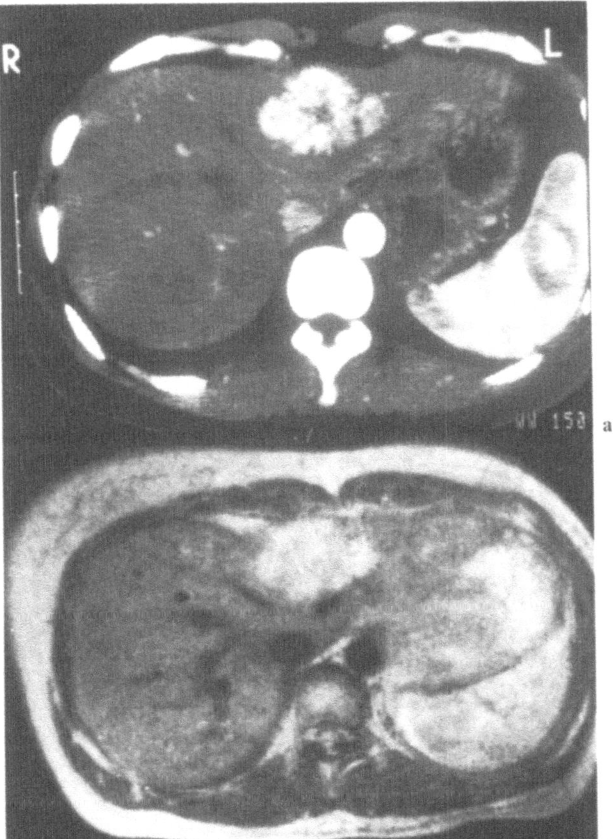

Fig. 4. a CT scan and **b** MRI of a typical focal nodular hyperplasia. The central fibrous scar is shown better on LT

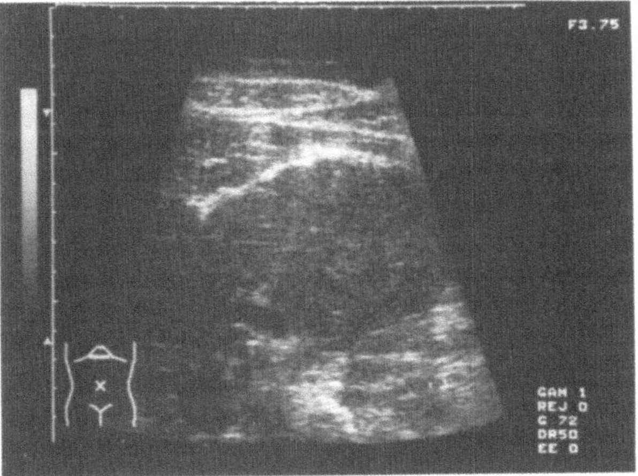

Fig. 5. Ultrasound of another case of focal nodular hyperplasia in a male patient, involving the caudate lobe and diagnosed by liver biopsy under ultrasonic guidance

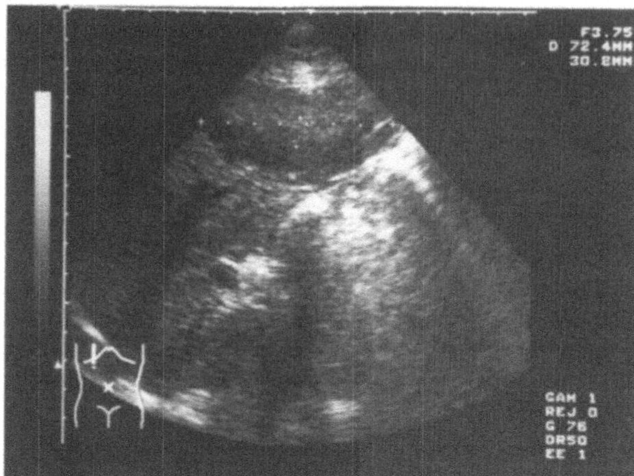

Fig. 6. Ultrasound of a liver adenoma in a female patient, diagnosed by liver biopsy

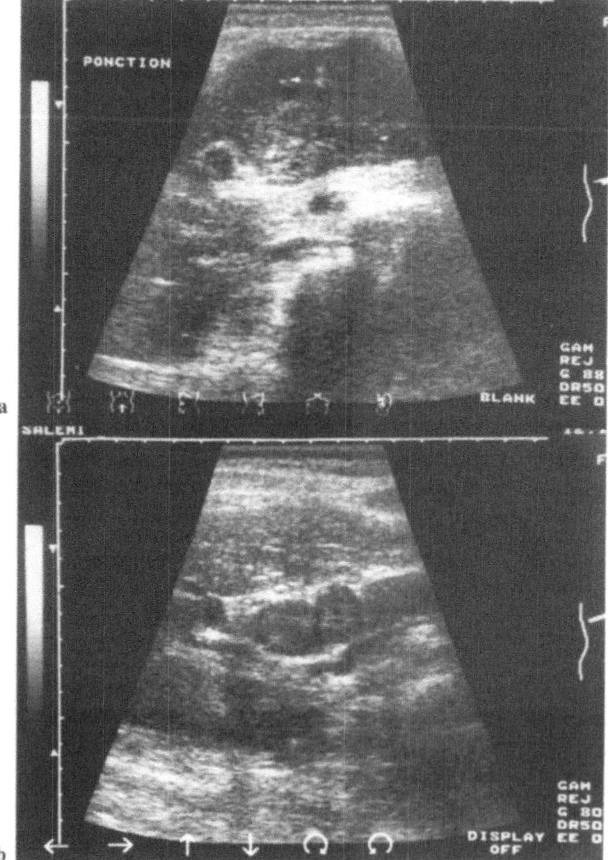

Fig. 7a, b. Mass in the left hepatic lobe of a cirrhotic patient. Fine needle biopsy under ultrasonic guidance proved hepatocarcinoma. Coexistence of portal vein thrombosis

If the lesions have the typical appearance of *hemangiomas,* MRI is mandatory because it achieves the best differentiation between hemangiomas and metastases (Fig. 2).

If the lesion is single and not typical, this is a good indication for FNAB under ultrasonic guidance (Figs. 5 and 6).

Lesions Discovered in a Patient with Cirrhosis

One must consider every mass arising in the liver of a cirrhotic patient as an hepatocellular carcinoma except when there is proof and another origin. The search for a portal vein thrombosis is important, and Duplex possibly (color-coded) Doppler US may become a very important diagnostic tool in the very near future (Fig. 7).

Conclusions

It is not reasonable to perform FNAB on every patient in whom an routine US examination reveals a focal liver lesion, because these lesions are very frequent and sometimes very small. Second-step examinations, such as CT and MRI, each have their own indications. We have worked out algorithms for different clinical situations and different US appearances. We hope that in the near future, MRI equipment will become widely enough available so that it can be used whenever indicated in the diagnosis of liver lesions.

Further Reading

Azais-Noblinski B, Dahan D, Tubiana JM (1987) Fibrolamellar hepatocellular carcinoma: report of two cases and review of the literature. Ann Radiol 30:395
Bernardino ME (1987) Focal hepatic mass screening: MR imaging or CT scanning? Radiology 162:282
Bressler EL, Alpern MB, Glazer GM, Francis IR, Ensminger WD (1987) Hypervascular hepatic metastases: CT evaluation. Radiology 162:49
Bret PM, Sente J-M, Bretagnolle M et al. (1986) Ultrasonically guided fine-needle biopsy in focal intrahepatic lesions: six years experience. J Canad Assoc Radiol 37:5
Bruneton JN (1985) Solitary hyperechoic hepatic nodules smaller than 3 cm: diagnostic procedure. JEMU 6:47
Bruneton JN, Drouillard J, Mathieu D (1985) Hepatic adenoma and nodular focal hyperplasia: diagnostic imaging. Feuill Radiol 25:205
Butch RJ, Stark DD, Malt RA (1986) MR imaging of focal nodular hyperplasia. J Comput Assist Tomogr 10:874
Ebara M, Ohto M, Watanabe Y et al. (1986) Diagnosis of small hepatocellular carcinoma: correlation of MR imaging and tumor histologic studies. Radiology 159:371
Ferrucci JT Jr (1986) MR imaging of the liver. AJR 147:1103

Francis IR, Agha FP, Thompson NW, Keren DF (1986) Fibrolamellar hepatocarcinoma: clinical, radiologic and pathologic features. Gastrointest Radiol 11:67

Freeman MP, Vick CW, Taylor KJW (1986) Regenerating nodules in cirrhosis: sonographic appearance with anatomic correlation. AJR 146:533

Freeny PC, Marks WM (1986) Patterns of contrast enhancement of benign and malignant hepatic neoplasms during bolus dynamic and delayed CT. Radiology 160:613

Glazer GM, Aisen AM, Francis IR, Gross BH, Gyves JW, Ensminger WD (1986) Evaluation of focal hepatic masses: a comparative study of MRI and CT. Gastrointest Radiol 11:263

Godecke A, Gurtler KF (1987) Fibrolamellar carcinoma of the liver: comments on diagnosis via imaging methods. ROFO 146:725

Hamm B, Romer T, Friedrich M, Felix R, Wolf KJ (1986) Magnetic resonance tomography of focal hepatic lesions compared with computed tomography and sonography. ROFO 144:278

Heiken JP, Lee JKT, Glazer HS, Ling D (1985) Hepatic metastases studied with MR and CT. Radiology 156:423

Itai Y, Ohtomo K, Furui S et al. (1985) Noninvasive diagnosis of small cavernous hemangioma of the liver: advantage of MRI. AJR 145:1195

Itai Y, Ohnishi S, Ohtomo K, Kokubo T, Yoshida H, Yoshikawa K, Imawari M (1987) Regenerating nodules in liver cirrhosis: MR imaging. Radiology 154:861

Langkowski JH, Heller M, Mass R, Kooijman H, Bucheler E (1987) Rapid MR examination of the liver. ROFO 147:546

Luning M, Simon C, Dewey C, Decker T, Spierling P (1987) CT diagnosis of hepatic adenoma. Eur J Radiol 7:30

Mathieu D, Bruneton JN, Drouillard J, Pointreau CC, Vasile N (1986) Hepatic adenoma and focal nodular hyperplasia: dynamic CT study. Radiology 160:53

Mattison GR, Glazer GM, Quint LE et al. (1987) MR imaging of focal nodular hyperplasia: characterization and distinction from primary malignant hepatic tumors. AJR 148:711

Mostbeck G, Sommer G, Karnel F, Wittich G, Czembirek H (1987) Differential diagnosis of subtotal steatosis hepatis in the sonogram. ROFO 147:543

Ohtomo K, Itai Y, Yoshikawa K, Kokubo T, Yashiro N, Iio M, Furukawa K, Hepatic tumors: dynamic MR imaging. Radiology 163:27

Peetrons P, Plichart B (1986) Combined hyper- and anechoic liver metastases in two cases of ileal carcinoid tumor. J Belg Radiol 69:363

Penkrot RJ, Van Thiel D (1986) Computed tomography of cavernous hemangiomas of the liver: how sure are we? J Comput Tomogr 10:309

Reinig JW, Dwyer AJ, Miller DL, White M, Frank JA, Sugarbaker PH, Chang AE, Doppman JL (1987) Liver metastasis detection: comparative sensitivities of MR imaging and CT scanning. Radiology 162:43

Schiebler ML, Kressel HY, Saul SH et al. (1987) MR imaging of focal nodular hyperplasia of the liver. J Comput Assist Tomogr 11:651

Schild H, Kreitner KF, Thelen M, Gronninger J, Weber M, Borner N (1987) Focal nodular hyperplasia of the liver in 930 patients. ROFO 147:612

Solbiati L, Livraghi T, De Pra L et al. (1985) Fine-needle biopsy of hepatic hemangioma with sonographic guidance. AJR 144:471

Spamer C, Brambs HJ, Koch HK (1986) Benign circumscribed lesions of the liver diagnosed by ultrasonically guided fine-needle biopsy. JCU 14:83

Stark DD, Wittenberg J, Butch RJ, Ferrucci JT Jr (1987) Hepatic metastases: randomized, controlled comparison of detection with MR imaging and CT. Radiology 165:399

Tanaka S, Kitamura T, Kasuqai H et al. (1986) Early diagnosis of hepatocellular carcinoma: usefulness of ultrasonically quide fine-needle aspiration biopsy. JCU 14:11

Teefey SA, Stephens DH, James EM, Charboneau JW, Sheedy PF II (1986) Computed tomography and ultrasonography of hepatoma. Clin Radiol 37:339

Welch TJ, Sheedy PF II, Johnson CM, Stephens DH, Charboneau JW, Brown ML, May GR, Adson MA, McGill DB (1985) Focal nodular hyperplasia and hepatic adenoma: comparison of angiography, CT, US and scintigraphy. Radiology 156:593

Yates CK, Streight RA (1986) Focal fatty infiltration of the liver simulating metastatic disease. Radiology 159:83

Bedeutung der Sonographie für das Tumorstaging – Gedanken zur Überdiagnostik in der Onkologie

H. FROMMHOLD

Wie in der Medizin allgemein, ist auch auf dem onkologischen Sektor ein ständiger Zuwachs an diagnostischen und therapeutischen Methoden zu verzeichnen. Dem multimodalen Imaging steht vielfach die multimodale Therapie gegenüber. Mehrfach bleibt aber trotz der Mannigfaltigkeit diagnostischer Maßnahmen das therapeutische Spektrum begrenzt.

GALLMEIER et al. (1985) definieren ein diagnostisches Handeln dann als überflüssig, wenn es dem Kranken in seiner ganzen individuellen Situation nicht nutzt, d. h. keinen therapeutischen Vorteil in seiner Krankheitsbewältigung mit sich bringt. Überflüssige diagnostische Maßnahmen führen zu Belastungen und Belästigungen, die letztlich die Lebensqualität des Patienten beeinträchtigen und unnötige Kosten verursachen.

Trotzdem ist unnötige medizinische Diagnostik ein weit verbreitetes Phänomen. Die Ursachen überflüssiger diagnostischer Maßnahmen in der Onkologie sind vielfältig. Eine verwöhnte Öffentlichkeit hat es gelernt, Polypragmasie, eine Vielfalt an technischen Untersuchungsmethoden und aktivistischer Therapie als gute Medizin einzuordnen (GALLMEIER et al. 1985). Der Patient und seine Angehörigen wünschen in der Regel das volle Arsenal der technischen Medizin: nur der Arzt ist gut, der dem Kranken möglichst viel Medizintechnik anbietet (NAGEL 1988).

Der Arzt trägt aber selber in gleicher Weise zur überflüssigen Diagnostik bei. Mangelnde Kompetenz führt zum Verlust des Überblicks über das Krankheitsbild. Es kommt zu einer unkritischen Indikationsstellung für diagnostische Maßnahmen. Nicht selten führt die fehlerhafte Indikation diagnostischer Verfahren zu einer Kaskade weiterer Maßnahmen, nur weil der Erstuntersuchende seine Methode falsch oder unsicher bewertet hat.

Als Beispiel seien jene falsch-positiven Befunde genannt, die mit Wiederholungs- und Paralleluntersuchungen wieder aus der Welt geschafft werden müssen. Fünf schlechte Sonographen belegen ein CT-Gerät, zahlreiche CT-Befunde wiederum erweisen sich z. B. bei operativen Nachprüfungen als falsch.

Die Vielfalt diagnostischer und therapeutischer Methoden zwingt zu einer von ärztlicher Kompetenz getragenen Indikationsstellung zur Untersuchung. Es zeigt sich, daß damit nicht nur eine zielgerichtete Therapie eingeleitet werden kann, sondern gleichzeitig oder gerade deswegen eine menschliche Behandlung gewährleistet wird (GALLMEIER et al. 1985). Die zielgerichtete Strategie der Tumordiagnostik trägt also wesentlich zum therapeutischen Entscheidungsprozeß in der Onkologie bei, denn nicht selten beeinflußt die Primärbehandlung das therapeutische Ergebnis.

Definition begründeter (nützlicher) Diagnostik

Die nützliche onkologische Diagnostik soll also für die Behandlung und Führung eines Kranken Konsequenzen haben und letztlich dazu beitragen, daß der Untersuchte und Behandelte ein möglichst krankheitsfreies oder zumindest beschwerdearmes selbstbestimmtes Leben führt (SENN 1983; GALLMEIER und BRUNTSCH 1985).

SIEGENTHALER (1986) hat in einer ausgedehnten Analyse festgestellt, daß ca. 80% aller Diagnosen aufgrund von sorgfältiger Anamnese und sorgfältiger klinischer Untersuchung gestellt werden können. Der Einsatz onkologischer diagnostischer Maßnahmen sollte also mit folgenden Fragen verknüpft werden:
a) Was muß ich wissen?
b) Ist die Antwort auf die gestellte Frage eine zusätzliche Information und ist sie relevant für die Therapie oder Betreuung zum Zeitpunkt der Untersuchung?
c) Kann die ins Auge gefaßte Methode grundsätzlich eine Aussage hierzu geben?
d) Ist sie für die Fragestellung das beste aller möglichen Verfahren, oder kann eine Antwort mit höherer Effektivität oder evtl. mit geringerem Aufwand erhalten werden? (GALLMEIER und BRUNTSCH 1985).

Einsatz des Ultraschalls zur begründeten Diagnostik

Die nichtinvasive, jederzeit reproduzierbare und den Patienten nicht belastende Ultraschalluntersuchung wird in der Onkologie zur Tumordiagnostik von parenchymatösen Organen und Weichteilen eingesetzt.

Entsprechend den physikalischen Grundlagen der diagnostischen Ultraschallanwendung erhöht sich das Auflösungsvermögen und damit die diagnostische Sicherheit mit steigernder Ultraschallfrequenz. Entsprechend diesen Tatsachen ist die Sonographie zunehmend die Methode der Wahl für Kleinorgane, die dem Transducer direkt transkutan oder indirekt endoskopisch zugänglich sind.

Für den klinisch tätigen Onkologen spielt neben dem Tumornachweis das Tumorstaging eine überragende Rolle, weil es den Modus der einzuschlagenden Therapie bestimmt. Diese Tatsache sei an zwei Tumoren demonstriert.

Prostatakarzinom

Die transrektale Sonographie überragt hinsichtlich der Aussagekraft zum Staging von Prostatatumoren alle anderen nichtinvasiven diagnostischen Untersuchungsverfahren. Der maligne Tumor verformt das Organ in Abhängigkeit von seiner Ausdehnung mit umschriebenen Buckelungen, Asymmetrien und Konturabflachungen. Die Echostruktur des Karzinoms ist stark reduziert, nur gelegentlich findet sich ein retikuläres Echomuster im Tumorbereich. Besonders gut erkennbar ist der Kapseldurchbruch mit der Tumorinfiltration in das periprostatische

Tabelle 1. Lokales Tumorstaging beim Prostatakarzinom

	T_0	T_1	T_2	T_3	T_4
Rektaluntersuchung	124	29		63	6
	$\downarrow$		11		
Transrektale Sonographie	4	17	$\leftrightarrows$	52	6
	$\downarrow$	$\downarrow$	4	$\downarrow$	
	T_1	4		22	
	Carcinoma in situ		Samenblaseninfiltration		

Gewebe und in die Samenblasen. Die sehr wichtige Abgrenzung des Stadiums T2 vom Stadium T3 läßt sich also sonographisch gut realisieren.

In einem eigenen Krankengut wurden 222 Patienten aufgrund klinischer Symptomatik gleichzeitig rektal digital und transrektal sonographisch untersucht. Bei 124 unauffälligen digitalen Untersuchungen wurde in 4 Fällen sonographisch ein T1-Karzinom gefunden. Nur 17 von 29 digital klassifizierten Stadien T1/T2 entsprachen dem Sonographiebefund. Von diesen 17 mußten 4 nach der sonographischen Untersuchung einem Stadium T3 zugeordnet werden. Umgekehrt konnten von 63 nach dem Digitalbefund dem Stadium 3 zugeordneten Tumoren, nur 52 sonographisch bestätigt werden, wobei 11 Patienten sogar in das Stadium T1/T2 zurück klassifiziert werden mußten. 6 Patienten im Tumorstadium T4 wurden durch Palpation und Sonographie übereinstimmend beurteilt (Tabelle 1) (EGENDER et al. 1985).

Harnblasenkarzinom

Konventionelle Methoden zur präoperativen Klassifikation von Harnblasentumoren sind mit einer Fehlerquote von etwa 70% behaftet. Suprapubische und transurethrale Sonographie spielen eine wichtige Rolle beim Staging. Es läßt sich folgendes feststellen: Oberflächliche Tumoren und Tumoren der Harnblasenwand lassen sich mit der transurethralen Sonographie sehr gut klassifizieren. Bei organüberschreitenden Tumoren sind die peripheren Tumoranteile und die primären Lymphknotenstationen durch den raschen Qualitätsverlust nach der Peripherie bei Verwendung hochfrequenter Schallköpfe nur ungenügend erfaßbar. Hier ermöglicht allein die Computertomographie eine genaue Beurteilung der Tumorinfiltration, besonders zu den Beckenorganen.

In einer eigenen Studie wurde die Treffsicherheit beim Staging des Harnblasenkarzinoms geprüft. Die Ergebnisse sind im Vergleich mit den verfügbaren Daten der Literatur in Tabelle 2 dargestellt (EGENDER et al. 1985). Die Stadien T3a und T3b können echograpisch gut voneinander abgegrenzt werden. Noch weiterer Überprüfung bedarf die Aussagefähigkeit hinsichtlich der Trennung der Stadien T2/T3a und T3b/T4.

Tabelle 2. Treffsicherheit beim Blasentumorstaging (Literaturübersicht)

	n	T_1 [%]	T_2 [%]	T_3 [%]	T_4 [%]	
Suprapubisch	162	70,0	87,0	93,0	–	MCLAUGHLIN et al. (1975)
	87	61,3	91,1	90,8	–	GUALDI et al. (1982)
	88	95,0	75,0	89,0	93,0	EGENDER et al. (1982)
Transurethral	97	93,7	27,2	41,6	75,0	JÄGER (1982)
	28	100,0	89,0	86,0	100,0	SCHÜLLER (1982)

Arten der Überdiagnostik

In der Onkologie existieren verschiedene Formen der Überdiagnostik, die besonders mit der Fragestellung nach lymphogenen bzw. hämatogenen Metastasen eines Tumors verknüpft sind.

Nicht selten gelangen Methoden zum Einsatz, die keine oder nur unzureichende Antworten auf therapierelevante Fragestellungen geben können, weil Sensibilität und Spezifität nicht ausreichen – Überdiagnostik Typ A. Von Überdiagnostik müssen wir auch sprechen, wenn Ergebnisse mit komplizierten Methoden ermittelt werden, welche mit einfachen diagnostischen Möglichkeiten in gleicher Weise zu erreichen sind – Überdiagnostik Typ B. Die regelmäßige diagnostische Suche nach lymphogenen oder hämatogenen Metastasen bzw. Rezidiven bei unbehandelbaren Tumoren ist eine weitere Form der Überdiagnostik. – Typ C.

Weitverbreitet ist die Gewohnheit, bei einem klinisch bekannten und in seiner Ausdehnung definierten metastasierenden Tumor, das breite Angebot von bildgebenden Verfahren im Sinne einer „Diagnosestraße" einzusetzen, ohne daß dadurch das diagnostische Ergebnis mit der Zahl der Untersuchungsverfahren gesteigert wird – Überdiagnostik Typ D (GALLMEIER und BRUNTSCH 1985).

Wie läßt sich Überdiagnostik vermeiden?

Bei bösartigen Erkrankungen, die eine kurative Behandlungschance haben, wird der diagnostische Aufwand sehr hoch sein. Da die kurativen Behandlungsaussichten nur durch eine stadiengerechte Behandlung zu verwirklichen sind, macht eine exakte Stadienabklärung oft auch eine ausgedehnte Diagnostik unter Einsatz nichtinvasiver und invasiver Verfahren notwendig.

Besonders vor Operationen oder Bestrahlungsbehandlungen mit kurativem Ziel, ist neben der genauen Kenntnis einer lymphogenen Metastasierung des Tumor auch der weitgehende Ausschluß von Fernmetastasen durch entsprechende diagnostische Maßnahmen unerläßlich, da in der Regel eine stadiengerechte Therapie eingesetzt wird (HERFARTH 1985; MARTZ 1985; RÖTTINGER 1985).

Patienten, die eine grundsätzlich heilbare, bösartige Erkrankung haben, benötigen also das gesamte Arsenal moderner Diagnosetechnik, weil sie davon profitieren.

Tabelle 3. Indikationen zur kombinierten Radio-/Chemo-
therapie

Lokal fortgeschrittenes Karzinom der Harnblase

– T-Stadium:
  T2   T3   T4

– Einengung der Indikation
  T2   G3
  T3   alle G, Resektionsgrad R0   R1   R2

Für das Beispiel Harnblasenkarzinom kann dem Patienten in Abhängigkeit vom klinisch-diagnostischem Befund entweder eine radikale Zystektomie oder ein konservatives Vorgehen (kombinierte Radio-/Chemotherapie) empfohlen werden. Die stadienabgestuften Indikationen zur kombinierten Radio-/Chemotherapie sind aus Tabelle 3 ersichtlich.

Betrachtet man den Einfluß bildgebender Verfahren auf die Behandlung und Kurabilität von bösartigen Geschwülsten, so lassen sich 4 Gruppen unterscheiden:

a) Die Gruppe mit einer deutlichen Verbesserung der Tumorkurabilität durch Imagingverfahren. Hierher gehören Hodgkin-Lymphome, Non-Hodgkin-Lymphome, kindliche Tumoren, Hodentumoren und Mammatumoren.

b) Eine gleichbleibende Kurabilität maligner Tumoren trotz verbesserter Imagingverfahren bei Kopf-Hals-Tumoren, urologischen Tumoren, Weichteiltumoren, gynäkologischen Tumoren und Dickdarmtumoren.

c) Eine geringe Kurabilität trotz verbesserter Imagingverfahren bei Hirntumoren, Bronchialtrumoren, Gastrointestinaltumoren und Nierentumoren.

d) Eine deutliche Verbesserung der Tumorkurabilität unabhängig von Imagingmethoden bei hämatologischen Erkrankungen.

Für Kranke mit nur palliativ zu behandelnden Malignomen sind die Anforderungen an die Diagnostik anders. Steht die Indikation zur Therapie auf der Grundlage der beobachteten Tumorparameter fest, dann ist eine Komplettierung der Diagnostik durch weitere bildgebende Verfahren ohne Bedeutung.

Kranke, bei denen keine Therapiechancen ihrer bösartigen Grunderkrankung bestehen, sind aus reinem Aktionismus heraus am häufigsten Opfer von Überdiagnostik (GALLMEIER und BRUNTSCH 1985).

Zusammenfassung

Die Sonographie hat für die prätherapeutischen Klassifikationen einen hohen Stellenwert. Der sicherste Weg zu einem ausgewogenen Einsatz der Sonographie im Verbund mit anderen bildgebenden Verfahren in der Onkologie ist die von der einzuschlagenden Therapie beeinflußte Indikationsstellung, welche den Algorithmus der diagnostischen Methoden zum Tumorstaging berücksichtigt. Die Indikationsstellung bedarf ärztlicher Erfahrung und Kompetenz. Ein regelmäßiger informativer Austausch zwischen Diagnostiker und Therapeut vermeidet Belästigungen des Patienten, reduziert die Kosten und führt schließlich zu effizienten therapeutischen Maßnahmen.

Literatur

Egender G, Frommhold H, Janetschek G (1985) Wertigkeit der intrakavitären (endokavitären) Sonographie. In: Frommhold W, Gerhardt P (Hrsg) Die klinische Wertigkeit neuer bildgebender Verfahren. Thieme, Stuttgart New York (Klinisch-radiologisches Seminar, Bd 15, S 26–34)

Gallmeier WM, Bruntsch U (1985) Unnötige Diagnostik (Überdiagnostik) in der Onkologie. MMW 127:390–394

Gallmeier WM, Betzler M, Bruntsch U, Röttinger EM (1985) Überdiagnostik und Übertherapie in der Onkologie. MMW 127:383–384

Herfarth C (1985) „Übertherapie" in der chirurgischen Karzinombehandlung. MMW 127:395–396

Martz G (1985) Übertherapie in der internistischen Onkologie. MMW 127:385–389

Nagel GA (1988) Gedanken zur Überbehandlung in der Onkologie. Dtsch Med Wochenschr 113:1303–1304

Röttinger EM (1985) Übertherapie in der Radioonkologie? MMW 127:397–398

Senn HJ (1983) Psychosoziale Aspekte in der Betreuung Krebskranker. Schweiz Rundschau Med (Praxis) 72:1397–1399

Sonographische Befunde
bei intra- und extraartikulären soliden Tumoren

H. Sattler und Th. Lauterbach

Mit zunehmender Zahl von arthrosonographischen Untersuchungen werden auch immer häufiger solide Raumforderungen im intra-, aber auch im extraartikulären Bereich oftmals zufällig entdeckt. Die meisten dieser Tumoren sind benigne und aufgrund ihrer langsamen Wachstumstendenz auch selten operationswürdig.

Dennoch stellt der Weichteilmantel einen potentiellen Boden für maligne Tumoren dar, die sich entweder primär dort entwickeln oder sekundär sich als Metastase absiedeln.

Die Arthrosonographie kann diese Tumoren in aller Regel recht sicher darstellen sowie Aussagen zu Größe, Abgrenzbarkeit und Echomuster machen; sie kann aber nicht, wie das aus anderen Bereichen der Sonographie bereits bekannt ist, eine artspezifische Zuordnung erlauben.

Dennoch interessierte die Frage, ob die sonographisch gefundenen Charakteristika mit den operativ vorgefundenen Formen der Tumoren übereinstimmten. Deshalb begrenzten wir unsere Untersuchung auf solche Tumoren, bei denen uns nicht nur das histologische Ergebnis, sondern auch eine intraoperative Befundbeurteilung vorlag.

Zur Methode

Untersucht wurden insgesamt 10 Patienten mit begnignen und malignen Weichteiltumoren, deren operativer Situs beurteilt wurde und die auch allesamt histologisch gesichert wurden.

Verwendet wurde ein Linear-array-Scan mit 3,5- und 7,5- sowie ein mechanischer Sektorscanner mit 4- und 5-MHz-Schallköpfen. Das Kollektiv bestand aus 8 Frauen und 2 Männern im Alter von 28 bis 82 Jahren.

Befunde

Es wurden 10 solide Tumoren sonographisch untersucht. Nur eine solide Raumforderung fand sich intraartikulär. Die anderen 9 Raumforderungen lagen allesamt extraartikulär. Der sonographischen Befund reichte von rund bis glatter Be-

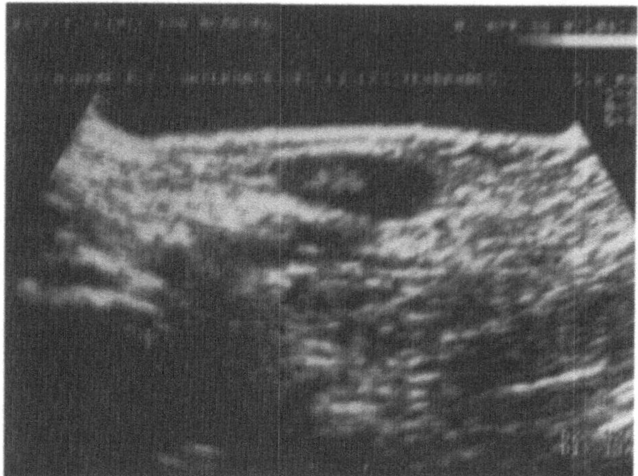

Abb. 1. Filiae eines Melanoms im Bereich des Leistenbands. Melanomoperation vor 5 Jahren. Zufallsbefund bei Untersuchung des Hüftgelenks bei einer 71jährigen Patienten

Tabelle 1. Sonographische Befunde

Sonographischer Befund	Diagnose
Rund bis glatte Begrenzung	Benigner Riesenzelltumor, Epidermoidzyste
Ovaläre Form	Metastase eines Melanoms, Enddifferenz. Adenokarzinom, Neurofibrom
Spindelförmig mit gut abgrenzbarer Kapsel	Lipome
Irreguläre Form	Anaplastisches Karzinom

grenzung über ovaläre Form (Abb. 1) über spindelförmig mit gut abgrenzbarer Kapsel bis zu irregulärer Form (Tabelle 1).

Das Echobild reichte von echofrei über echoarm bis inhomogen echoreich. Eine Zuordnung der Echotextur zu den Tumoren erschien nicht sinnvoll. Eine spezifische Aussage war zum Reflexbild nicht möglich.

Alle benignen Tumoren waren bei dynamischer Untersuchung gut verschieblich, palpatorisch weich und imprimierbar. Die Größe der Tumoren reichte von 1,5–13 cm.

Zusammenfassung und Diskussion

Solide Weichteiltumoren werden im Rahmen arthrosonographischer Untersuchungen oftmals zufällig gesehen. Sehr oft kann bei diesen Zufallsbefunden auf ein operatives Vorgehen verzichtet werden, wenn der langsame Wachstumscha-

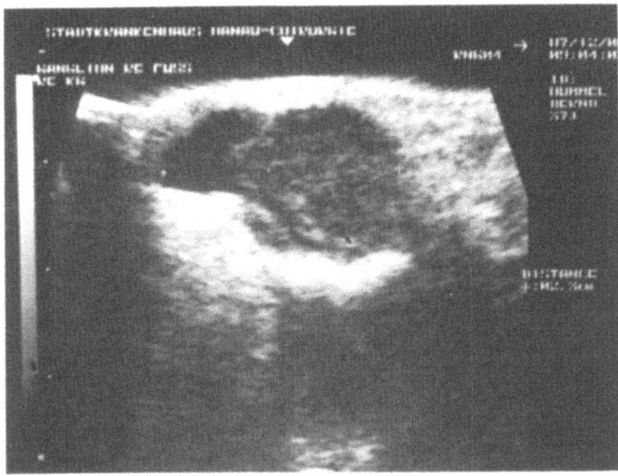

Abb. 2. Liposarkom. Ein rasches Wachstum ergab die Indikation zur Operation

rakter, gute Verschieblichkeit sowie weiche Imprimierbarkeit den benignen Charakter vermuten lassen. Dennoch sollten auch diese Veränderungen weiteren Kontrolluntersuchungen unterzogen werden.

Die Ultraschalluntersuchung von soliden Raumforderungen im Weichteilmantel ergänzt die klinische Untersuchung in idealer Weise und gibt Auskunft über Abgrenzbarkeit, Größe, Form und Reflexbild der Raumforderungen (Abb. 2). Dabei scheinen sich Lipome besonders durch ihre spindelige Form, abgrenzbare Kapsel und gute Verschieblichkeit zur Muskulatur von anderen Raumforderungen etwas abzuheben. Die palpatorische und gelenkkinetische Verschieblichkeit läßt in aller Regel Benignität vermuten. Eine notwendige artspezifische Zuordnung muß weiterhin durch ein invasives Verfahren gesichert werden. Lehnt der Patient einen operativen Eingriff ab, so bietet sich der Ultraschall zur Verlaufsbeobachtung im Sinne einer Wait-and-see-Diagnostik an.

Die intraartikulären Tumoren sind im Vergleich zu den extraartikulären Raumforderungen äußerst selten.

Literatur

Breitbart EW, Rehpenning W (1983) Möglichkeiten und Grenzen der Ultraschalldiagnostik zur in vivo Bestimmung der Invasionstiefe des malignen Melanoms, Z Hautkr 58
Friedrich M, Kroll U (1981) Ultraschalldiagnostik am Körperweichteilmantel. ROFO 135:73–79
Riede UN, Wehner H (1986) Allgemeine und spezielle Pathologie, Thieme, Stuttgart
Sattler H (1986) Die sonographische Erfassung eines Riesenzelltumors im Kniegelenk. Ultraschall Klin Prax 1 52:43
Sattler H, Harland U (1988) Arthrosonographie. Springer, Berlin Heidelberg New York Tokyo
Schumacher R, Klingmüller V, Reither M (1981) Ultraschalldiagnostik oberflächennaher Strukturen im Kindesalter. ROFO 135:635–640

Dopplertechniken

Principles and Applications of Doppler Color Flow Imaging

C. R. B. Merritt

Introduction

Over the past 15 years the development of diagnostic ultrasonography has been marked by a series of major technological steps, of which the introduction of Doppler color flow imaging (DCFI) is the most recent and potentially one of the most significant. The transition from A-mode to B-mode display of the ultrasound signal, followed by the introduction of gray scale imaging in the early 1970s represented the first major improvements in ultrasound imaging since the beginning of the clinical use of ultrasound. Several years later real-time imaging became commercially available, making possible an entirely new range of diagnostic applications. Each of these steps has resulted in major improvements in the clinical utility of ultrasound for diagnosis. The most recent technological development comparable in potential impact to the development of gray scale and real-time is the introduction of methods to process both tissue and flow data from the backscattered ultrasound signal simultaneously – Doppler color flow imaging.

Blood vessel patency, blood flow, and organ perfusion are critical elements in health and disease, and the characterization and quantification of blood flow has been a goal of diagnostic imaging since the turn of the century. This need is currently addressed by angiography, dynamic computed tomography, radionuclide flow imaging, and magnetic resonance imaging, as well as Doppler ultrasound. Despite the fact that conventional Doppler ultrasound has been used clinically for over 20 years, the role of Doppler ultrasound has evolved relatively slowly compared with other applications of diagnostic ultrasound. In general, the use of Doppler ultrasound has been restricted to relatively few well-defined indications in cardiac diagnosis, in the evaluation of carotid and peripheral vascular disease, and more recently in obstetrics and the abdomen [1].

A major limitation of the duplex Doppler ultrasound is that flow informations is obtained only from a highly restricted region rather than from throughout the image. To obtain maximum flow information a skilled operator must perform a thorough and careful sampling of the sites within the vessel lumen where flow disturbances are most likely to be found. A preferable approach would be to sample flow throughout the entire image, while, at the same time imaging the vessel wall and surrounding tissues. These goals are met by DCFI or angiodynography [2]. We have tested DCFI in a broad range of clinical applications over the past 3 years using prototype and production versions of the Quantum Angio Dynograph 1 (Quantum Medical Systems Inc., Issaquah, WA). Our experience has revealed important uses for DCFI, not only for carotid and peripheral vascular applications, but also in the evaluation of abdominal, pelvic, fetal, and cranial vessels.

Principles and Instrumentation

In conventional B-mode ultrasound imaging, only the amplitude information in the returning signal is used to generate the final display. Rapidly moving, low-amplitude targets, such as red cells moving in vessels, are not usually imaged. With conventional Doppler instrumentation, the Doppler frequency information arising from moving red cells may be displayed as an audible signal for analysis by ear or in graphic form as a time-varying plot of the frequency spectrum of the returning signal; in color flow systems this information is displayed as a feature of the image itself. The DCFI system we have used employs a linear phased array to detect echo amplitude, phase, and frequency and processes this information in real-time to generate the image. Stationary or slowly moving targets provide the basis for the B-mode image. Signal phase provides information about the presence and direction of motion, and changes in echo signal frequency relate the velocity of the target (Fig. 1). Transducers operating at 3.0, 5.0, or 7.5 MHz are used with the system, allowing both deep and superficial vessels to be examined. Continuous focusing is provided by the phased array and gives high resolution gray scale images and permits small Doppler sample volumes (0.6 × 1.5 mm at 7.5 MHz) throughout the image. Backscattered signals from red blood cells are displayed in color (user selectable as red or blue) as a function of their motion toward or away from the transducer (Fig. 2). The degree of the saturation of the color is used to indicate the relative velocity of the moving red cells, less color saturation indicating higher velocity. In addition to the detection of flow data from

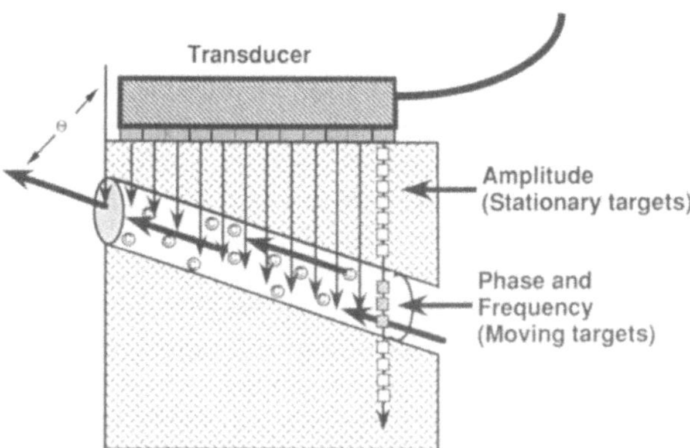

Fig. 1. (DCFI) is performed using a multi-element phased array real-time scanner. From each scan line the backscattered signal is sampled for amplitude, phase and frequency information. If the reflecting target is stationary, the amplitude data are processed as a gray scale image. If the target is moving, phase and frequency changes are detected and color is used to encode the direction and relative velocity of the moving target

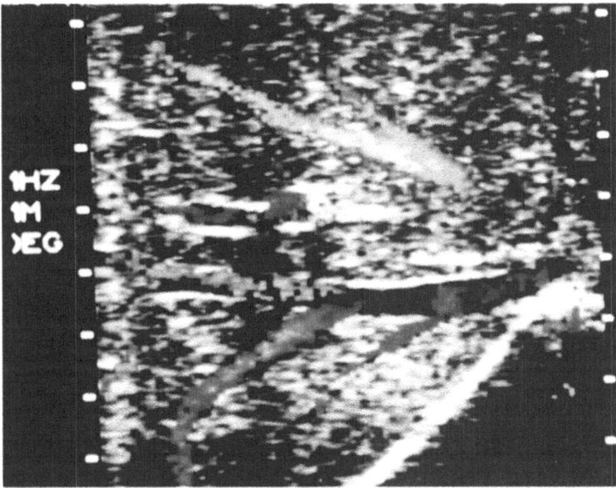

Fig. 2. Transverse image of the liver showing the middle and right hepatic veins. Color is used to indicate the direction of flow relative to the transducer. Flow in the middle hepatic vein is moving away from the transducer and is shown in *blue*. Flow in the opposite direction (toward the transducer) is present in the some of the branches of the right hepatic vein, and is shown in *red*. Where flow is parallel to the transducer as in the horizontal portion of the right hepatic vein, the Doppler angle is near 90 ° and no frequency shift is detected, resulting in an absence of color (from [2])

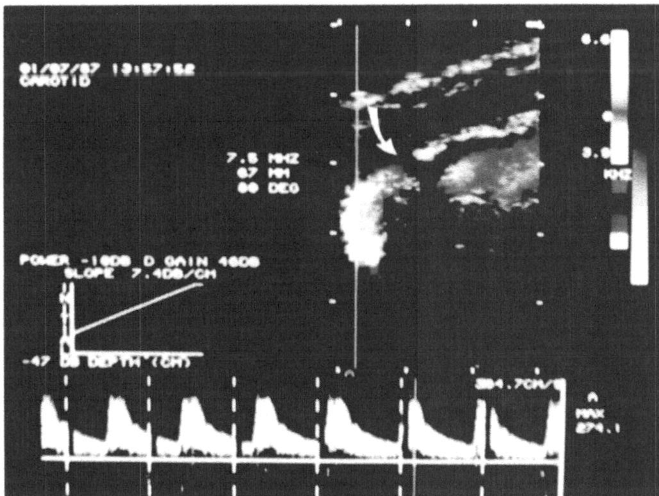

Fig. 3. Color, in addition to the indicating the direction of flow, is also used to indicate the relative Doppler frequency shift, the saturation of color within a vessel indicating the magnitude of the Doppler frequency shift. Here an abrupt change in direction of the internal carotid artery is associated with an increase in the Doppler frequency which results in less saturated (*whiter*) color within the vessel. The absence of such changes immediately distal to the calcified plaque (*arrow*) suggests that the plaque is not associated with significant stenosis. As shown in this example, DCFI is also extremely helpful in providing visual guidance for sampling with pulsed spectral Doppler and allows highly accurate corrections for the Doppler angle to be made

each pixel in the image, the system also has dual range-gated pulsed Doppler with
spectral analysis for display of conventional Doppler data (Fig. 3).

Real-time color flow mapping devices were first developed and used for cardiac applications [3–9]. This cardiac instrumentation has been described in the literature by a variety of terms, including "color-coded Doppler," "Doppler angiography," "2-D (two-dimensional) Doppler", "Doppler color flow mapping",
and "Doppler color flow imaging." These terms tend to be somewhat confusing
as they do not allow real distinction among newer methods being developed to
allow the simultaneous imaging of tissue and flow. For example, "Doppler color
flow mapping" has been used to describe both the frequency mapping system,
which does not employ real-time, and the cardiac phased array real-time imager
[10]. The term "angiodynography" has been suggested to describe the methods
which allow both flow and tissue information to be collected and viewed simultaneously and in real-time. To describe the equipment we have used, we prefer
"angiodynography" or Doppler color flow imaging as these terms allow differentiation from other less sophisticated approaches.

An Overview of Clinical Applications

Outside of the cardiac applications of DCFI, the full range of clinical applications
of DCFI is only beginning to be explored. Based on our experience, we see at least
three major areas of application of DCFI in addition to the cardiac uses that have
been previously described (Table 1).

Table 1. Clinical application of angiodynography

A. Primary vascular applications
  Confirmation of presence and direction of flow
  Diagnosis of arterial stenosis and occlusion
  Diagnosis of venous thrombosis
  Evaluation of aneurysm, pseudoaneurysm, and dissection
  Recognition of anatomical structures altered by disease
  Detection and characterization of portal, hepatic, splenic, and mesenteric vein flow
  Determination of vascular shunt patency
  Intraoperative imaging

B. Evaluation of organ perfusion
  Renal blood flow
  Transplant rejection
  Brain blood flow in infants
  Placental and fetal flow

C. Evaluation of tumor vascularity
  Tumor identification
  Possible tissue characterization

Primary Vascular Evaluation

For the carotid bifurcation, aorta, iliac, femoral, popliteal, and other peripheral arteries, applications of DCFI include the detection and measurement of arterial stenosis and flow restricting or flow disturbing abnormalities, including aneurysm, pseudoaneurysm, and dissection. It is possible to major vessels supplying the abdominal and pelvic viscera and abdominal, pelvic, and extremity veins for thrombosis or other forms of occlusion.

Carotid Bifurcation

The current standard for noninvasive ultrasound imaging of the extracranial carotid and peripheral vessels is provided by duplex Doppler ultrasound. Modern instruments equipped with 7.5 to 10.0 MHz transducers allow high resolution real-time imaging of the vessel walls and permit identification and characterization of atheromatous plaque. When coupled with pulsed Doppler systems, these systems may generate quantitative data which, when used properly, allow highly accurate estimate of stenosis. Limitations of duplex ultrasound for carotid evaluation are several and include sampling problems, competing design factors for imaging and Doppler, aliasing, the complexity of interpretation of the Doppler data, and the considerable technical skill and time requirements necessary to obtain accurate results. In addition, with duplex ultrasound there may be problems in differentiating high grade stenosis from total occlusion [11]. Shadowing due to plaque calcification and difficulty in maintaining orientation with tortuous vessels, preventing accurate measurement of the Doppler angle and velocity calculation, are also problems in duplex carotid ultrasound. With DCFI, the benefits

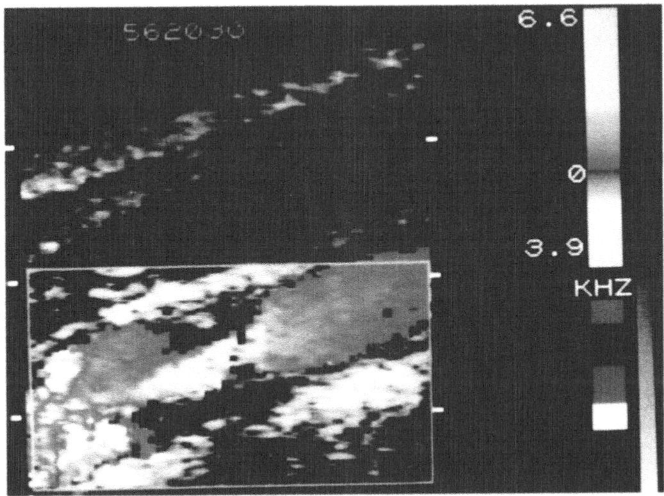

Fig. 4. Global Doppler sampling with DCFI permits small stenotic jets and localized areas of turbulence which might otherwise escape detection to be quickly detected. Here the *less saturated color* indicates high velocities in the stenotic jet while reverse flow (*blue*) is shown in the areas of post-stenotic turbulence

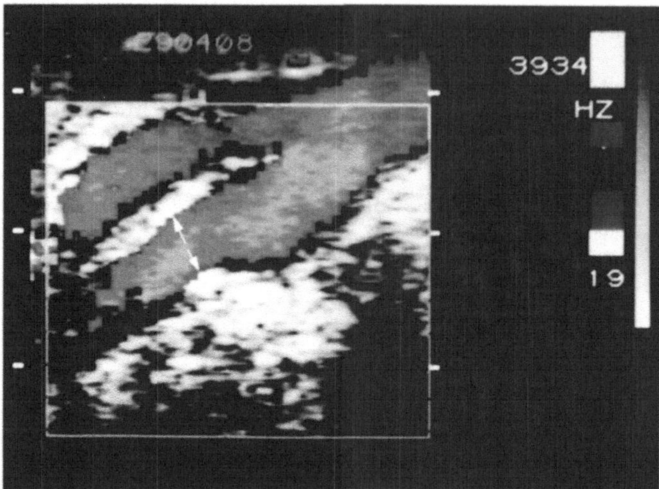

Fig. 5. With DCFI, the presence of contrast within the vessel lumen resulting from flow allows better definition of the size of the lumen and of wall irregularities. Here a carotid bifurcation with only minimal stenosis of the proximal internal carotid artery is shown (*arrows*). The rapid detection of such changes allows most examinations to be completed more quickly and with higher confidence in the results than is possible with conventional duplex Doppler instruments

Table 2. Advantages of Doppler color flow imaging

Simultaneous real-time Doppler and tissue information
Global Doppler sampling
Identification of turbulence and high velocity jets that might be missed due to sampling
  error with duplex sonography
Ease of Doppler angle measurement
Improved contrast between vessel wall and the lumen, allowing better estimation of residual
  lumen, plaque surface, etc.
Rapid acquisition of data allowing for faster examination

of conventional duplex sonography are retained and additional capabilities are provided (Table 2 and Figs. 4–6). Although range-gated, pulsed Doppler with fast Fourier transformation spectral analysis is available for quantitative measurements, the use of color saturation to display variations in Doppler shift frequency allows a semiquantitative estimate of flow to be made from the image alone. The color display of flow throughout the image field allows the position and orientation of the vessel of interest to be observed at all times. Because of the small volumes from which Doppler information is sampled, the image displays the spatial distribution of velocities within the lumen of a vessel. This permits the display of stenotic jets and localized areas of turbulence within a vessel, often providing a clue to stenosis or irregularity of the vessel wall caused by atheroma, trauma, or other diseases (Figs. 4, and 5). Also, the contrast of flow within the vessel lumen enhances the visibility of wall irregularity and plaque which may not be seen well

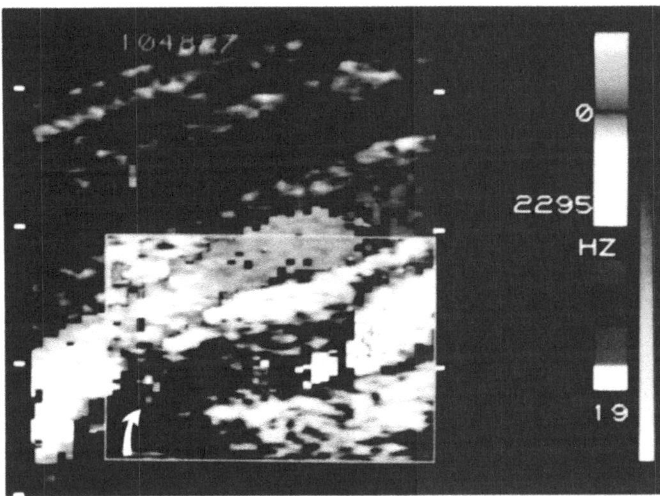

Fig.6. High grade stenosis of the internal carotid. Differentiation of high grade stenosis from total occlusion is of great clinical importance as the presence of even a small amount of residual flow may permit surgical correction of the stenosis. Here a small amount of flow (*arrow*) can be identified in the internal carotid artery distal to a severe stenosis. In our opinion, DCFI is more likely to differentiate high grade stenosis from total occlusion than duplex instrumentation

with conventional instrumentation. These features result in a reduction in the time required for most carotid examinations and allow a more confident diagnosis of both normal and abnormal vessels, including totally occluded vessels (Fig. 6).

Other Primary Vascular Applications

Depending on patient size and the amount of superimposed gas, the aorta, inferior vena cava, and iliac arteries and veins may be studied for changes of occlusion, narrowing, dissection, or aneurysm. Flow within the femoral and popliteal arteries and veins is easily documented, and preliminary results suggest an important role for DCFI in the primary evaluation of patients suspected of having deep venous thrombosis (Fig. 7) [12]. The evaluation of vascular dissection, aneurysms, and pseudoaneurysms is performed quickly and accurately with DCFI and may be used in lieu of angiography in selected patients (Fig. 8). Because flow in the femoral, saphenous, and popliteal veins may be relatively slow, augmentation methods to improve flow detection are used. Excellent access and visualization of dialysis fistulas for thrombosis, stenosis, and pseudoaneurysm are resulting in clinical acceptance of DCFI as the initial diagnostic examination when these complications are expected.

Evaluation of Organ Perfusion

Visualization of organ perfusion and inference of end organ changes by display of flow patterns reflecting the state of resistance in the vascular bed supplied by

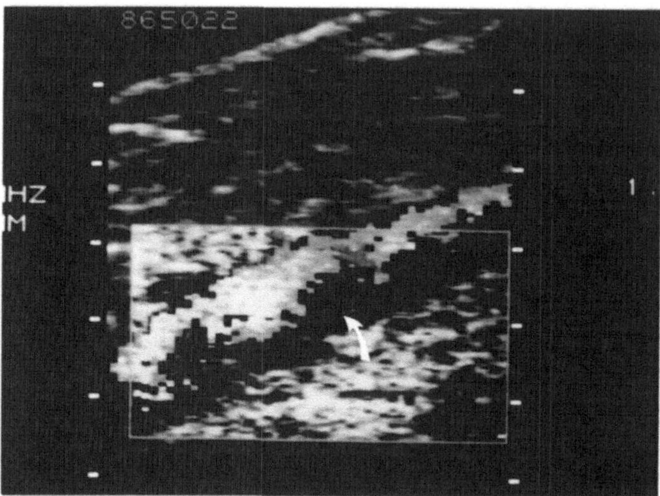

Fig.7. DCFI is now beginning to replace venography in the primary assessment of the deep venous thrombosis because of the ease, speed, and accuracy of the technique. Here a partially occluding thrombus (*arrow*) is seen within the superficial femoral vein

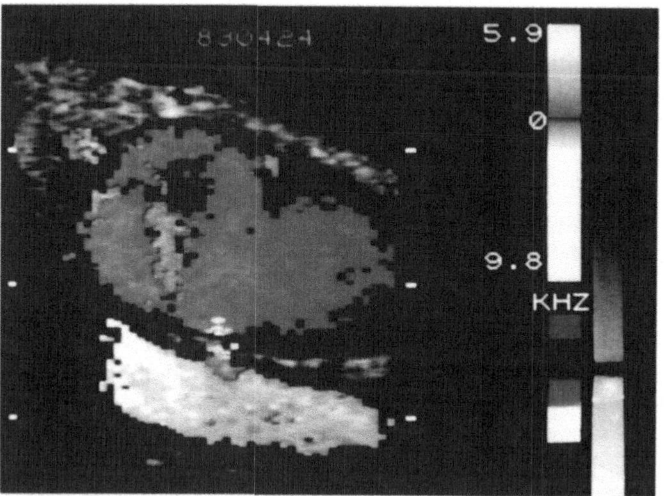

Fig.8. The global Doppler sampling and sensitivity to flow make DCFI ideal for the assessment of suspected pseudoaneurysms. Here a femoral pseudoaneurysm is shown. DCFI has replaced angiography in the initial assessment of suspected pseudoaneurysm in our institution (from [2])

the vessel are important potential applications of DCFI. These uses are especially promising in highly vascular organs such as the native and transplanted kidney, liver, spleen, placenta, and brain. Our preliminary experience in using DCFI for these applications is described in greater detail in an accompanying chapter MERRITT, this volume).

Evaluation of Tumor Neovascularity

Flow characteristics may add speficity in the ultrasound examination of masses with display of abnormal vascular patterns associated with tumors. In this application, it is interesting to speculate that the information added to the gray scale tissue display by DCFI may provide a long-awaited step toward ultrasound tissue characterization. The potential of this application is also discussed in greater detail in the accompanying chapter (MERRITT, this volume).

Discussion

Our impressions of the importance of DCFI are highly positive. There are significant differences between conventional duplex Doppler and DCFI. Although duplex instrumentation has been the most widely accepted method for vascular applications, its disadvantages have slowed the acceptance of this method [13]. DCFI addresses, at least in part, several limitations of pulsed Doppler:

1. *Sampling*. With conventional pulsed Doppler, flow data are obtained only from a small sample, and precise positioning of the Doppler sample volume is required to obtain accurate measurements. In cases where flow disturbances are isolated to relatively small areas, the abnormality may be missed due to failure to position the sample in the small region where the stenotic jet or turbulence is present. In addition, localized areas of severely disturbed flow may be grossly underestimated. DCFI provides global Doppler sampling, obviating the need to place the sample volume in a specific location for analysis since the Doppler flow parameters for each pixel in the entire image are displayed in real-time.
2. *Technical skill requirements*. Complex Doppler data and the need for accurate sampling and Doppler angle measurement make the duplex examination one of the most technically demanding ultrasound procedures performed in most departments. When Doppler is used, the accurate estimation of velocity requires correct measurement of the angle of the sound beam from the axis of flow. The special training and skills required to be proficient in this technique have undoubtedly slowed the acceptance of Doppler ultrasound. DCFI greatly simplifies the measurement of Doppler angle even in small vessels which cannot be clearly seen with conventional imaging devices and allows accurate angle corrected velocity measurement in these small vessels.
3. *Examination time*. To be confident that a conventional range-gated Doppler study has achieved reasonable sensitivity and specificity in detection of flow disturbances, methodical and time-consuming search and sampling must be performed. As a result, duplex studies are often lengthy examinations to perform, especially when difficult vascular anatomy or advanced disease creates complex scanning situations. With DCFI, the simultaneous real-time display of Doppler and tissue information and global Doppler sampling permit rapid evaluation, particularly when the vessel is normal, allowing a confident diagnosis to be established quickly. Since flow information is contained in

the image and sampling is not necessary, we have found that less training is required to allow basic flow data to be collected than with conventional Doppler instrumentation. When precise measurement using spectral Doppler is required, the DCFI display allows rapid and accurate placement of the range gate in the optimal location for measurement.

4. *Information content.* Since the Doppler signal itself has no anatomic significance, the examiner must interpret the Doppler signal and then determine its relevance in the context of the image. Components of the Doppler data which must be evaluated include the Doppler shift frequency and amplitude, the spatial distribution of frequency across vessel, and the temporal variation of the signal. The complexity of the Doppler data has undoubtedly influenced the rate of acceptance of Doppler by specialists who are accustomed to anatomically referenced images. With DCFI, the flow information is provided with a real-time anatomic reference and is displayed in an intuitive and highly graphic form. This, we feel, markedly increases the access to the flow information being sought by the examiner.

Conclusions

To date our experience with DCFI in over 2500 examinations has made us very enthusiastic. Although there are disadvantages and limitations of DCFI, these are few in number. In addition, we must realize that this technology is in its infancy, and the future will undoubtedly bring a number of improvements. In the abdomen, gas produces a severe artifact due to the phase and frequency changes induced by markedly reduced velocity of sound in air. Scanning of areas containing much gas is more difficult than with conventional ultrasound. The complex technology required to produce a real-time instrument with an effective combination of flow and tissue imaging understandably carries a high price tag which we feel is justified by the unique capabilities of the instrumentation. Despite these limitations, DCFI is already providing simple, rapid, and accurate evaluation of vessels for stenosis, occlusion, and flow disturbance, and the potential for obtaining valuable information related to organ perfusion and tumor neovascularity appears real. As with the introduction of gray scale and real-time, we appear to be embarking on an exciting new dimension of ultrasound with the advent of Doppler color flow imaging.

References

1. Taylor KJW, Burns PN (1985) Duplex Doppler scanning in the pelvis and abdomen. Ultrasound Med Biol 11:643–658
2. Merritt CRB (1987) Doppler color flow imaging. JCU 15:591–597
3. Switzer DF, Nanda NC (1985) Doppler color flow mapping. Ultrasound Med Biol 11:403–416
4. Bommer WJ, Miller L (1982) Real-time two-dimensional color-flow Doppler: enhanced Doppler flow imaging in the diagnosis of cardiovascular disease (Abstr). Am J Cardiol 49:944
5. Namekawa K, Kasai C, Tsukamoto M et al. (1982) Imaging of blood flow using autocorrelation. Ultrasound Med Biol 8:138
6. Suzuki Y, Kambara H, Kadota K et al. (1985) Detection of intracardiac shunt flow in atrial septal defect using a real-time two-dimensional color-coded Doppler flow imaging system and comparison with contrast two-dimensional echocardiography. Am J Cardiol 56:347–350
7. Miyatake K, Okamoto M, Kinoshita N et al. (1984) Clinical applications of a new type of real-time two-dimensional Doppler flow imaging system. Am J Cardiol 54:857–868
8. Ortiz E, Robinson PJ, Deanfield JE et al. (1985) Localisation of ventricular septal defects by simultaneous display of superimposed colour Doppler and cross sectional echocardiographic images. Br Heart J 54:53–60
9. Dagli SV, Nanda NC, Roitman D et al. (1985) Evaluation of aortic dissection by Doppler color flow mapping. Am J Cardiol 56:497–498
10. Ackroyd N, Lane R, Dart L et al. (1984) Colour-coded carotid Doppler imaging: an angiographic comparison of 324 bifurcations. Aust NZ J Surg 54:509–517
11. Dreisbach JN (1984) Duplex ultrasound evaluation of carotid disease. Clinics Diagn Ultrasound 13:69–103
12. Merritt CRB, Wooldrige S, Bluth EI, Sullivan MA, Cahill M (1989) Doppler color flow imaging of deep venous thrombosis: preliminary observations. Dynamic Cardiovascular Imaging (In press)
13. Jaffe CC (1984) Doppler applications and limits of the method. Clinics Diagn Ultrasound 13:1–10

Deep Abdominal and Pelvic Application
of Doppler Color Flow Imaging

C. R. B. MERRITT

Introduction

The uses of Doppler in the abdomen and pelvis include the identification of
vessels, the determination of the direction of blood flow, the evaluation of narrowing or occlusion, and the characterization of flow to organs and tumors. Although most of the reported work using pulsed Doppler has emphasized the detection of stenosis and flow disturbances in major vessels, Doppler information
may also be valuable in inference of abnormalities in the peripheral vascular bed
of an organ or tissue (Fig. 1). Changes in the spectral waveform, or in the case
of Doppler color flow imaging (DCFI), in the appearance of flow in diastole, provide insight into the resistance of the vascular bed supplied by the vessel and indicate changes due to a variety of pathologies. In abdominal and pelvic applications, information obtained from both large and small vessels may be of clinical
value. For example, large vessel changes such as flow reversal in the portal vein,
the presence of portosystemic collaterals, the occlusion of portal, splenic, or renal
veins, and mesenteric or renal artery stenosis are all identifiable by ultrasonographic methods. Small vessel changes reflecting the impedance of the vascular
bed may also be important in the early identification of rejection of transplanted
organs and may aid in differentiation of benign from malignant masses. It is well

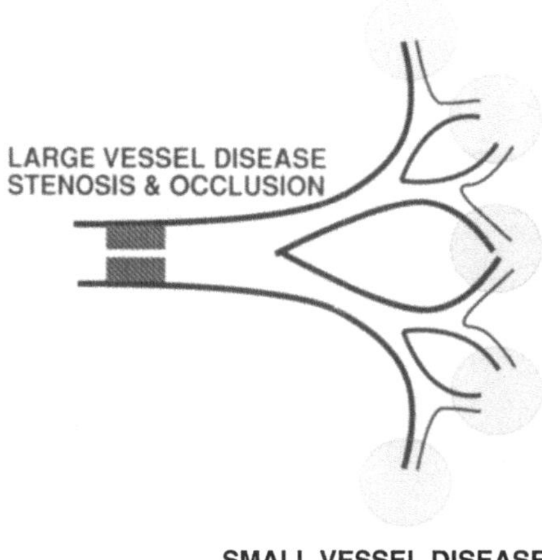

Fig. 1. Doppler is useful not only in the inference of the degree of stenosis of large vessels, but in the identification of changes in
organ perfusion due to small vessel disease.
DCFI has potential value as a tool to assess
flow at the level of both large and small vessels

accepted that changes in tissue function are often associated with changes in blood flow, and duplex and color flow Doppler ultrasound, with their abilities to display such changes, are leading closer to the long sought goal of noninvasive tissue characterization.

Unlike early cardiac and peripheral vascular Doppler devices, current duplex Doppler systems now permit scanning of abdominal and pelvic organs, allowing access to flow information at the level of small arterioles. TAYLOR and BURNS have reported that semiquantitative analysis of the Doppler shift frequency with time can be used to infer both proximal stenosis and changes in distal vascular impedance [1]. Using pulsed Doppler, several investigators have shown that pathological changes in various organs and tissues, including the kidney, renal transplant, breast, and liver, are reflected in changes in arterial flow patterns [2, 3]. At this time, we believe that DCFI has similar potential for inference of flow at parenchymal level in the liver, kidney, spleen, placenta, and brain, as well as the ability to show flow disturbances, occlusion, and structural defects in major visceral vessels. Some of our specific observations are summarized below.

Liver

Hepatic Arteries and Veins

We have used DCFI successfully to visualize normal and abnormal hepatic and portal veins and the hepatic artery and to aid in the characterization of hepatic masses. DCFI permits prompt identification of the major hepatic veins and confirmation of their patency and in our experience, it frequently permits identification of flow in small or compressed hepatic veins which are not visible with gray scale imaging alone. Although we have not studied a large group of patients, limited experience suggests that in the evaluation of suspected Budd Chiari syndrome, DCFI may be superior to other imaging methods in terms of the ease of examination and overall sensitivity. The ability of DCFI to clearly differentiate vascular from nonvascular structures allows quick and accurate differentiation of an enlarged hepatic artery from the bile duct, and in view of the relatively common incidence of anatomic variation in the relationships of the vessels in the portal triad, this is sometimes useful.

Portal Vein

Noninvasive diagnosis of portal vein thrombosis using ultrasound imaging, dynamic CT, and duplex Doppler ultrasound has been reported [4, 5]. Although these techniques are quite accurate, difficulties may be encountered in differentiation of a complete from partial portal vein occlusion. DCFI permits rapid evaluation of the portal vein and is very effective in revealing flow in the residual lumen if one is present (Fig. 2) Detection of the presence of collaterals (cavernous transformation) which frequently form following portal vein occlusion is another

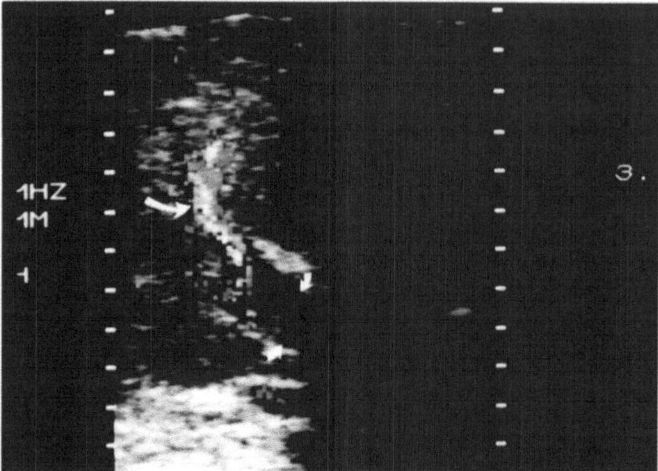

Fig. 2. Partial occlusion of the right portal vein is shown. Although the main portal vein is filled with thrombus (*small arrows*), a small amount of flow in the residual lumen of the right portal vein is clearly seen (*large arrow*)

application for which we have found DCFI to be especially well-suited. Typical findings of cavernous transformation include numerous tubular structures exhibiting low velocity venous flow patterns in the region of the porta hepatis. DCFI also aids in the diagnosis of changes in hepatic artery flow which accompany this pathology.

In patients with portal hypertension DCFI allows rapid determination of the direction of portal blood flow. This information is important in planning surgical treatment as the presence of hepatofugal flow indicates the need for a portocaval or mesocaval rather than a splenorenal shunt. Following surgery we have found DCFI to be valuable in confirming patency of portosystemic shunts, provided an adequate acoustic window is available. In patients with splenorenal shunts, scanning through the spleen usually allows good visualization of the vessels of interest. Also, portosystemic collateral vessels in patients with portal hypertension are detected readily and are often found to be far more extensive than gray scale imaging alone would suggest.

Hepatic Transplantation

Doppler ultrasound is of critical importance in both the pre- and postoperative assessment of hepatic transplant recipients. Prior to transplantation the anatomy and patency of the inferior vena cava, hepatic, and portal veins must be confirmed. DCFI is quite useful in this application. Following transplantation we perform regular Doppler evaluation of the major hepatic vessels using both spectral duplex and color flow Doppler. Early identification of hepatic artery thrombosis using Doppler may allow thrombectomy rather than necessitate retransplantation.

Splenic and Mesenteric Vessels

The major difficulty in the Doppler assessment of the splenic and mesenteric vessels is limited visualization resulting from superimposed intestinal gas. With color flow imaging, the artifact from gas is especially great, limiting applications. If the patient is thin and gas is minimal, the ability of DCFI to image the splenic and mesenteric arteries and veins is excellent, permitting the potential diagnosis and characterization of stenosis and occlusion.

Kidney

Renal Artery and Vein

Duplex Doppler has been shown, with varying degrees of success, to permit diagnosis of renal artery stenosis and occlusion [6]. Because accurate evaluation demands that the entire course of each renal artery be examined, the study may be compromised in many patients due to superimposed bowel gas, bone, or fat. With DCFI normal renal arteries and veins are regularly imaged in thin patients and children. Criteria for diagnosis of stenosis include not only the spectral changes described with duplex Doppler, but the direct visualization of vessel narrowing and the stenotic jet. At the present time, however, Doppler methods, including color flow, are not generally regarded as suitable for use in screening for renal artery stenosis. Our experience with angiodynography in patients suspected of having renal vein thrombosis is limited, but preliminary results are encouraging in patients in whom size and gas do not prevent assessment. The demonstration of a distended renal vein without evidence of flow has correlated well with other studies in indicating renal vein thrombosis in a small number of patients we have studied. Using DCFI, intrarenal vessels – including segmental, interlobar, and arcuate vessels – are visible in many patients, and we have noted diminished patterns of flow in these vessels in patients with advanced renal parenchymal disease. The future role of DCFI in the evaluation of renal perfusion remains to be defined, but the capabilities provided by new imaging methods are promising and deserve further study.

Renal Transplants

Transplant dysfunction may result from vessel stenosis, occlusion, or parenchymal changes secondary to rejection, tubular necrosis, or drug toxicity. The ability of DCFI to image not only major vessels for primary abnormalities, but also dynamics of flow that reflect changes in smaller vessels encourages routine postoperative use of ultrasound in the evaluation of renal transplants. Because of the superficial location of the transplanted kidney, excellent detail of intrarenal and extrarenal vessels is obtained with DCFI (Fig. 3). Using duplex Doppler, significant differences in perfusion patterns have been observed in patients with rejec-

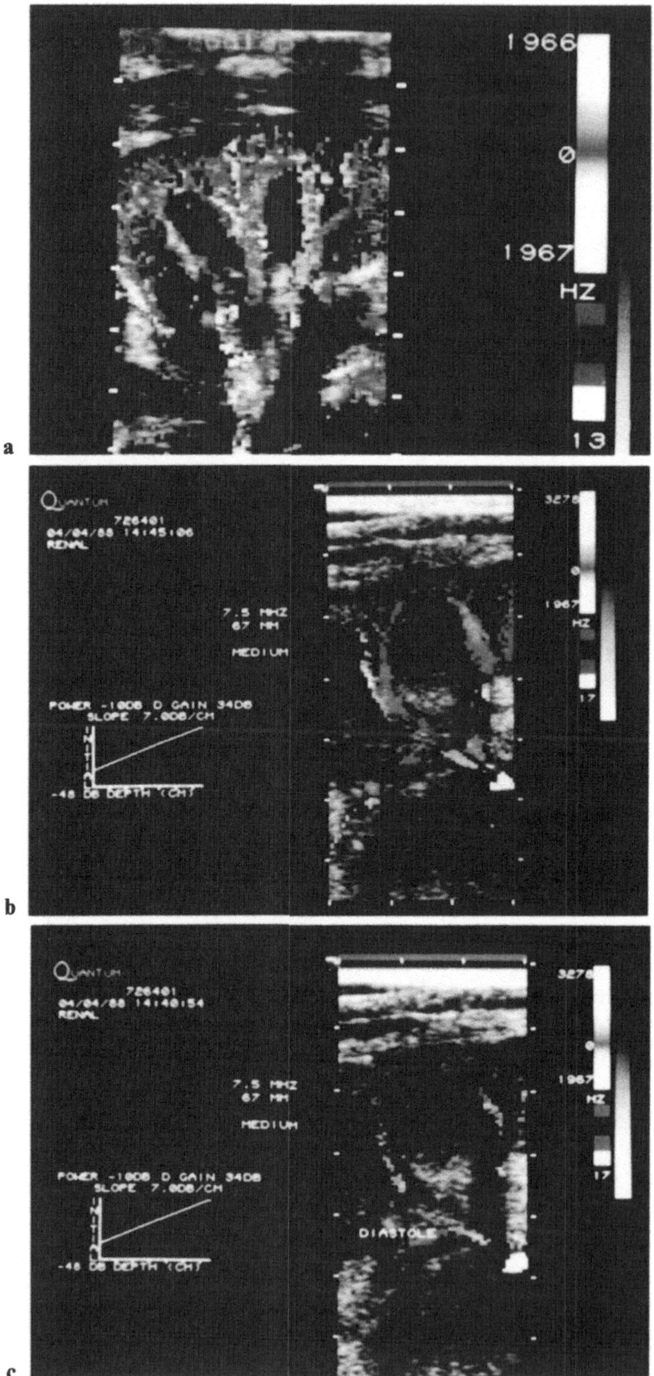

Fig. 3. a Longitudinal view of a transplanted kidney reveals normal segmental, interlobar, and arcuate arteries (*red*) and veins (*blue*). **b** In rejection systolic flow is seen within the segmental and interlobar arteries, **c** but in diastole, flow is not observed

tion and acute tubular necrosis [7]. With DCFI, the real-time display permits a visual analog of the pulsatility index to be seen. In the normal transplant, flow in the segmental, interlobar, and arcuate vessels continues throughout the cardiac cycle, and these vessels are clearly seen in both systole and diastole. With transplant dysfunction increased, peripheral vascular resistance results in a dramatic reduction or complete cessation of diastolic flow (Fig. 3). In addition to providing a rapid and graphic image of flow to the transplanted kidney, the imaging of small intrarenal vessels permits accurate angle-corrected sampling of flow in these vessels using pulsed spectral Doppler. Although studies have not yet been reported which clearly demonstrate the superiority of DCFI in renal transplant assessment, our subjective impression based on experience in the evaluation of over 100 patients is that color flow imaging provides more complete and rapid assessment, comparable in accuracy with conventional duplex methods, but with considerable saving in time to complete the examination.

Other Applications

Tumor Vascularity

Vascular changes associated with malignant tumors may be demonstrated by Doppler ultrasound. A number of reports in the literature have described characteristic signal patterns from malignant tumors, using both continuous wave and pulsed Doppler [8, 9]. The patterns which have been described generally involve the periphery of the tumor and include a characteristic Doppler spectrum with

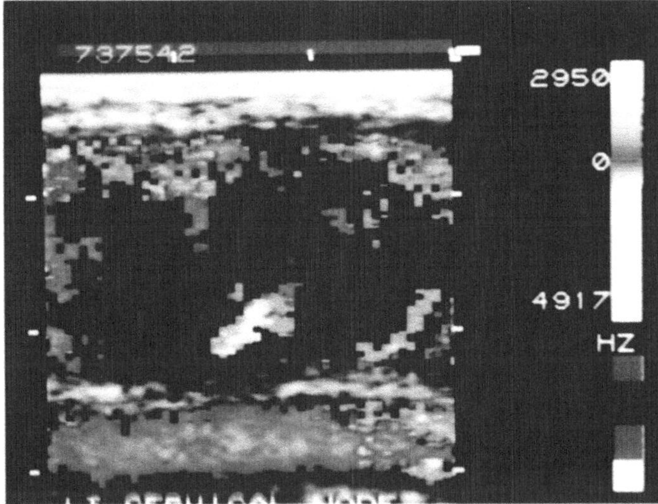

Fig. 4. Tumor vascularity is shown in an enlarged cervical lymph node. The node exhibits a marked increase in blood flow compared to normal. Biopsy revealed metastatic papillary thyroid carcinoma

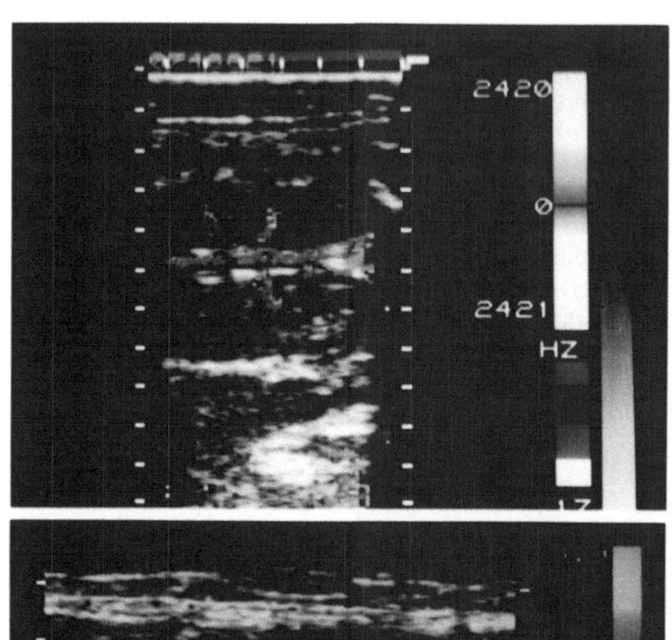

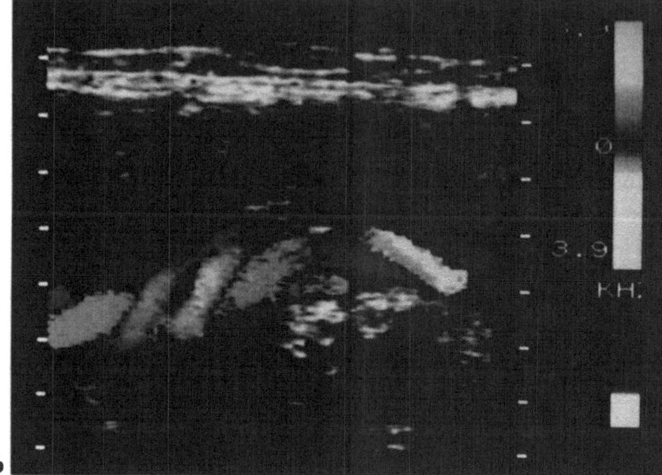

Fig. 5. a The fetal aorta and both renal arteries are clearly seen in DCFI image obtained in the second trimester of pregnancy. **b** The umbilical arteries (*red*) and vein (*blue*) are demonstrated. The applications of DCFI in fetal and placental evaluation are only beginning to be studied, but may permit improved understanding of a variety of fetal and maternal conditions

relatively high peak systolic velocities and a predominance of high power, low frequency elements. We have have evaluated patients with tumors of the liver, kidney, breast, thyroid, and soft tissues with angiodynography in an attempt to determine the potential of detecting tumor vascularity with this technique. In the liver, many metastatic lesions show abnormal vascular patterns. The changes include an increase in the number of vessels in the region of the tumor, the presence of vessels with irregular course or caliber, and, in some cases, evidence of high velocity flow, probably associated with arteriovenous shuntin. Increased vascularity has also been seen at the periphery of tumors of the breast, testicle, thyroid, parathyroid, and soft tissues (Fig. 4). If further study confirms that these vascular

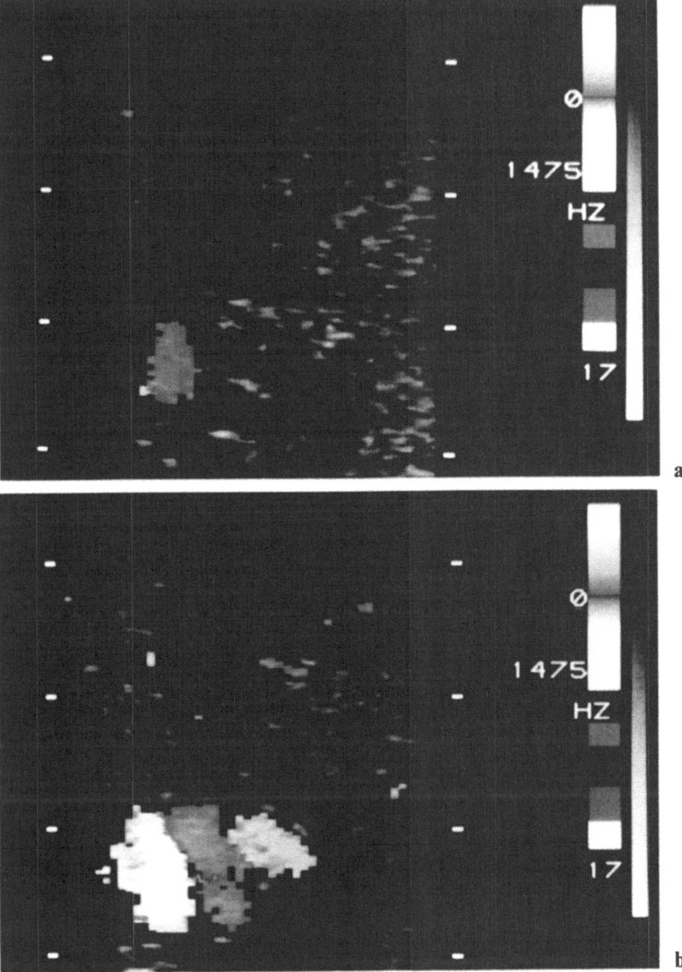

Fig. 6 a, b. Typical findings of testicular varicocele are shown. **a** A number of tubular structures are seen adjacent to the left testicle. **b** With Valsalva maneuver the presence of flow is confirmed, indicating the presence of numerous enlarged veins

changes are relatively specific for malignant tumors, it is possible that angiodynography and associated developments in Doppler may result in a future role in the characterization of malignant tumors.

Applications in Obstetrics

Applications of DCFI in obstetrics are only beginning to be explored. Imaging of uterine, placental, umbilical cord, and fetal vessels throughout pregnancy is possible (Fig. 5). The addition of color flow imaging to conventional Doppler methods may allow improved understanding of a wide range of maternal and fetal problems.

Miscellaneous Applications

We have used DCFI in the evaluation of blood flow to the thyroid, testicle, breast, and brain. High Doppler sensitivity permits normal vessels supplying the thyroid and testicle to be imaged without difficulty. Abnormal flow patterns in the thyroid have been noted with Graves disease in which a dramatic increase in vascularity of the entire gland is noted. Many thyroid masses are characterized by localized areas of increased vascularity. In the testicle, abnormal flow patterns have been seen with varicocele, torsion, and malignant tumors. The ease of examination and sensitivity of DCFI in the detection of flow in small arteries and veins make this an excellent examination for confirmation of varicocele (Fig. 6) and testicular torsion. In neonates, cerebral perfusion is clearly seen using access provided by the open fontanelle. Similar useful information related to brain flow can be obtained with intraoperative DCFI, and we have found this application to be particularly helpful in the intraoperative monitoring of resection of cerebral arteriovenous malformations (Fig. 7). Other intraoperative applications which appear promising include the inspection of vessels following endarterectomy.

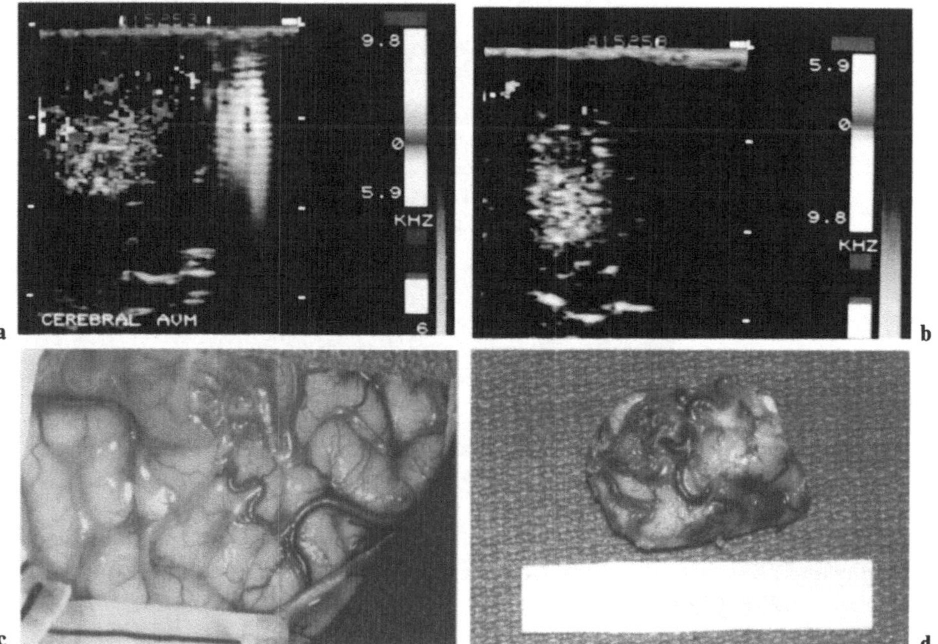

Fig. 7. Intraoperative scans of a cerebral arteriovenous malformation **a** before, and **b** after operative interruption of the vascular supply to the mass. The gross pathologic findings **c** before and **d** after resection are shown. Intraoperative DCFI is useful in providing the neurosurgeon with immediate confirmation of the control of the major blood supply to highly vascular masses

Conclusions

Our experience with DCFI in over 1000 abdominal and pelvic examinations has been most rewarding. Although the simultaneous display of tissue and flow information has enhanced the ease of evaluation of vascular abnormalities and increased diagnostic confidence, we feel that we are only just beginning to define the role of this important advance in ultrasound imaging. Since blood flow is a fundamental factor in health and disease, we are optimistic that the new information provided by DCFI will continue to advance the role of ultrasound as a primary diagnostic method as color flow imaging technology matures.

References

1. Taylor KJW, Burns PN (1985) Duplex Doppler scanning in the pelvis and abdomen. Ultrasound Med Biol 11:643–658
2. Wells PNT, Halliwell M, Skidmore R et al. (1977) Tumour detection by ultrasonic Doppler blood-flow signals. Ultrasonics 231–232
3. Dubbins PA, Wells I (1986) Renal carcinoma: duplex Doppler evaluation. Br J Radiol 59:231–236
4. Merritt CRB (1979) Ultrasound demonstration of portal vein thrombosis. Radiology 133:425–427
5. Miller VE, Berland LL (1985) Pulsed duplex sonography and CT of portal vein thrombosis. AJR 145:73–76
6. Dubbins PA (1986) Renal artery stenosis: duplex Doppler evaluation. Br J Radiol 59:225–229
7. Rigsby CM, Taylor KJW, Wheltin GG et al. (1986) Renal allografts in acute rejection: evaluation using duplex sonography. Radiology 158:375–378
8. Burns PN, Halliwell M, Wells PNT et al (1982) Ultrasonic Doppler studies of the breast. Ultrasound Med Biol 8:127–143
9. Minasian H, Bamber JC (1982) A preliminary assessment of an ultrasonic Doppler method for the study of blood flow in human breast cancer. Ultrasound Med Biol 8:357–364

Duplexsonographie in der Gastroenterologie

K. Seitz

Prinzip der Methode und technische Besonderheiten

Die Duplexsonographie ist eine Kombination aus Real-time-B-Bild und Dopp-
ler-Ultraschallmethode. Mit dem bildgebenden Teil wird das zu untersuchende
Gefäß identifiziert und der Dopplereinfallswinkel gemessen. Mit dem gepulsten
Dopplersystem können die zugehörigen Strömungssignale erfaßt sowie qualitativ
und semiquantitativ beurteilt werden. Entsprechende Auswertungsprogramme
erlauben die quantitative Flußbestimmung. Aus mittlerer Flußgeschwindigkeit
und Gefäßquerschnitt kann das Stromvolumen errechnet werden.

Dabei sind folgende Einschränkungen zu beachten: Mit dem gepulsten System sind Eindringtiefe und maximale Geschwindigkeitsauflösung limitiert. Die
Wandfilter beseitigen Störsignale, limitieren aber die minimale detektierbare
Strömungsgeschwindigkeit und beeinflussen die Geschwindigkeitsmessung. Die
scheinbar einfache sonographische Messung der Querschnittsflächen von Blutge-
fäßen ist besonders fehleranfällig. Im venösen Gefäßsystem sind atemabhängige
Lumen- und Flußänderungen zu berücksichtigen. Die neuen farbkodierten Systeme sind weniger sensitiv als die konventionellen. Die Farbdopplersysteme arbeiten zudem nur mit gemittelten Dopplerfrequenzen.

Normaler Blutfluß im Portalsystem

Die normale Blutflußrichtung in der Pfortader, der V. lienalis und der V. mesenterica superior ist hepatozentral. Das Dopplerspektrum ist relativ breit, bandför-
mig und exspiratorisch beschleunigt. Es wird jeweils unterhalb der Null-Linie abgebildet, weil übereinstimmend die relative Flußrichtung zum Dopplertransducer
als Bezug festgelegt wurde. Der Fluß vom Dopplertransducer weg wird unterhalb
der Null-Linie, der auf den Transducer zu oberhalb der Null-Linie abgebildet
(Abb. 1).

Pathologischer Blutfluß im Portalsystem

Unter pathologischen Bedingungen lassen sich unterschiedliche pathologische
Flußmuster unterscheiden. So kann man pulssynchrone Blutströmungen in der

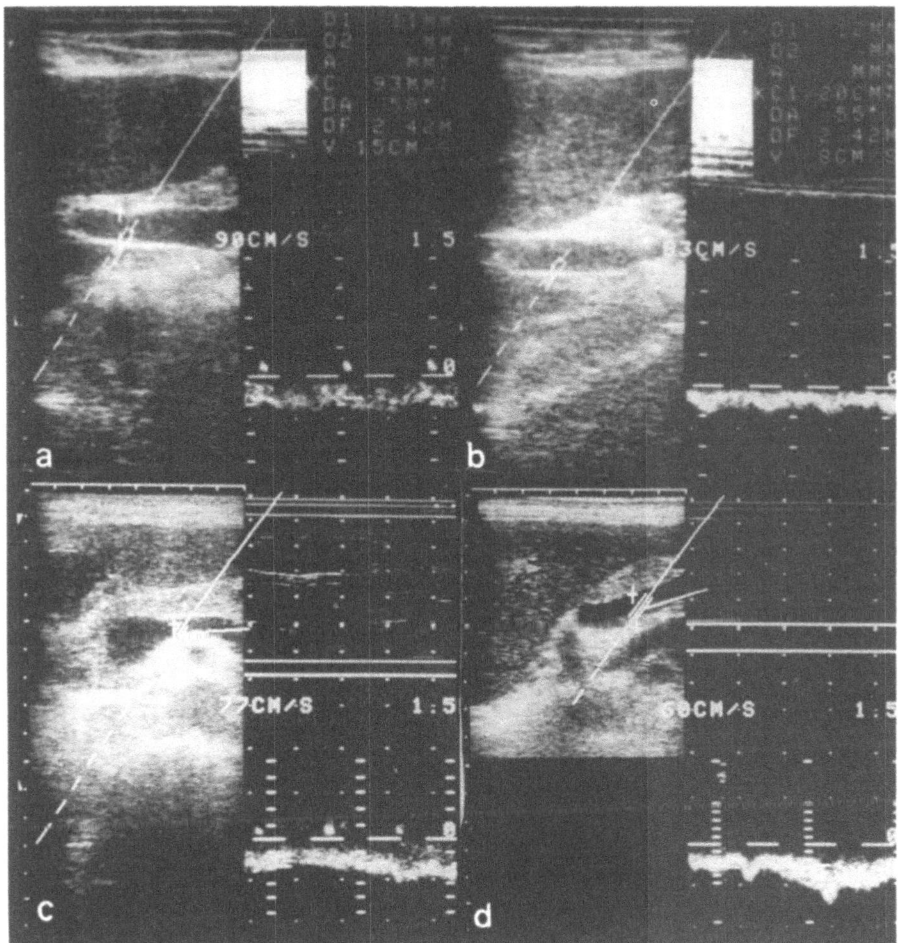

Abb. 1 a–d. Normale Blutflußrichtung im Pfortadersystem. Die Blutflußrichtung ist jeweils vom Dopplerstrahl weggerichtet, deshalb ist das Dopplespektrum unterhalb der Null-Linie abgebildet. **a** Pfortader mit normaler Blutflußgeschwindigkeit. **b** Pfortader mit langsamer Blutflußgeschwindigkeit. Diskrete pulssynchrone Schwankungen erkennbar. **c** V. lienalis **d** V. mesenterica superior, atembedingte Schwankungen des Spektrums erkennbar

Pfortader bei Rechtsherzinsuffizienz vor und nach Trikuspidalklappenersatz finden. Stagnierender Blutfluß, atemsynchroner Pendelfluß in der Pfortader sowie hepatofugaler Blutfluß in der Milzvene bzw. V. coronaria ventriculi lassen sich sicher nachweisen (Abb. 2). Das Cruveilhier-von-Baumgarten-Syndrom erfordert normalerweise keine duplexsonographische Diagnostik, hier ist ein hepatofugaler Blutfluß obligatorisch (Abb. 3).

Bei 49 konsekutiv untersuchten Patienten mit portaler Hypertension fanden wir insgesamt 29mal eine pathologische Blutflußrichtung im Pfortadersystem.

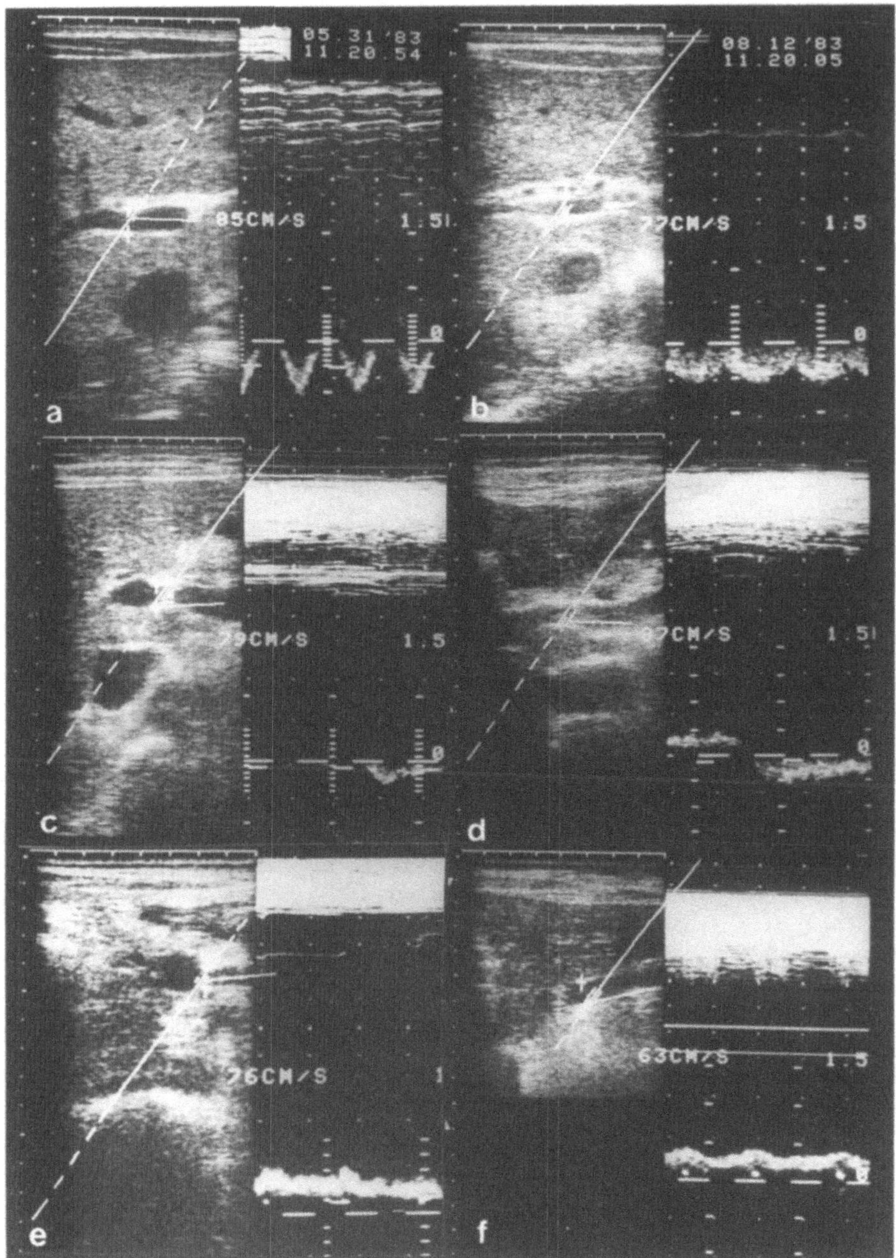

Abb. 2 a–f. Pathologische duplexsonographische Befunde in der Pfortader. **a** Hepatozentraler Fluß mit stark pulsatilen Schwankungen bei Trikuspidalinsuffizienz. **b** Rückbildung der ausgeprägten Pulsationen nach Trikuspidalklappenersatz. **c** Atemsynchron schwankender Fluß in der Pfortader bei Leberzirrhose mit portaler Hypertension (inspiratorisch O-Fluß, expiratrisch hepatozentral). **d** Pendelfluß in der Pfortader bei portaler Hypertension. **e** Hepatofugaler Fluß in der V. lienalis bei portaler Hypertension (das sample volume liegt in der V. lienalis vor der Einmündung in den Konfluens). **f** Hepatofugaler Fluß in der V. coronaria ventriculi. Der Fluß ist auf den Dopplertransducer hin gerichtet; normalerweise wäre die entgegengesetzte Flußrichtung zu erwarten

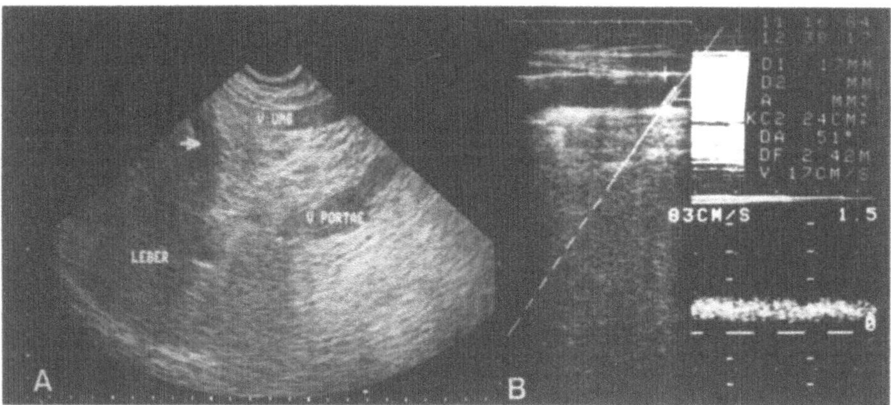

Abb. 3 a, b. Duplexsonographie in der rekanalisierten V. umbilicalis. **a** Oberbauchsonogramm mit Darstellung der V. portae und V. umbilicalis (*V UMB, Pfeil*). **b** Duplexsonogramm mit weiter Umbilikalvene und hoher Flußgeschwindigkeit

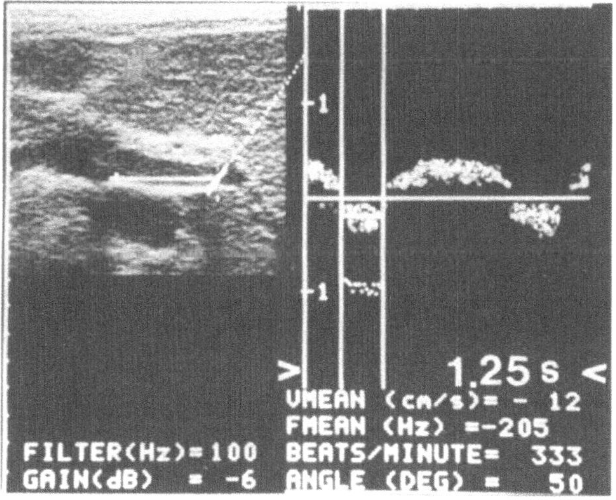

Abb. 4. Dopplerflußspektrum in den zentralen Abschnitten der Pfortader bei therapieresistenter Rechtsherzinsuffizienz mit Trikuspidalinsuffizienz. Während des Herzzyklus findet sich in der kürzeren Systole ein retrograder Fluß in der Pfortader, während der Diastole ist der Blutfluß herzwärts gerichtet

Retrograder Fluß, stagnierender Fluß sowie Pendelfluß teils wechselnder Ausprägung ließen sich eindeutig unterscheiden (Tabelle 1).

Hinter dem klinisch faßbaren Leberpuls bei Trikuspidalinsuffizienz kann sich ein pulssynchroner Pendelfluß in der Pfortader verbergen (Abb. 4).

Die Auswirkungen thrombotischer Veränderungen im Bereich der Pfortaderwurzeln sind zuverlässig zu erfassen (Abb. 5). Die kavernöse Pfortadertransformation ist in der Regel eine sonographische Anhiebsdiagnose. Besonders eindrucksvoll ist jedoch die farbkodierte Darstellung (Abb. 6 und 7).

Tabelle 1. Pathologische Blutflußrichtung im Pfortadersystem bei Leberzirrhosen (n = 49)

		n
V. portea	Retrograder Fluß	2
	O-Flow	2
	Pendelfluß	1
	Wechselnd O-vorw./O-rückw.	3
V. lienalis	Retrograder Fluß	5
	O-Flow	1
	Wechselnd O-vorw./O-rückw.	3
V. coronaria ventriculi	Retrograd	3
V. umbilicalis	Retrograd	7
Andere Anastomosen		2

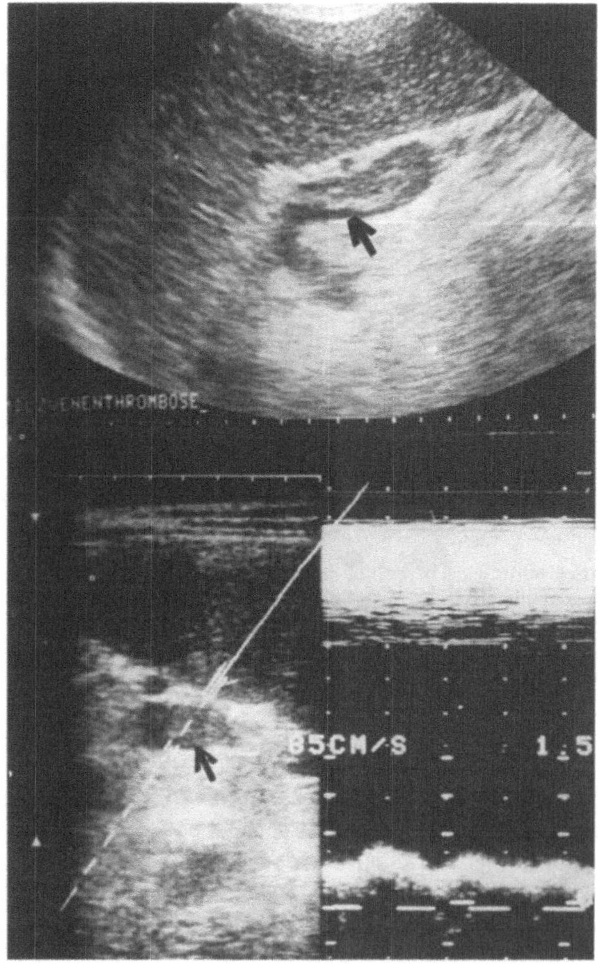

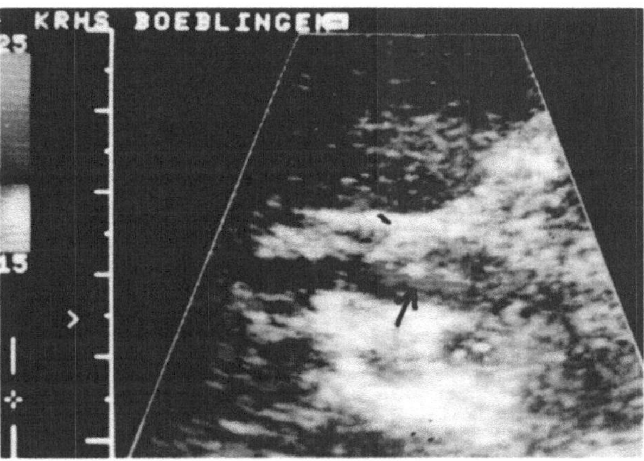

Abb. 6. Pfortaderthrombose. Partielle Rekanalisation mit beginnender kavernöser Transformation. Der Ort der Rekanalisation ist durch einen *Pfeil* gekennzeichnet

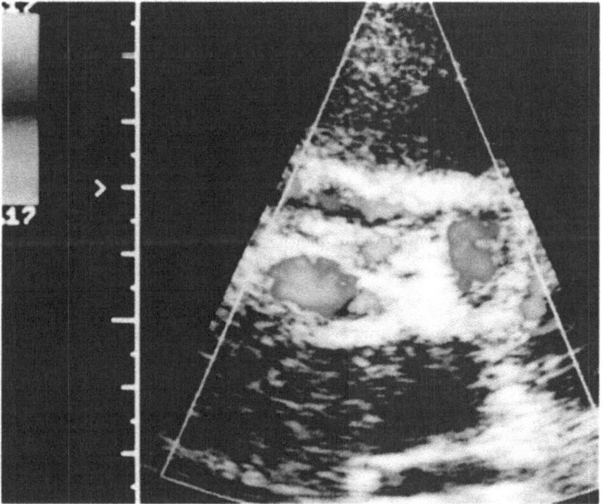

Abb. 7. Fortgeschrittene kavernöse Pfortadertransformation. Unterschiedlich weite Kollateralen in der Leberpforte. Durch den geschlängelten Verlauf ergibt sich je nach Anschnitt ein unterschiedlich gerichteter Blutfluß

Abb. 5. Milzvenenthrombose unter chronischer Betablockerbehandlung. Der spindelförmige, kräftig reflektierende Thrombus (*Pfeil*) liegt wandständig in der stark gewundenen Milzvene. Im zugehörigen Duplexsonogramm läßt sich der Thrombus (*Pfeil*) und der daneben bestehende Fluß nachweisen. Sowohl morphologisch als auch funktionell konnte eine komplette Verlegung des Milzvenenlumens ausgeschlossen werden

Quantitative Flußmessungen

Messungen der portalen Flußgeschwindigkeit wurden von verschiedenen Arbeitsgruppen unter standardisierten Bedingungen durchgeführt [2, 5, 8–11, 15].

Je nach den technischen Möglichkeiten wurde die mittlere oder die maximale Blutströmungsgeschwindigkeit bestimmt. Um die Angaben in der Literatur besser vergleichen zu können, sind die Maximalgeschwindigkeiten auf die mittlere Strömungsgeschwindigkeit umgerechnet (Tabelle 2). Alle Publikationen geben übereinstimmend die normale portale mittlere Flußgeschwindigkeit um 15 cm/s an. Die quantitative Messung ist in 70–80% der Fälle möglich. Die Varianz liegt bei Wiederholungsmessungen zwischen 5 und 10%. Signifikant langsamere Blutflußgeschwindigkeiten fanden alle Arbeitsgruppen bei Patienten mit Zirrhose bzw. portaler Hypertension, nämlich 7–11 cm/s. Die Übereinstimmung ist hier weniger ausgeprägt. Dies ist wohl auf die unterschiedliche Zusammensetzung der Patientenkollektive zurückzuführen. Kollektive mit chronischer Hepatitis wiesen regelmäßig Blutflußgeschwindigkeiten auf, die zwischen denen von Gesunden und Patienten mit Zirrhose lagen.

Die eigenen Ergebnisse zeigen einen hochsignifikanten Unterschied der Blutflußgeschwindigkeit in der Pfortader bei Lebergesunden sowie bei Patienten mit Zirrhose und portaler Hypertension. Die Kollektive überschnitten sich nur zu 20%.

Die Kritik, die Duplexmethode liefere unvalide Meßwerte, läßt sich nicht mehr aufrecht erhalten. Neben In-vitro-Untersuchungen [7, 15] belegen auch tierexperimentelle Untersuchungen [13] eine exzellente Übereinstimmung zwischen elektromagnetischen und Dopplerflußmessungen. Ohnishi et al. [10] fanden eine sehr enge Korrelation zwischen der Duplexflußmessung und der Bestimmung der

Tabelle 2. Literaturangaben zur Strömungsgeschwindigkeit in der V. portae (Duplexmessungen)

Autoren	Gesunde			Zirrhose/Portale Hypertension		
	n	V_{max} (cm/s)	$\bar{v}$ (cm/s)	n	V_{max} (cm/s)	$\bar{v}$ (cm/s)
Eigene Ergebnisse	29		$15,2\pm2,9$[a]	27		$7,6\pm2,8$[a]
Moriyasu	36		$14,4\pm3,4$			
Kawamura	39	24	[d]$\approx 12\text{–}14,4$[b]			
Saito	15	$25,9\pm7,2$[a]	[d]$\approx 13\text{–}15,6$[b]	30	$18,6\pm3,6$[a]	[d]$\approx 9,3\text{–}11,2$[b]
Nakayama				8+1[c]	$20,9\pm5,4$	[d]$\approx 10,5\text{–}11,5$[b]
Ohnishi				19	$17,0\pm3,9$	[d]$\approx 8,5\text{–} 9,3$[b]
					Cineangiographisch	[d]$\approx 8,5+2,7$
				Chronische Hepatitis		
Sato				26	$21,9\pm4,4$	[d]$\approx 11,0\text{–}13,2$[b]

[a] $p < 0,001$.

[b] Mittlere Flußgeschwindigkeit näherungsweise aus der maximalen Strömungsgeschwindigkeit unter Annahme eines parabelförmigen Strömungsprofils ermittelt.

[c] Zirrhose ohne Angabe über portale Hypertension – 1 Patient mit chronischer Hepatitis.

[d] $\approx$ geschätzte mittlere Strömungsgeschwindigkeit bei parabelförmigem Strömungsprofil entspricht $\bar{v}$ etwa der halben V_{max}.

Blutflußgeschwindigkeit mit der cineangiographischen Lipiodol-Tröpfchen-Methode.

Bru et al. [2] geben sogar eine relativ enge Korrelation zwischen dem Lebervenenverschlußdruck und dem duplexsonographisch ermittelten portalen Fluß an. Dies überrascht, da Leberdurchblutung und Portaldruck nicht eng korrelieren [14].

Quantitative Untersuchungen des portalen Stromzeitvolumens wurden mehrfach von japanischen Arbeitsgruppen veröffentlicht. Sato et al. [13] zeigten die unterschiedliche portale Blutflußgeschwindigkeit bei Lebergesunden und Leberkranken. Ohnishi et al. [11] errechneten ein höheres Stromvolumen bei Zirrhose und beobachteten einen Abfall der Blutflußgeschwindigkeit und des Stromvolumens im Sitzen und eine weitere Abnahme nach körperlicher Belastung.

Eigene Untersuchungen belegten die Brauchbarkeit der Duplexsonographie für den Nachweis pharmakodynamisch induzierter Blutflußänderungen. Die portale Blutflußgeschwindigkeit nimmt 1 h nach Verabreichung von 40 mg Propranolol ab. Bei Patienten mit Leberzirrhose ist die Flußänderung weniger ausgeprägt ist als bei Lebergesunden. 15 min nach Injektion von 2 mg Glukagon kommt es bei Gesunden zu einem gleichmäßigen Anstieg der Blutflußgeschwindigkeit um 15%. Patienten mit Leberzirrhose zeigen wegen des hohen peripheren Gefäßwiderstands keine Reaktion. Unterschiedliche Änderungen des Blutflusses in der Pfortader konnten wir auch 2–10 min nach Gabe von 1,6 mg Nitroglyzerin sublingual nachweisen. Einen signifikanten Abfall des Blutflusses zeigten Patienten mit überwiegender Linksherzinsuffizienz, demgegenüber konnte bei Patienten mit überwiegender Rechtsherzinsuffizienz keine Blutflußänderung nachgewiesen werden [15].

Weiter ist das Verfahren geeignet, um die Durchgängigkeit von operativ angelegten Shunts zu kontrollieren. Gill et al. [3] gelang in ¾ der Fälle die Darstellung und in etwa der Hälfte der Fälle der Flußnachweis. Bei diesen seltenen Fragestellungen ist das farbkodierte Verfahren von höchstem Wert.

Eine weitere Indikation zur Duplexsonographie besteht vor und nach Lebertransplantation. Taylor [18] publizierte eine eindrucksvolle, operativ bedingte Pfortaderstenose.

Wir konnten einen Patienten mit multifokalem hepatozellulärem Karzinom vor und nach Lipiodolembolisation wiederholt untersuchen. Vor dem Eingriff bestand in der A. hepatica eine extrem hohe Flußgeschwindigkeit von maximal 3 m/s. Nach Embolisation fand sich nur noch ein geringfügiger systolischer Fluß von ca. 10 cm/s.

Der Versuch, Pulsatilitätsindizes zum Nachweis der portalen Hypertension zu nutzen, war erfolglos. Alpern et al. [1] fand keine ausreichende Korrelation mit dem sinusoidalen Druck, die Sensitivität war gering.

Offen ist bisher der Wert der Duplexmethode in der Differentialdiagnostik von Raumforderungen [15, 17]. Gut erfassen lassen sich Stenosierungen von großen Gefäßen (A. u. V. lienalis, A. u. V. mesenterica superior) (Abb. 8 und 9). Ferner lassen sich hochfrequente Strömungssignale infolge Neovaskularisation mit AV-Shunts meist im Tumorrandareal nachweisen. Taylor et al. [16] fanden in einer systematischen Untersuchung Dopplerfrequenzen von 3–8 kHz bei Patienten mit hepatozellulärem Karzinom, demgegenüber überschritten die Frequenzen bei

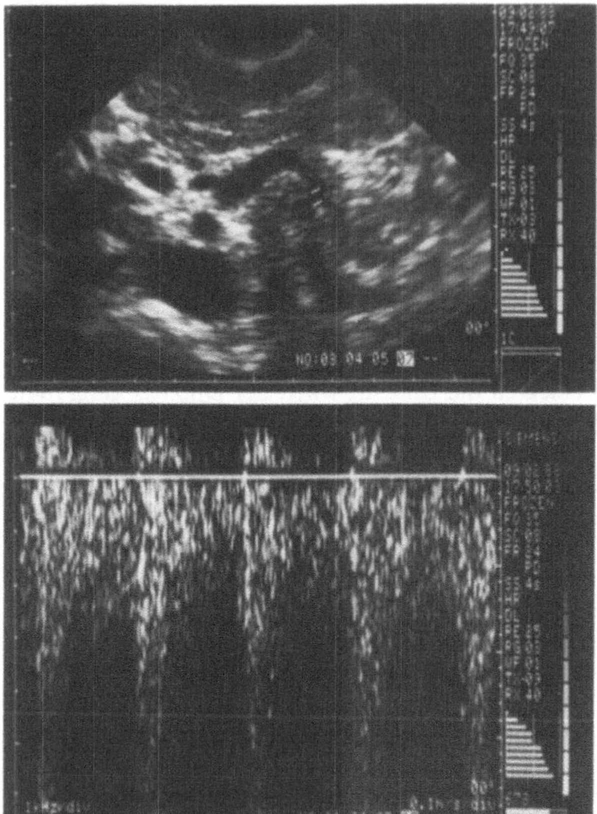

Abb. 8. Stenose der A. lienalis durch Pankreaskarzinom. In der *oberen* Bildhälfte erkennt man das stenosierte Gefäß mit dem Sample volume im Stenosebereich. Im *unteren* Bildabschnitt das verbreitete Flußspektrum mit Flußbeschleunigung und turbulentem Fluß

sonstigen Metastasen 4 kHz nicht, in Hämangiomen wurden nur sehr niederfrequente Signale (< 1 kHz) nachgewiesen.

Mesenterialdurchblutung

Die Mesenterialdurchblutung wurde von mehreren Arbeitsgruppen untersucht. Das normale Strömungssignal mit engem Spektrum ähnelt einer Pulskurve (Abb. 10). Neben Quamar [12] und Kubale [15] haben Jäger et al. [4] 1985 die postprandiale Hyperämie bei 20 Patienten untersucht. Nach einer Testmahlzeit von 1 000 kcal wurde nach 45 min eine Verdoppelung der Spitzengeschwindigkeit

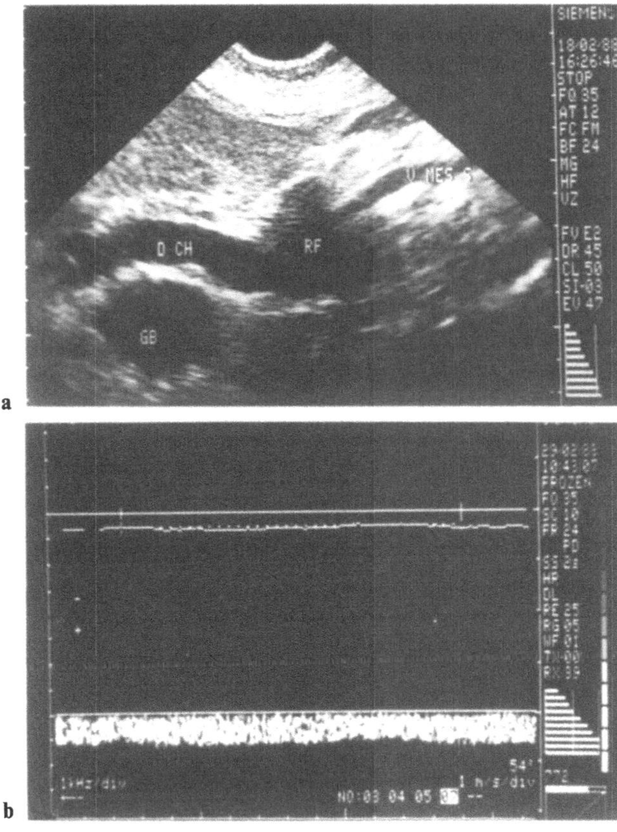

Abb. 9. a Raumforderung im Pankreaskopfbereich mit dilatictcm Ductus choledochus (*D CH*) sowie durch den Tumor verlaufende V. mesenterica superior (*V MES S*). **b** Das zugehörige Dopplerspektrum der V. mesenterica zeigt eine Flußbeschleunigung als Folge der Gefäßkompression durch den Tumor

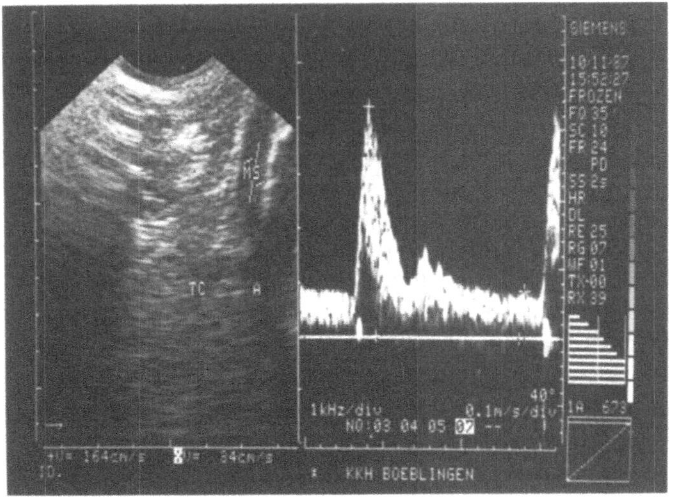

Abb. 10. Normales Dopplerspektrum des Blutflusses in der A. mesenterica superior

und eine Zunahme des Stromzeitvolumens auf über das Doppelte nachgewiesen.

Die bisherigen Mitteilungen über das Stromzeitvolumen stimmen weitgehend überein, die Unterschiede sind weniger auf die Flußgeschwindigkeitsmessung, sondern eher auf die Durchmesserbestimmung zurückzuführen. Bei einem symptomatischen Patienten mit Joggeranämie fanden Kehl et al. [6] bei einer Laufbandbelastung einen signifikanten Abfall der Mesenterialdurchblutung gegenüber dem vorher gemessenen Ausgangswert.

Eigene Ergebnisse [15] zeigen ebenfalls den regelmäßigen postprandialen Anstieg der Blutflußgeschwindigkeit. Insbesondere bewirkt der erhöhte diastolische Fluß während der Diastole zusammen mit der Gefäßweitstellung die Flußsteigerung. Die Tag-zu-Tag-Varianz lag bei 10%.

Selbstverständlich ist die Duplexsonographie eine ausgezeichnete Methode, um proximale Stenosen der A. mesenterica superior nachzuweisen. Für diese Frage ist das Farbverfahren von besonderem Wert. Distale Stenosen und Embolien, die weniger als die Hälfte der peripheren Strombahn verlegen, entziehen sich dem Nachweis.

Zunehmend häufig gelingt es auch, die A. mesenterica inferior darzustellen und die Blutflußgeschwindigkeit zu messen. Bei einzelnen Patienten mit aktivem Morbus Crohn konnten wir erhöhte Blutflüsse nachweisen.

Zusammenfassung

Die Duplexsonographie ist für Geübte eine hervorragende Methode, um den portalen und arteriellen Blutfluß im Bauchraum unter den verschiedensten Bedingungen zu untersuchen. Sie ist nichtinvasiv und ersetzt die radiologische Splenoportographie. Offen ist die Bedeutung in der Tumordiagnostik. Hervorragende Möglichkeiten bietet die Duplexsonographie für funktionelle Untersuchungen an den Mesenterialgefäßen. Abgangsstenosen an der A. mesenterica superior sind sicher zu erkennen. Ob der Flußmessung bei chronisch-entzündlichen Darmerkrankungen eine Bedeutung zukommt, ist fraglich.

Zunehmende Verbreitung wird die farbkodierte Duplexsonographie finden. Für manche Fragestellungen bietet sie Vorteile, möglicherweise kann auch die Untersuchungszeit etwas abgekürzt werden. Die Spektralanalyse ist jedoch das Herzstück der duplexsonographischen Diagnostik.

Literatur

1. Alpern MB et al. (1987) Porta Hepatis: Duplex Doppler US with angiographic correlation Radiology 162:53–56
2. Bru C et al. (1987) Pulsed-Doppler measurement in portal blood flow in man: Applications in the non-invasive evaluation of pharmacological therapy of portal hypertension. In: Bondestam S, Alanen A, Jouppila P (eds) Euroson 87, Proc of the European Federation of Societies for Ultrasound in Medicine and Biology, Helsinki, Finnland, June 14–18, p 66

 3. Gill RW et al. (1987) Doppler Evaluation of portosystemic Shunt Function. In: Bondestam S, Alanen A, Jouppila P (eds) Euroson 87, Proc of the European Federation of Societies for Ultrasound in Medicine and Biology, Helsinki, Finnland, June 14–18, p 65
 4. Jäger K et al. (1985) Postprandiale Hyperämie der Arteria mesenterica superior. Schweiz Med Wochenschr 115:1826–1829
 5. Kawamura S et al. (1983) Analysis of the portal vein flow with two-dimensional echo-Dopplermethod. In: Lerski RA, Morley P (eds) Ultrasound '82, Proceedings of the 3rd Meeting of WFVMB, Brighton, July 1982. Pergamon-Press, Oxford New York Toronto Sydney Paris Frankfurt, pp 511–515
 6. Kehl O et al. (1986) Mesenteriale Ischämie als Ursache der „Jogging-Anämie"? Schweiz Med Wochenschr 116-974-976
 7. Kurz CS et al. (1985) Ultraschall-Doppler-Verfahren zur nichtinvasiven Bestimmung fetaler Blutflußvolumina. Ultraschall 6:90–96
 8. Moriyasu F et al. (1986) Clinical application of an ultrasonic duplex system in the quantitative measurement of portal blood flow. J Clin Ultrasound 14:579–588
 9. Nakayama T et al. (1983) Effects of propranolol on portal vein pressure, portal blood flow and cardiac output in patients with chronic liver disease. Hepatology 3:812
10. Ohnishi K et al. (1985) Pulsed Doppler flow as a criterion of portal venous velocity: Comparison with cineangiographic measurements. Radiology 154:495–498
11. Ohnishi K et al. (1985) Portal venous hemodynamics in chronic liver disease: Effects of posture change and exercise. Radiology 155:757–761
12. Qamar MI et al. (1986) Transcutaneous Doppler ultrasound measurement of superior mesenteric artery blood flow in man. Gut 27:100–105
13. Sato S et al. (1987) Splenic artery and superior mesenteric artery blood flow. Nonsurgical Doppler US measurement in healthy subjects and patients with chronic liver disease. Radiology 164:347–352
14. Sherlock S (1981) The portal venous system and portal hypertension. In: Sherlocks (ed) Diseases of the liver and biliary system, 6th edn. Blackwell, Oxford, pp 134–176
15. Seitz K, Kubale R (1988) Duplexsonographie der abdominellen und retroperitonealen Gefäße. Edition Medizin VHC, Weinheim
16. Taylor JW et al. (1987) Focal liver masses: Differential diagnosis with pulsed Doppler US. Radiology 164:643–647
17. Taylor JW et al. (1988) Correlation of Doppler US tumor signals with neovascular morphologic features. Radiology 166:57–62
18. Taylor JW et al. (1988) Applications of Doppler ultrasound. Raven Press, New York

Möglichkeiten und Grenzen der Dopplersonographie in der Urologie

R. Harzmann und N. Zügel

Die Dopplertechnik hat in den vergangenen Jahren Fortschritte erzielt, die noch vor kurzem in dieser Form nicht erwartet werden konnten. Von dieser Entwicklung profitieren in erster Linie die Diagnostik und Therapie von Gefäßerkrankungen, die in neuerer Zeit speziell auch in der Urologie besondere Bedeutung erlangt haben. Es ist daher zu erwarten, daß die Dopplersonographie in Zukunft für den Urologen eine größere Rolle spielen wird, als dies derzeit der Fall ist.

Die Anwendung der Dopplertechnik setzt Kenntnisse der physikalischen Zusammenhänge und der aktuellen technischen Möglichkeiten voraus, weswegen hier einleitend einige grundsätzliche Anmerkungen gemacht werden sollen: Die Dopplertechnologie arbeitet mit Frequenzen von 3,5 bis 5 MHz bzw. 7 bis 10 MHz. Niedrige Frequenzen haben den Vorteil der besseren Eindringtiefe und können daher auch tiefer liegende Gefäße erfassen. Nachteile sind der größere Schallkegel, die geringere Empfindlichkeit und das Risiko, Störechos von benachbarten Gefäßen zu erhalten. Hohe Frequenzen bilden oberflächliche Gefäße ab, haben eine geringere Eindringtiefe und einen schmaleren Ultraschallkegel. Sie sind – und dies ist bei verschiedenen Indikationen ein Vorteil – in der Lage, auch sehr langsame Strömungsgeschwindigkeiten zu registrieren [11].

Zu unterscheiden ist zwischen *Continous-wave-Dopplern* und *gepulsten Dopplern*. *Nichtdirektionale Doppler* können einen Blutstrom, nicht aber seine Richtung nachweisen. *Direktionale Doppler* erfassen die Strömungsrichtung in einem Blutgefäß als Summenkurve, also als gemittelte Frequenz der jeweils registrierten Dopplerwerte. Bei Arterienuntersuchungen können daher miterfaßte Venen das Dopplersignal falsch-negativ beeinflussen. *Bidirektionale Doppler* haben diesen Nachteil nicht und sind in der Lage, gleichzeitig venöse *und* arterielle Strömungen zu messen und zu dokumentieren. Die inzwischen von neueren Geräten gelieferte Frequenzspektrumanalyse macht es darüber hinaus möglich, unterschiedliche Geschwindigkeiten in ein und demselben Gefäß zu erfassen. Dies interessiert vor allem bei pathologisch veränderten Gefäßen und dient der Diagnostik sowie der Verlaufskontrolle während einer Behandlung.

Die *Duplexsonographie* ist eine Kombination aus gepulstem Doppler und B-Bild. Gepulste Doppler senden den Schall intermittierend aus und registrieren die reflektierten Wellen ebenfalls intermittierend. Die Duplexsonographie erfaßt simultan Gewebestrukturen (B-Bild) und Gefäßfunktion bzw. die Blutströmung (gepulster Doppler). Eine Fortentwicklung der Duplexsonographie ist der mehrkanalig gepulste Doppler, der mit Hilfe einer Farbkodierung verschiedene Flußrichtungen gleichzeitig abbilden kann. Diese Technik hat als farbkodiertes Flow-

Tabelle 1. Pathologische Blutflußrichtung im Pfortadersystem bei Leberzirrhosen (n = 49)

		n
V. portea	Retrograder Fluß	2
	O-Flow	2
	Pendelfluß	1
	Wechselnd O-vorw./O-rückw.	3
V. lienalis	Retrograder Fluß	5
	O-Flow	1
	Wechselnd O-vorw./O-rückw.	3
V. coronaria ventriculi	Retrograd	3
V. umbilicalis	Retrograd	7
Andere Anastomosen		2

mapping oder *Angiodynographie* (farbkodierte Duplexsonographie) Eingang in die Literatur gefunden [6].

Während noch 1982 der intraoperativen Doppleranwendung neben der Diagnostik der Samenstrangtorsion das Hauptinteresse galt [8], sieht 7 Jahre später der Indikationskatalog ganz anders aus (Tabelle 1). Die Impotenzdiagnostik hat in besonderer Weise von den Entwicklungen der Dopplertechnik profitiert. Auch die nichtinvasive Diagnostik der Nierenarterienstenose und -embolie, von Nierenvenenthrombus, intratumoralem Flow und die Kontrolle der Nierentransplantatfunktion sind völlig neue Indikationen.

Impotenzdiagnostik

Kenntnisse der Gefäßanatomie sind Vorbedingung für die Doppleranwendung in dieser Indikation. Die arterielle Versorgung des Penis erfolgt letztlich über die A. pudenda interna, aus der die A. penis hervorgeht. Sie teilt sich auf in die A. bulbi penis, die oberflächliche und die tiefe Penisarterie. Die A. urethralis kann kaliberbedingt kaum je röntgenologisch oder dopplersonographisch dargestellt werden. A. dorsalis und A. profunda penis sind die Gefäße, die bei der Dopplersonographie erfaßt werden. Abbildung 1 zeigt schematisch und im Röntgenbild die arterielle Gefäßanatomie des Penis. Die röntgenologische Penisgefäßdarstellung wird verbessert durch die Verwendung von gefäßaktiven Pharmaka. Die Injektion von Papaverin in die Corpora cavernosa führt im Normalfall dazu, daß auch die Aa. helicinae abgebildet werden. Abbildung 2 zeigt pathologische Befunde des arteriellen Systems als Ursache einer Impotentia coeundi.

Während die Gefäßdiagnostik der vaskulogenen Impotenzformen bisher eine Domäne der invasiven Röntgendiagnostik war, zeigt sich in neuerer Zeit, daß die Dopplertechnik in der Lage ist, diese Befunde nichtinvasiv zu erfassen. Abbildung 3 zeigt die Duplexsonographie der A. profunda penis vor und nach lokaler Papaverin-Injektion. Allerdings ist der bidirektionale Dopplerbefund auch in der

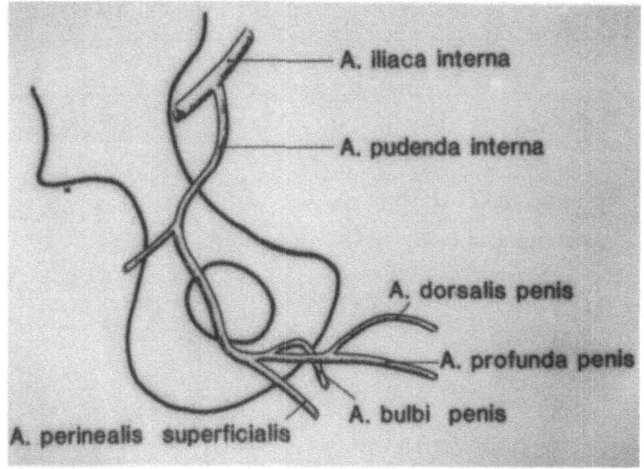

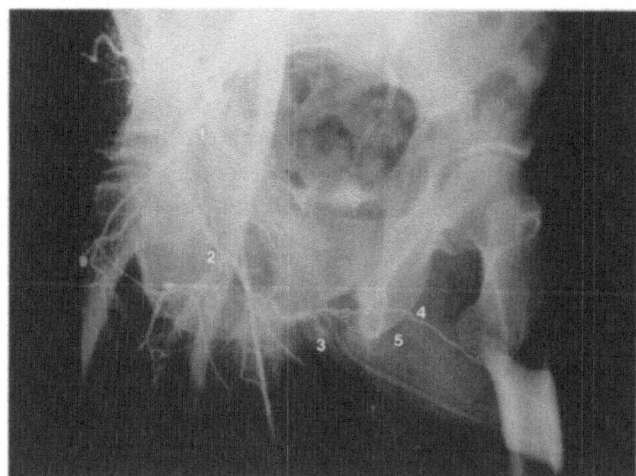

Abb. 1 a, b. Arterielle Gefäßversorgung des Penis im Schema (**a**) und im Röntgenbild (**b**) *1* A. pudenda interna, *2* A. penis, *3* A. bulbi penis, *4* A. dorsalis penis, *5* A. profunda penis

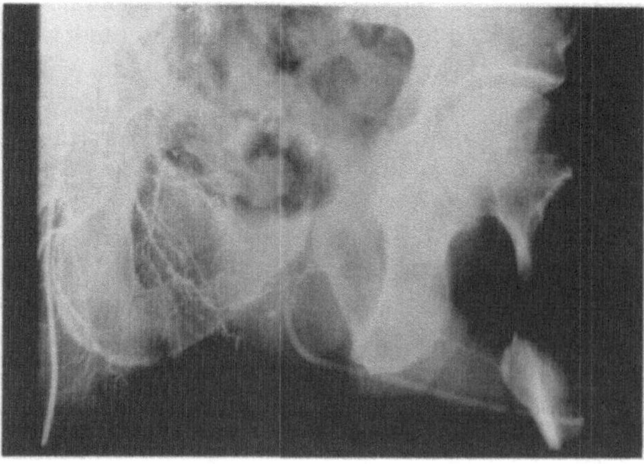

Abb. 2. Pathologische Penisgefäßbefunde bei Diabetes mellitus

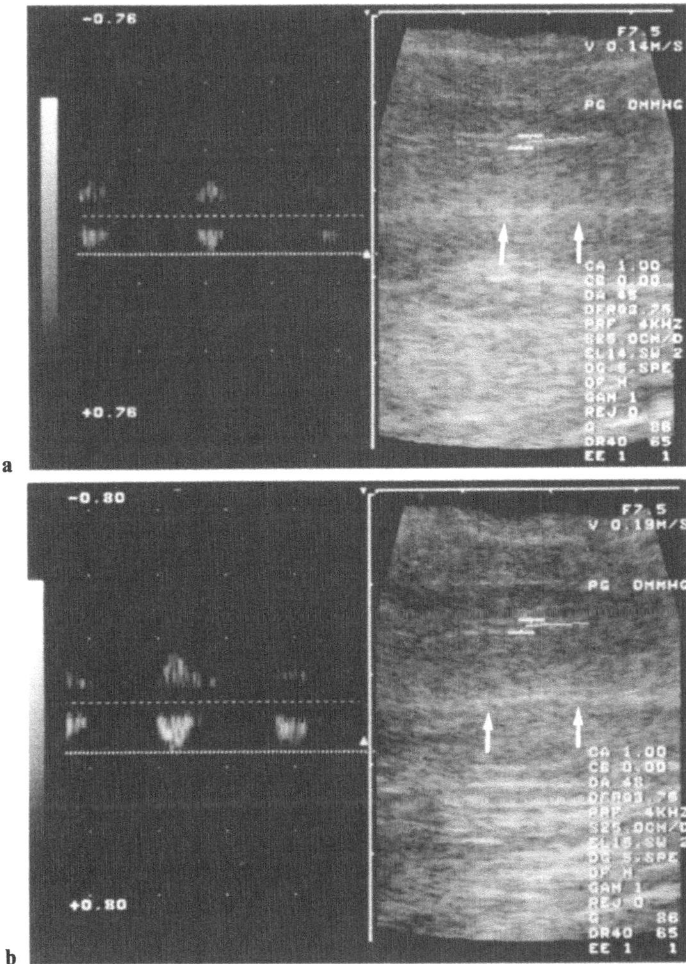

Abb. 3 a, b. Duplexsonographie der A. profunda penis vor (**a**) und nach (**b**) lokaler Papaverin-Injektion. Mäßige Verbesserung des arteriellen Flows. Die Harnröhre ist mit *Pfeilen* markiert

Hand des Erfahrenen nicht so aussagesicher und reproduzierbar, daß er die Penisangiographie derzeit ersetzen könnte. Er hat jedoch vor allem für die Verlaufskontrolle z. B. nach operativer Behandlung einen hohen Stellenwert. Ohne großen technischen Aufwand und ohne Belästigung des Patienten kann so das Ergebnis der Operation nach Hauri (Anastomose zwischen A. epigastrica inferior und A. penis superficialis mit Shunt zur oberflächlichen Penisvene) kontrolliert werden. Entscheidende Vorteile bietet die Duplexsonographie deswegen, weil neben der Organbeurteilung auch Messungen der Strömungsqualitäten und des Flow-Zeit-Volumens möglich sind [3]. Dabei entspricht das Strömungsvolumen pro Zeiteinheit dem Produkt aus durchschnittlicher Strömungsgeschwindigkeit und Kreiskonstante π mal dem Quadrat des Gefäßradius [11]. Die alleinige B-Bild-Sonographie vor und nach Papaverin-Verabreichung (Abb. 4) erlaubt allenfalls eine

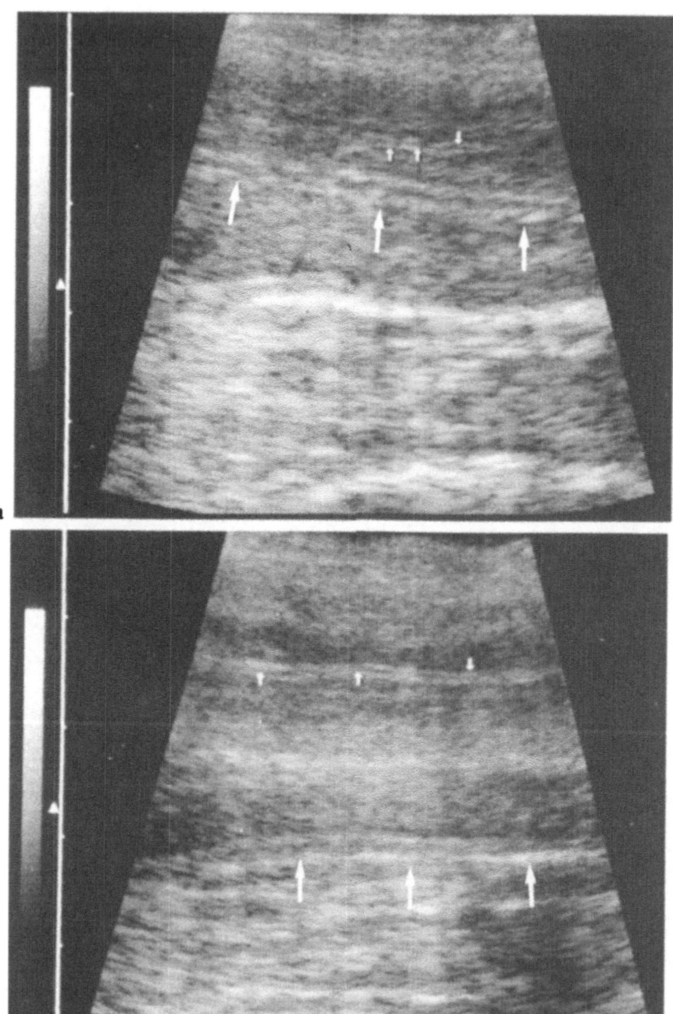

Abb. 4a, b. B-Bild-Sonograpie vor (**a**) und nach (**b**) lokaler Papaverin-Injektion. Zu beachten ist die Distanzzunahme zwischen A. penis profunda (*kleine* Pfeile) und Harnröhre (*große* Pfeile)

Aussage zur Veränderung der Penisanatomie (Tumeszenz als Folge von Papaverin), während die Kombination mit dem Doppler (Duplexsonographie) auch die Verbesserung der Hämodynamik dokumentiert (Abb. 3).

Samenstrangtorsion

Die Samenstrangtorsion ist die klassische Indikation für den herkömmlichen Doppler [1, 12]. Da die Palpation des akuten Skrotums kaum je eine eindeutige

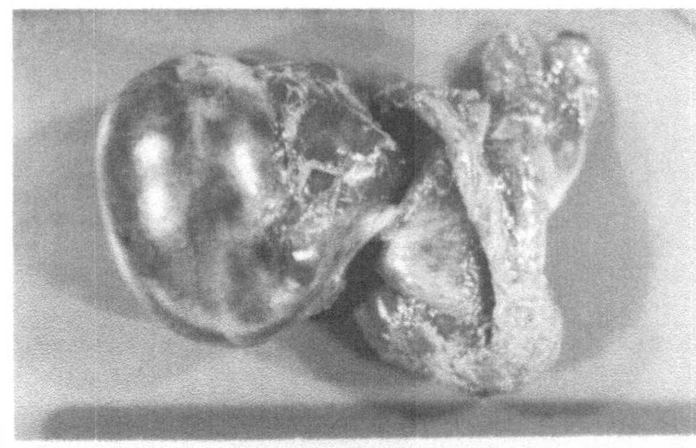

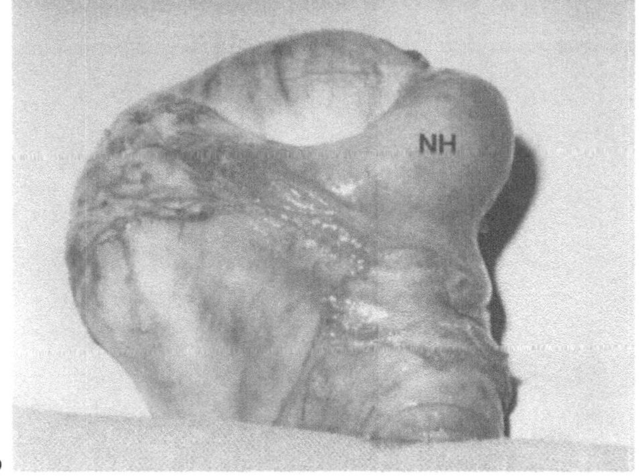

Abb. 5 a, b. Makroskopischer bzw. intraoperativer Befund bei Samenstrangtorsion (a) und Epididymitis (b). *NH* Nebenhoden

Differenzierung erlaubt, wird in den meisten urologischen Kliniken in dieser Situation die Probefreilegung des Hodens durchgeführt. Gerade beim akuten Skrotum liefert eine exakt durchgeführte Doppleruntersuchung auch bei Anwendung der anspruchslosesten Technik klare Aussagen. Ältere Torsionen (>5 h) sind allerdings mit Hilfe des CW-Dopplers und des konventionellen Dopplers nur mit Einschränkungen beurteilbar. Im Fall der Torsion fehlen kaudal der Läsion Signale, während die differentialdiagnostisch wichtige akute Epididymitis aufgrund der entzündlichen Hyperämie erhebliche Strömungsgeräusche aufweist. Auch die differentialdiagnostisch ebenfalls interessierende inkarzerierte Hernie hat anders als die Torsion immer arterielle Frequenzen über den Samenstrangstrukturen. Abbildung 5 zeigt den makroskopischen Befund von Torsion und Epididymitis.

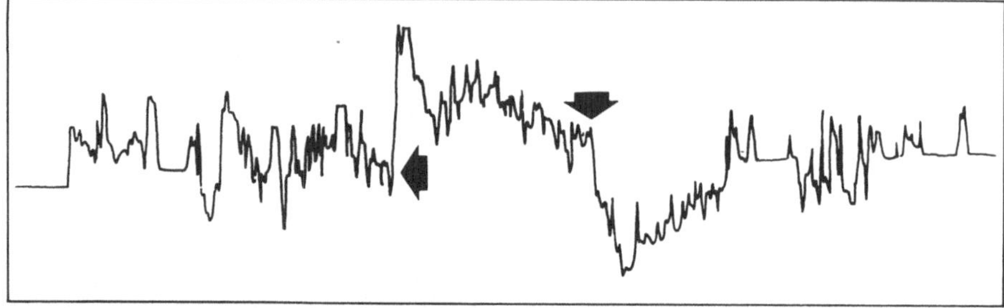

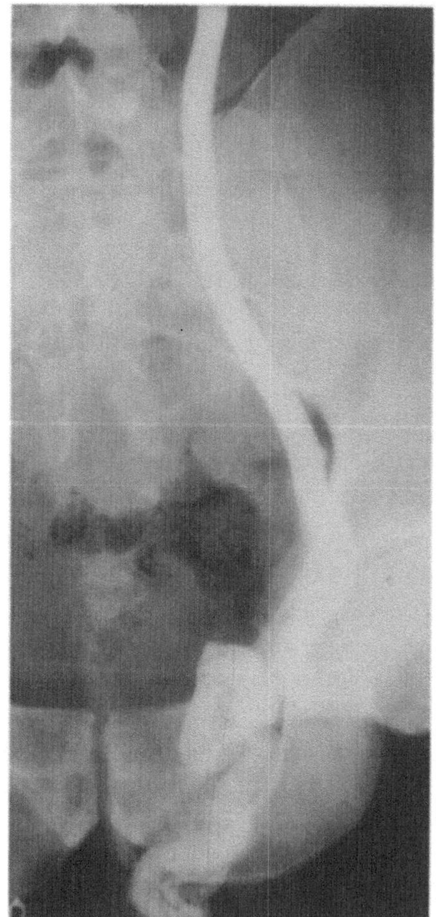

Abb. 6 a, b. Dopplerbefund (**a**) und transfemorale Phlebographie (**b**) bei Varikozele. Bei Valsalva-Beginn – *horizontaler Pfeil* – steiler Anstieg der Strömungsgeschwindigkeit. Nach Ende des Preßversuchs – *senkrechter Pfeil* – Strömungsumkehr (**a**)

Varikozele

Die Varikozele wird nach wie vor am besten durch die Palpation in Kombination mit einem Valsalva-Manöver diagnostiziert. Grenzwertige Varikozelen, die ebenfalls andrologische Auswirkungen haben können, lassen sich demgegenüber mit Hilfe des Dopplerverfahrens relativ einfach nachweisen. Abbildung 6 zeigt das venöse Strömungsverhalten vor und nach Valsalva-Preßversuch in Gegenüberstellung zur transfemoralen retrograden Darstellung der V. spermatica interna im Rahmen der perkutanen Verödungstechnik [12].

Erkrankungen der Nieren

Hier interessieren vor allem die Nierenarterienstenose, die Nierenarterienembolie, die Nierenvenenthrombose, das arteriovenöse Aneurysma [9], der intratumorale Flow beim hypernephroiden Karzinom und die Überwachung von Nierentransplantaten.

Während die Nierenarterienstenose (Abb. 7) und die Nierenarterienembolie (Abb. 8) bisher Domäne invasiver Röntgentechniken waren, zeigen neuere Untersuchungen, daß hier die Vorteile der Duplexsonographie klinisch noch nicht ausreichend genutzt werden [4]. Gerade bei der Nierenarterienembolie ist die Schnelligkeit der präoperativen Diagnostik Voraussetzung für den Therapieerfolg. Die Duplexsonographie erlaubt hier Aussagen zur Nierenmorphologie, die

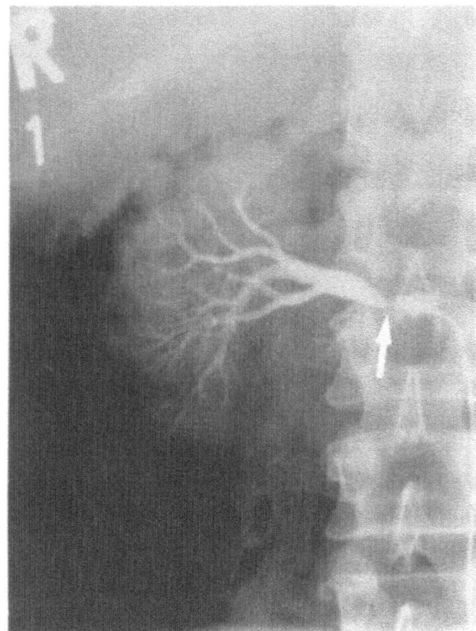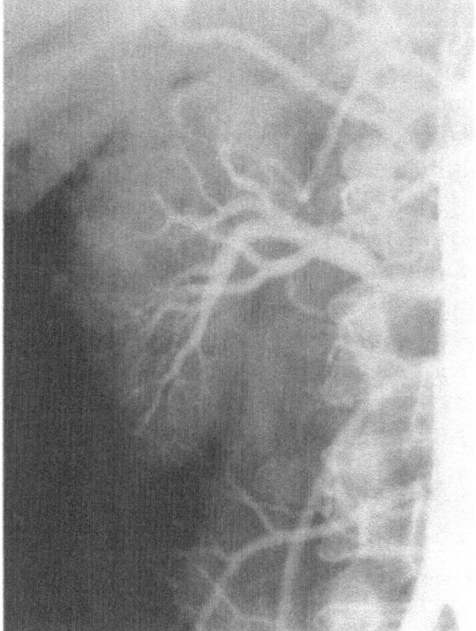

Abb. 7a, b. Nierenarterienstenose vor (**a**) und nach (**b**) transfemoraler Dilatation

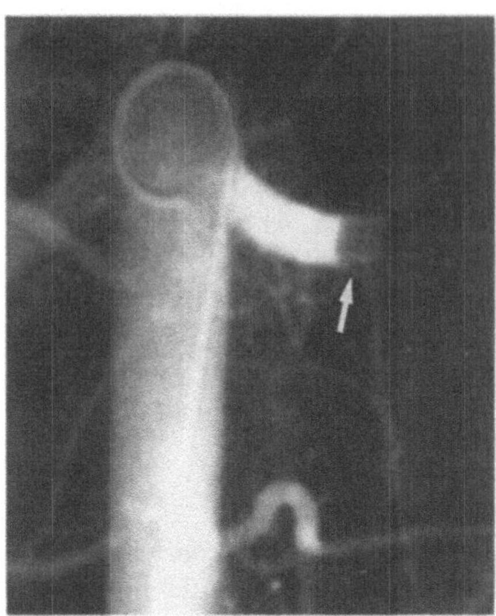

Abb. 8. Nierenarterienembolie (DSA-Technik). Der Embolus ist durch einen *Pfeil* gekennzeichnet

in diesem Fall normal ist, bei gleichzeitiger Erfassung der fehlenden Arterialisation des Organs. Abbildung 9 zeigt die Duplexsonographie der Niere bei intaktem arteriellem und venösem Strömungsverhalten. Das präoperative Staging von malignen Nierentumoren zielt u. a. auf die Erfassung von venösen Tumorthromben. Im Einzelfall werden derzeit in einer solchen Situation neben dem Computertomogramm auch die selektive Arteriographie und die Cavographie durchgeführt. Der Vorteil der Duplexsonographie liegt darin, daß sie – kompetent angewandt – bei denkbar geringer Patientenbelästigung zeit- und kostenaufwendige Untersuchungsverfahren ersetzt. Abbildung 10 zeigt einen riesigen Tumorthrombus in der V. cava. Analog gelten die Vorteile dieses Untersuchungsverfahrens für die Erfassung von arteriovenösen Aneurysmen, wie sie nach Nephrektomie vorkommen können [9], und für die Messung des intratumoralen Flows, mit dessen Hilfe beispielsweise überprüft werden kann, ob eine Tumorembolisation erfolgreich durchgeführt wurde oder nicht [5, 10].

Die *farbkodierte Duplexsonographie* kann als Optimierung der Dopplersonographie aufgefaßt werden. Bei ihr übernimmt das strömende Blut die Rolle des Kontrastmediums. Dieses bisher in nur wenigen Kliniken [6] angewandte Verfahren erlaubt die Erfassung aller Frequenz- und Phasenverschiebungen flächendeckend von jedem Punkt des jeweiligen B-Bildes. Der Blutfluß wird abhängig von der Höhe der Frequenzverschiebung farbig dargestellt, die Flußrichtung durch die Farben rot und blau. So werden z. B. schnelle Strömungen zum Schallkopf hin hellrot und langsame Flußgeschwindigkeiten vom Schallkopf weg dunkelblau abgebildet. Zusätzlich können an einzelnen, individuell wählbaren Punkten des Bildes Flußgeschwindigkeiten über eine Spektrumanalyse gemessen werden. 5- und 7,5-MHz-Schallköpfe stehen derzeit zur Verfügung. Eine Farbkodierung ist bis in eine Tiefe von 12 cm möglich (20 cm mit 3 MHz), weswegen im Normalfall auch Nierengefäße abgebildet werden können.

Angesichts dieser Entwicklung ist zu fragen, welche Vorteile diese neuen Gerätegenerationen speziell für die Urologie bieten. Erste Untersuchungen haben er-

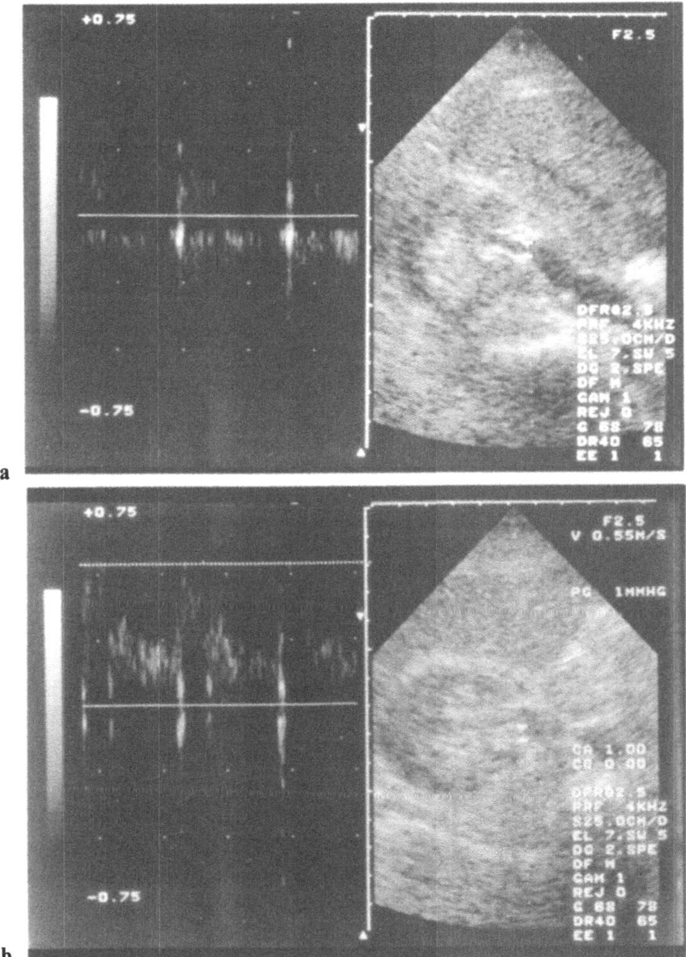

Abb. 9 a, b. Duplexsonographie bei normalem Nierengefäßbefund. **a** Nierenvene, **b** Nierenarterie

geben, daß vor allem die Transplantatüberwachung mit Hilfe dieses Verfahrens wesentlich vereinfacht wird [2, 6, 7] (Abb. 11) [1]. So können nichtinvasiv und wenig zeitraubend Strömungshindernisse wie z. B. eine Anastomosenstenose im arteriellen Bereich bzw. ein Nahtaneurysma erkannt werden. Bei drohender Abstoßung des Organs sinkt die Durchflußrate. Gleichzeitig kommt es zu einem erniedrigten diastolischen Blutstrom wegen des in dieser Situation eintretenden erhöhten intrarenalen Gefäßwiderstands [2, 7]. Auch für die Impotenzdiagnostik und die der Varikozele dürfte die farbkodierte Duplexsonographie in Zukunft neue Impulse liefern. Abbildung 12 [1] zeigt im B-Bild echofreie Venenplexus und in Gegenüber-

---

[1] Informationen und Bildmaterial zur Angiodynographie sind Herrn Dr. F. FOBBE und Herrn Prof. Dr. K.-J. WOLF, Klinik für Radiologie, Nuklearmedizin und Physikalische Therapie, Abteilung für Röntgendiagnostik des Universitätsklinikums Steglitz, Berlin, zu verdanken.

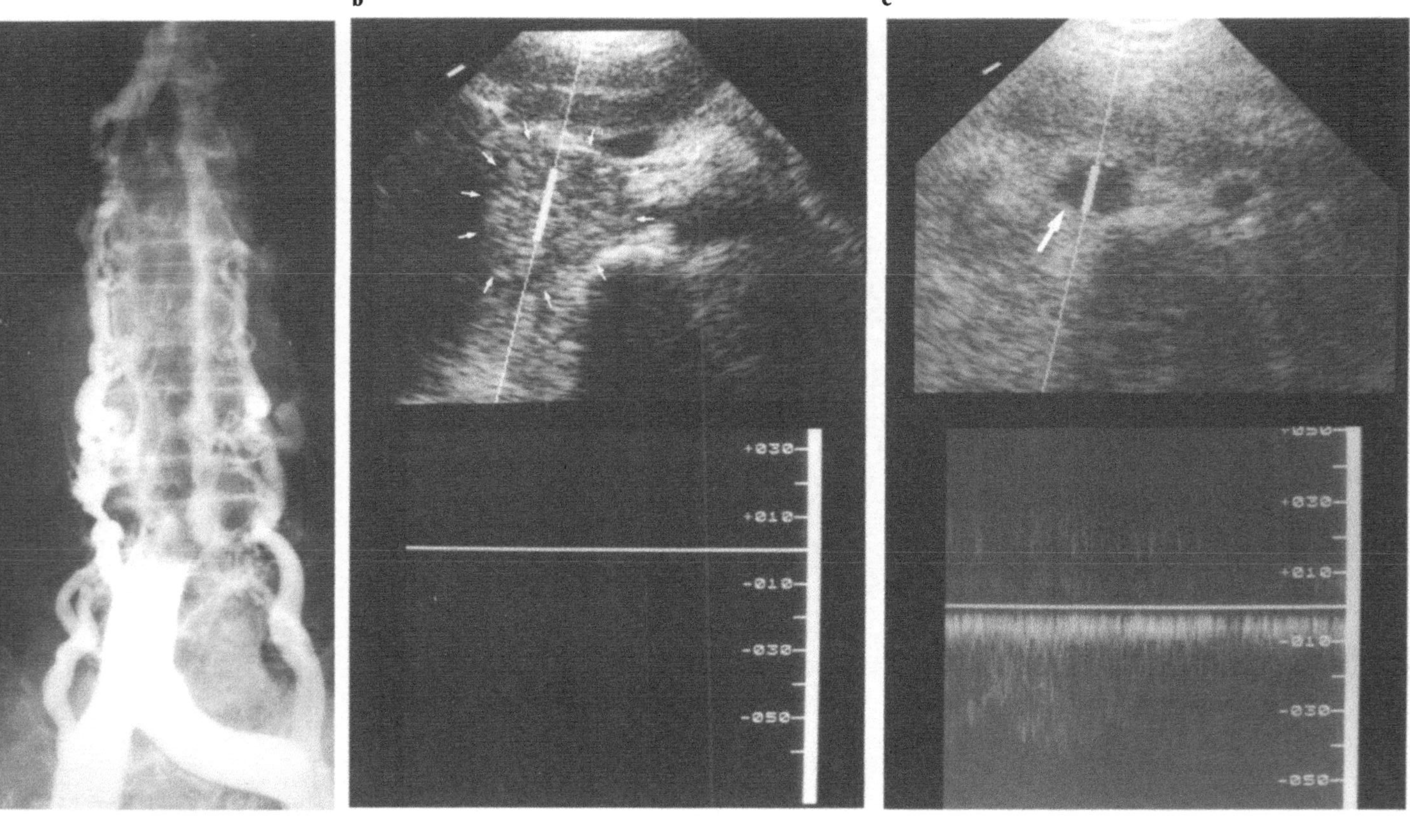

Abb. 10 a–c. Ausgedehnter Kollateralkreislauf wegen Tumorthrombus bei hypernephroidem Karzinom in der Cavographie (**a**) und in der Duplexsonographie (**b** und **c**). Duplexsonographisch in Höhe des Thrombus (*Pfeile*) beim Strömungsnachweis (**b**), darunter (**c**) schwache venöse Strömung im kaudalen Cavaanteil (*Pfeil*)

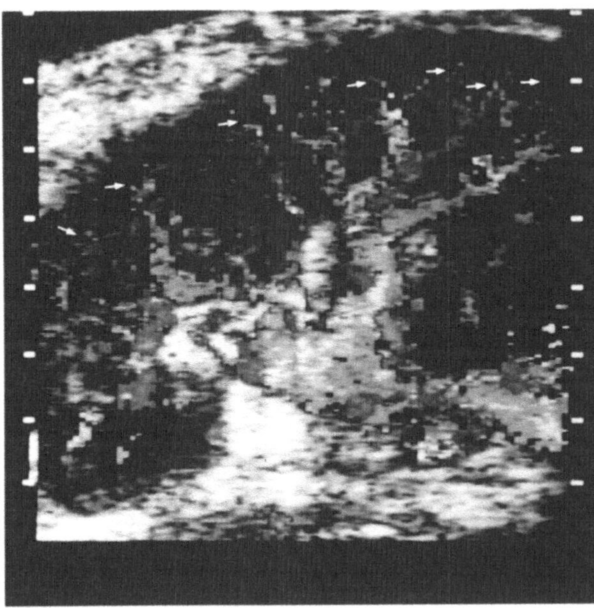

Abb. 11. Angiodynographie einer Transplantatniere im Längsschnitt: *rot* Nierenarterien, *blau* Nierenvenen. Selbst noch in der Nierenrinde sind Flußsignale (*Pfeile*) nachweisbar (nur möglich mit Hilfe der Spektrumanalyse)

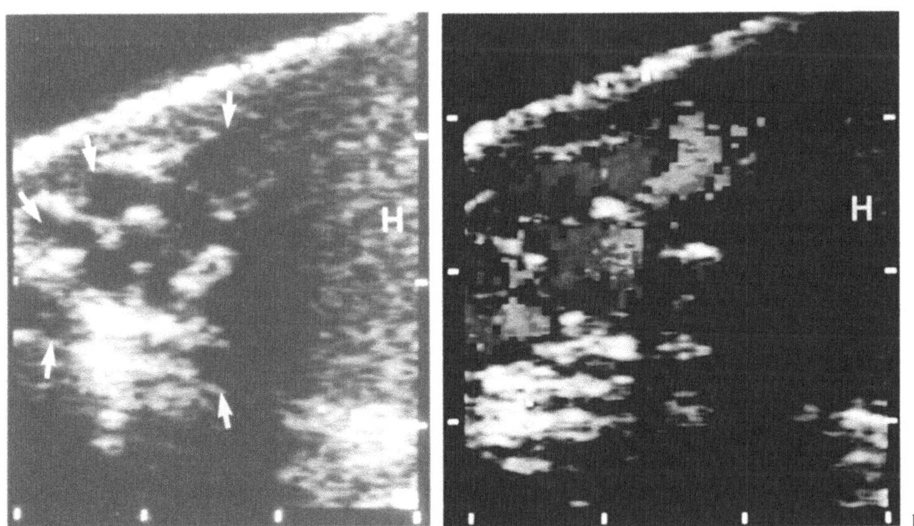

Abb. 12 a, b. Echofreie Venenplexus (*Pfeile*) im B-Bild (**a**) und ausgeprägte retrograde und antegrade Strömungsverschiebungen im Angiodynogramm (**b**). *H* oberer Hodenpol. **a** zeigt die Situation unter Ruhebedingungen, **b** während des Valsalva-Preßversuchs

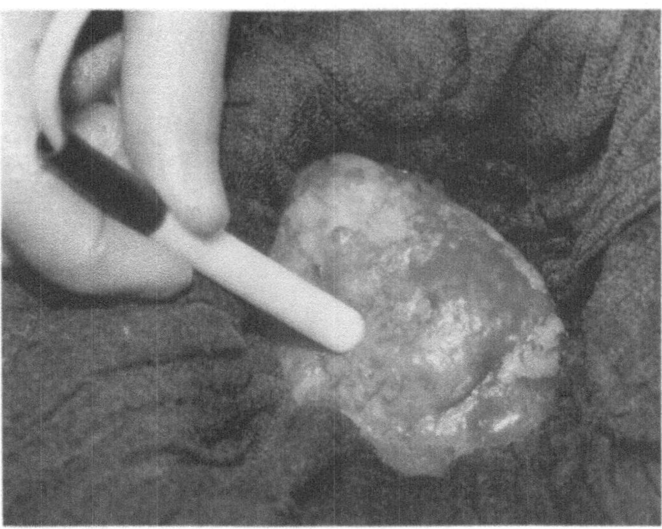

Abb. 13. Intraoperative Doppleranwendung im Rahmen der Nierentumorenukleation

stellung dazu angiodynographisch nachweisbare, ausgeprägte retrograde und antegrade Blutströmungen während des Valsalva-Versuchs.

Intraoperative Doppleranwendung

Während noch 1982 die Doppler-kontrollierte Nierenparenchyminzision beim Harnsteinleiden (Abb. 13) hochaktuell war [8], ist diese Indikation dank der modernen Harnsteinbehandlungsverfahren (extrakorporale Stoßwellenlithotripsie – ESWL –, Litholapaxie) praktisch aus der Klinik verschwunden. Die Nierensteine, die mit Hilfe der ESWL-Technik nicht komplett entfernt werden können, werden heute perkutan mit Hilfe der Litholapaxie behandelt, weswegen für die intraoperative Doppleranwendung im Rahmen der Harnsteintherapie kein Bedarf mehr besteht. Eine Renaissance hat dieses Behandlungsverfahren jedoch dadurch erreicht, daß es die Tumorenukleation beispielsweise aus Einzelnieren wesentlich erleichtert bzw. das operative Vorgehen blutärmer macht. Die Kontrolle der arteriellen und venösen Versorgung der Nachbarstrukturen des Tumors erlaubt eine am Gefäßbild orientierte subtile Enukleation des Tumors aus der Niere.

Die modernen Entwicklungen auf dem Gebiet der Dopplertechnologie bieten gerade für Urologen die Chance, die Diagnostik und Verlaufskontrolle urologischer Erkrankungen zu optimieren. Mittlerweile können mit großer Aussagesicherheit und Reproduzierbarkeit Informationen über Gefäßverhältnisse und Strömungsqualitäten gewonnen werden, die bisher ausschließlich invasiven Verfahren vorbehalten waren. Es ist daher gerade für den Urologen wichtig, die neuesten Entwicklungen auf diesem Gebiet, wie beispielsweise die Angiodynographie (farbkodierte Duplexsonographie), mit größter Aufmerksamkeit zu verfolgen und ihre Vorteile für die Klinik zu nutzen.

Literatur

1. Bode U, Bartels H, Albrecht KF (1979) Die Dopplersonographie als entscheidende diagnostische Hilfe bei der Samenstrangtorsion. Dtsch Ärztebl H 8:481–484
2. Buckley AR, Cooperberg PL, Reeve CE, Magil AB (1987) The distinction between acute renal transplant rejection and cyclosporine nephrotoxicity: Value of duplex sonography. Am J Roentgenol 149:521–525
3. Collins JP, Lewandowski BJ (1987) Experience with intracorporeal injection of Papaverine and duplex ultrasound scanning for assessment of arteriogenic impotence. Br J Urol 59:84–88
4. Dubbins PA (1986) Renal artery stenosis: Duplex doppler evaluation. Br J Radiol 59:225–229
5. Dubbins PA, Wells I (1986) Renal carcinoma: Duplex doppler evaluation. Br J Radiol 59:231–236
6. Fobbe F, Wolf KJ (1988) Erste klinische Erfahrungen mit der Angiodynographie. RoFo 148:259–264
7. Gückel C, Lorenz R, Hesse U (1988) Duplexsonographische Befunde nach Nierentransplantation – Aussagemöglichkeiten bei der Abstoßungsdiagnostik. Digit Bilddiagn 8:97–101
8. Harzmann R (1983) Möglichkeiten von Ultraschalldiagnostik und ultraschallgesteuerter Therapie in der Urologie. In: Otto RC, Jann FX (Hrsg) Ultraschalldiagnostik 82. Thieme, Stuttgart New York 1983, S 17–29
9. Hollerweger A (1988) Dopplersonographischer Nachweis eines arterio-venösen Aneurysmas nach Nephrektomie. Ultraschall Klin Prax 3:89–91
10. Itoh K, Suzuki O, Yasuda Y, Aihara T (1987) Evaluation of blood flow in tumor masses by using 2-D-Doppler color flow mapping – case reports –. Angiology 38:705–711
11. Ruland O, Bosiers M (1988) Dopplersonographische Diagnostik. Deutscher Ärzteverlag, Köln
12. Sawamura Y (1985) Abnormal blood circulation of intrascrotal lesion. Ultrasonic diagnosis of testicular torsion and varicocele. Jpn J Med Ultrason 12:24–36

Duplex Doppler Evaluation of Renal Allograft Dysfunction: Doppler Signal Quantitation

H. Rigauts, G. Marchal, B. Van Damme, Y. Vanrenterghem, and H. Verbrugge

Introduction

The differential diagnosis of acute tubular necrosis (ATN), cyclosporin nephrotoxicity (CNT), acute allograft rejection (AR) and chronic allograft rejection (CR) as causes of renal graft dysfunction remains difficult. The search for a modality which can predict and differentiate between these different renal allograft complications has intensified in recent years. Recently, duplex Doppler evaluation has shown promise in the characterization of transplant dysfunction [1–4]. In some causes of renal allograft dysfunction there is an elevation in vascular impedance of the graft which results in a decrease of diastolic flow velocity in the branches of the renal arterial vasculature [3, 4]. This is reflected by morphological changes of the Doppler curve, on the one hand, and by changes in quantitative parameters, on the other [5–8].

We report the results of a prospective study of 60 renal transplant patients in which Doppler signals were morphologically studied and quantitatively assessed using the classic resistive index of Pourcelot and a newly introduced variant resistive index.

Materials and Methods

Over a period of 10 months duplex Doppler sonography was performed during 65 episodes of impaired renal graft dysfunction on 60 patients who had received kidney transplants from cadavers.

All patients were treated with cyclosporin (starting dose 10 mg/kg per day) and a low dose of methylprednisolone. Doppler studies were performed the day a percutaneous needle biopsy was taken. Ultrasound-guided, percutaneous biopsies were taken with 18-gauge needles (biopsy cut, radiplast AB, Uppsala, Sweden).

After examination by light microscopy acute rejection was diagnosed in 30 patients, ATN in 4 patients, CR in 15 patients and CNT was suspected in 16 patients.

Doppler evaluation of the transplanted kidney was performed with commercially available equipment: DRF 400 Diasonics, Milpitas, California and Acuson

128, Mountain View, California, USA. All renal allografts were first evaluated morphologically with real-time scanning. A 5-MHz or 7.5-MHz range-gated, pulsed Doppler transducer was used to evaluate the signals from the segmental, interlobar and arcuate arteries.

Although these vessels are actually not visible on the real-time image, adequate Doppler signals are easily obtained when the Doppler cursor is placed at the appropriate anatomical site. This is greatly facilitated by the use of color Doppler technique, which allows direct imaging of even the smaller vessels. The Doppler signal was evaluated both morphologically and quantitatively. For quantitative analyses, the renal vascular index was calculated as proposed by Pourcelot [5, 6].

$$\mathrm{RI}: \frac{\text{peak systolic FS} - \text{end diastolic FS}}{\text{Peak systolic FS}} \times 100 \,.$$

This resistive index (RI) compares the peak frequency shifts (FS) at peak systole and end diastole. Since the morphological analysis of the Doppler curves showed different types of flow reduction (Fig. 1; decreased diastolic flow but with preserved diastolic slope, decreased diastolic flow with diastolic plateau or hump, absent diastolic flow and diastolic flow inversion), we also calculated a variant resistive index (RI VAR). In this index the peak systolic frequency shift is no longer related to the end diastolic, but to the beginning diastolic frequency shift.

$$\mathrm{RI\ VAR}: \frac{\text{peak systolic FS} - \text{beginning diastolic FS}}{\text{Peak systolic FS}} \times 100 \,.$$

Both indices – RI and RI VAR – were calculated on the intersegmental, interlobular and arcuate arteries.

The values of the two indices – RI and RI VAR – in distinguishing acute rejection from the other causes of renal allograft dysfunction (ATN, CNT, CR) were statistically analysed using the renal biopsy findings as the measure of validity.

Results

In the present prospective study, the quantitative analysis of the Doppler curves sets the cut-off point for a 100% negative predictive value of AR at 60% for the RI VAR and at 59% for the RI, however, with a specificity of 71% for the RI VAR and only 28% for the RI (Table 1). Lowering the cut-off point decreases the specificity without changing the sensitivity. Increasing the cut-off point results in a decreased sensitivity and increased specificity.

Table 2 shows the distribution of the different values of RI VAR in the different types of renal allograft dysfunction. All 30 patients with acute rejection had a RI VAR greater than 60%. As illustrated in Table 2, 27% of the patients with CR, 75% of the patients with ATN and 19% of the patients with CNT also had pathological diastolic Doppler flow, in general with moderate diastolic flow reduction (RI VAR 60–75%).

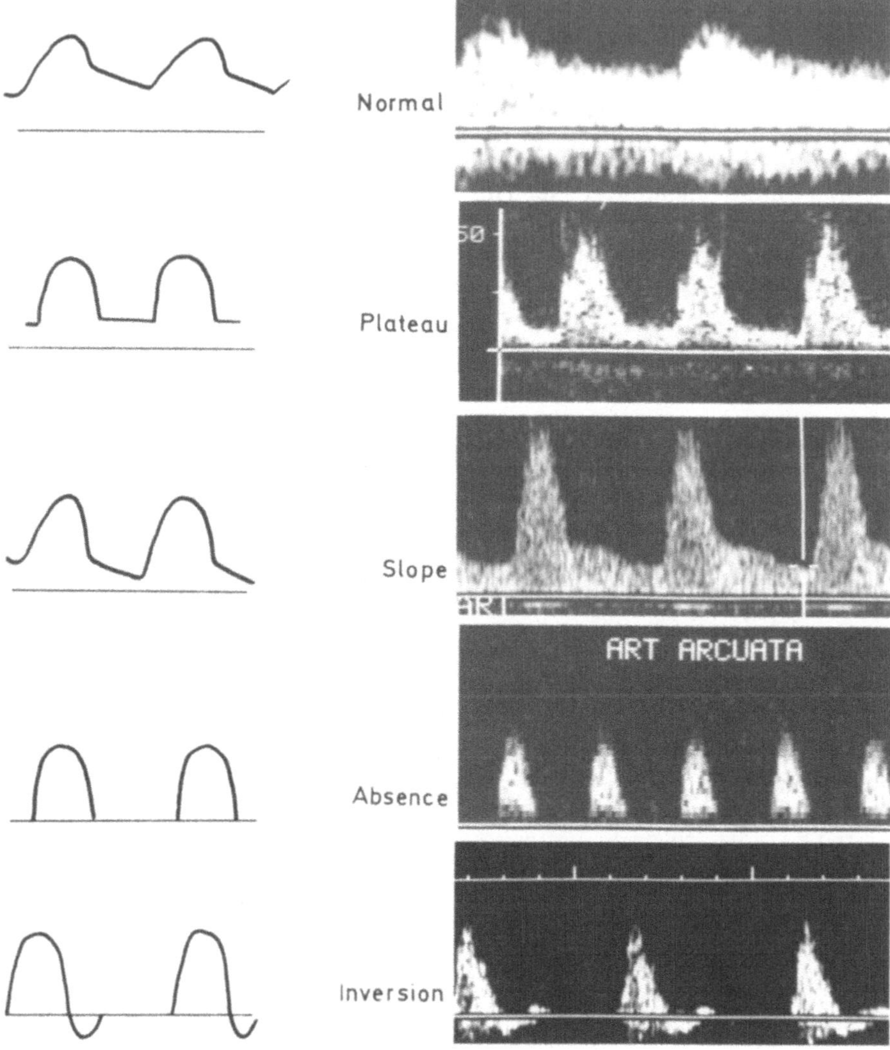

Fig. 1. Different morphological types of diastolic flow reduction

No correlation could be demonstrated between the different morphological types of diastolic flow reduction and the different causes of renal allograft dysfunction. As shown in Table 3, decreased diastolic flow with preserved diastolic slope was seen in all causes of renal function impairment – AR, ATN, CNT and CR – but occurs most frequently in AR, CR, and CNT. Decreased diastolic flow with diastolic plateau was seen in AR, ATN and CNT, absence of diastolic flow was seen in AR, CNT and CR, and diastolic flow inversion was only found in one case of AR.

Table 1. Calculation of cut-off point to discriminate acute rejection from the other types of renal allograft dysfunction

Cut-off RI VAR	Sensitivity	Specificity	Positive predictive value	Negative predictive value
50	1.000	0.429	0.727	1.000
59	1.000	0.714	0.842	1.000
60	0.812	0.762	0.839	0.727
70	0.344	0.905	0.846	0.475
80	0.156	0.952	0.833	0.426
90	0.156	1.000	1.000	0.437

Cutt-off RI	Sensitivity	Specificity	Positive predictive value	Negative predictive value
60	1.000	0.286	0.681	1.000
70	0.937	0.650	0.811	0.867
80	0.437	0.901	0.875	0.514
90	0.187	0.852	0.857	0.435

Table 2. Distribution of RI VAR in different pathologies

Diagnosis	RI VAR		
	<59%	60%–70%	<75%
Acute allograft rejection	0	22 (73%)	8 (27%)
Chronic allograft rejection	11 (73%)	3 (20%)	1 (7%)
Acute tubular necrosis	1 (25%)	3 (75%)	–
Cyclosporin nephrotoxicity	13 (81%)	2 (13%)	1 (6%)

Table 3. Distribution of the different morphological types of diastolic flow in the different causes of renal allograft dysfunction

Type of diastolic (see Fig. 1)	AR	ATN	CNT	CR
Normal	0	1	13	11
Slope	18	2	1	3
Plateau	9	1	1	0
Absence	2	0	1	1
Inversion	1	0	0	0
Total	30	4	16	15

AR, acute allograft rejection; ATN, acute tubular necrosis; CNT, cyclosporine nephrotoxicity; CR, chronic allograft rejection.

Discussion

The main differential diagnosis of renal function impairment during the first weeks after transplantation includes ureteral obstruction, ATN, AR and CNT [9–13]. Ureteral obstruction is easily ruled out by conventional sonography. Several authors using duplex Doppler have described the RI as a sensitive indicator to discrimate AR from the other parenchymal lesions causing early renal dysfunction (1, 5, 6, 14). The proposal of a variant resistive index is based on the observation of different morphological types of diastolic flow reduction. As illustrated in Fig. 2, the RI measured at end diastole can be normal, despite a clearly abnormal diastolic flow profile (reduced diastolic plateau). In these cases the RI VAR measured at the start of the diastole is clearly increased and is thus a more sensitive index. This observation is also reflected in the statistical analysis of the data obtained from the RI and RI VAR measurements in all 60 patients.

For a same NPV of 100% for the detection of AR, the RI VAR yields a specificity of 71% versus 28% for the RI.

Morphological analysis of the diastolic flow reduction patterns yielded no discriminative value.

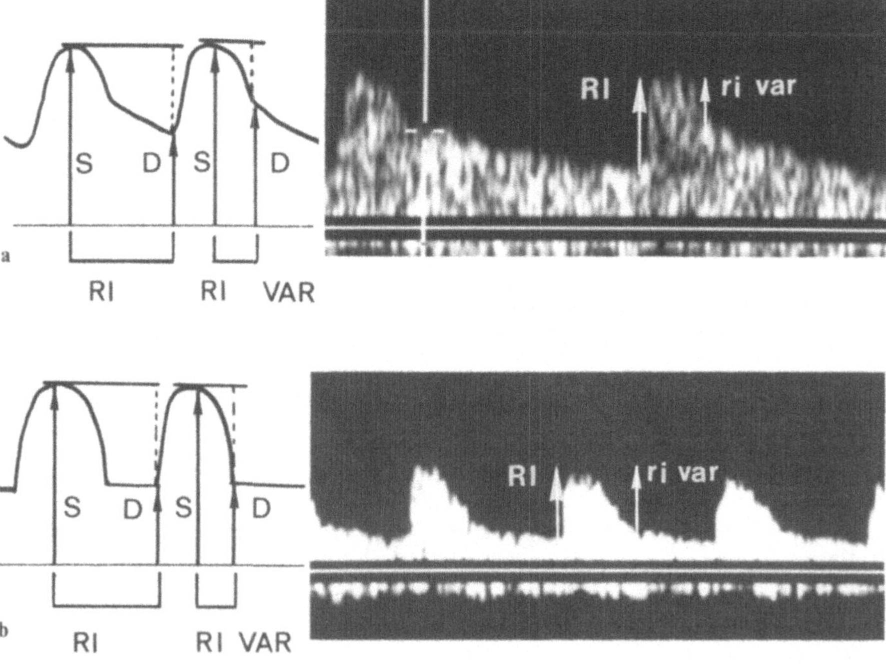

Fig. 2. a Normal doppler curve. **b** Plateau type of reduced diastolic flow. The dottet lines represent the systolic minus diastolic frequency shifts. Notice that the dotted line remains unchanged in A vs. B using the R.I. but clearly increase when using the R.I. VAR (indicating reduced diastolic flow)

Conclusion

This prospective study indicates that an RI of less than 60% or RI VAR of less than 59% excludes acute rejection, but remains consistent with ATN, CNT and CR. Diastolic frequency shifts measured at the start of the diastole (RI VAR) are more specific in differentiating AR from the other causes of renal function impairment than diastolic frequency shifts measured at end diastole as proposed by Pourcelot (RI).

Pure morphological analysis of the diastolic flow reduction waveforms yielded no discriminative value.

In our experience the RI VAR is a better test for excluding acute rejection than the RI (Pourcelot index).

References

1. Rigsby C, Taylor K, Weltin G, Burns P, Bia M, Princenthal R, Kashgarian M, Flye W (1986) Renal allografts in acute rejection. evaluation using duplex sonography. Radiology 158:375–378
2. Murphy A, Robertson R, Dubbins P (1987) Duplex ultrasound in the assessment of renal transplant complications. Clin Radiol 38:229–234
3. Taylor K, Morse S, Rigsby C, Bia M, Schiff M (1987) Vascular complications in renal allografts: detection with duplex Doppler US. Radiology 162:31–38
4. Buckley A, Cooperberg P, Reeve C, Magil A (1987) The distinction between acute renal transplant rejection and cyclosporine nephrotoxicity: value of duplex sonography. AJR 149:521–525
5. Norris C, Barnes R (1984) Renal artery flow velocity analysis: a sensitive measure of experimental and clinical renovascular resistance. J Surg Res 36:230–236
6. Rigsby C, Burns P, Weltin G, Chen B, Bia M, Taylor K (1987) Doppler signal quantitation in renal allografts: comparison in normal and rejecting transplants, with pathological correlation. Radiology 162:39–42
7. Malfi B, Ferretti G, Messina M, Salomone A, Squiccimarro G, Colla L, Rosetti M, Triolo G, Segoloni G, Vercellone A (1986) Echo-Doppler velocimetry in the diagnosis of renal artery stenosis on transplanted kidney. Clin Nephrol 26:181–184
8. Berland L, Lawson T, Adams M (1985) Evaluation of canine renal transplants with pulsed Doppler duplex sonography. J Surg Res 39:433–438
9. Raiss G, Bree R, Schwab R, Schultz S, Salem N, Rosenberg B (1986) Further observations in the ultrasound evaluation of renal allograft rejection. J Ultrasound Med 5:439–444
10. Linkowski G, Warvariv V, Filly R, Vincenti F (1987) Sonography in the diagnosis of acute renal allograft rejection and cyclosporine nephrotoxicity. AJR 148:291–295
11. Giron J, Glaizol P, Couture A, Senac JP, Chong G, Mourad G, Mion H (1985) La surveillance echographiqué du rein greffé. La crise de rejet – corrélation avec la ponction-biopsie rénalae. Ann Radiol 28:365–372
12. Hricak H, Terrier F, Marotti M, Engelstad B, Filly R, Vincenti F, Duca R, Bretan P, Higgins C, Feduska N (1987) Posttransplant renal rejection: comparison of quantitative scintigraphy, US and MR imaging. Radiology 162:685–688
13. Hoddick W, Filly R, Backman U, Callen P, Vincenti F, Hricak H, Mahony B, Amend W (1986) Renal allograft rejection:US evaluation. Radiology 161:469–473
14. Steinberg H, Nelson R, Murphy F, Chezmar J, Baumgartner B, Delaney V, Whelchel J, Bernardino M (1987) Renal allograft rejection: evaluation by Doppler US and MR imaging. Radiology 162:337–342

Farbkodierte Dopplerechokardiographie des fetalen Herzens

U. Gembruch, M. Hansmann, D. A. Redel, und R. Bald

Einleitung

Mit hochauflösenden Ultraschallgeräten ist es möglich, schon im zweiten Schwangerschaftstrimester die Anatomie des fetalen Herzens in verschiedenen Schnittebenen darzustellen [3]. Eine große Zahl kongenitaler Herzfehler läßt sich so durch die zweidimensionale Echokardiographie diagnostizieren [1, 3]. Informationen über die intrakardialen Blutflußgeschwindigkeiten liefert die gepulste Dopplerechokardiographie. Die farbkodierte Dopplerechokardiographie erlaubt die zweidimensionale Darstellung der zeitlichen und räumlichen Verteilung der Flußgeschwindigkeiten, und zwar simultan zur zweidimensionalen Echokardiographie. Richtungen, Geschwindigkeitsveränderungen und Turbulenzen können so für jede Schnittebene in ihrem zeitlichen Ablauf analysiert werden.

Erste Berichte über den Einsatz der farbkodierten Dopplerechokardiographie in der pränatalen Diagnostik waren vielversprechend [2, 4]. Mittlerweile verfügen wir über ausreichend Erfahrung, auch bei fast allen Herzfehlern, so daß es möglich ist, die Befunde und Vorteile der Farbdopplerechokardiographie beim gesunden Feten und getrennt für die einzelnen Herzfehler herauszuarbeiten.

Technik

Zum Bildaufbau der farbkodierten Dopplerechokardiographie werden entlang eines Schallstrahls mehrere Impulse ausgesandt, und zwar nacheinander in jeder Linie des Bildes. Die Anzahl der Sample volumes auf jeder Linie, d. h. die axiale Auflösung, kann je nach Gerät von 100 auf 400 gesteigert werden unter Beibehaltung einer Bildfolgefrequenz, die ein diagnostisch verwertbares, sich bewegendes Bild liefert. Dies ist wegen der physiologisch hohen Herzfrequenz beim Feten besonders schwierig. Daher muß ein Kompromiß zwischen der Anzahl der Schallinien für den Farbdoppler und der Weite des Farbbildes gefunden werden, um so zeitliche und laterale sowie axiale räumliche Auflösung des Farbbildes für den Einzelfall zu optimieren.

Durch das Verfahren der „Autokorrelation" werden die mittleren Geschwindigkeiten der einzelnen Sample volumes berechnet, farbkodiert, zu einem zweidimensionalen Bild der Flußgeschwindigkeiten zusammengefügt und dann noch dem zugehörigen Schnittbild der zweidimensionalen Echokardiographie oder

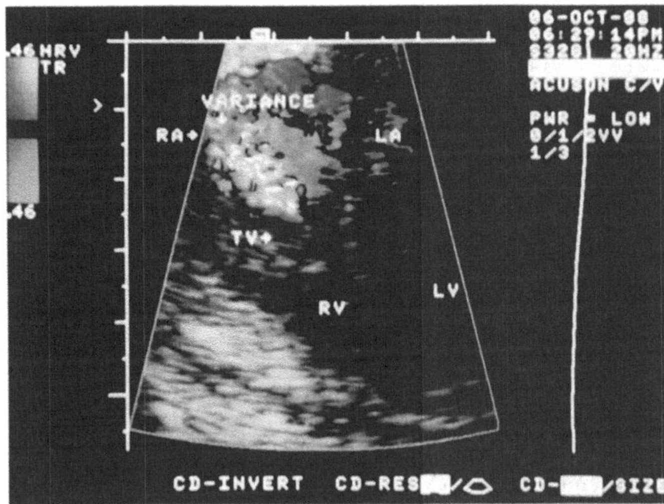

Abb. 1. Normaler Vierkammerblick (*4-CV*) in der 32. SSW. Man sieht zwei getrennte Einflüsse (rot kodiert, d. h. Flußrichtung auf den Schallkopf zu) in beide Ventikel (*IVS* interventrikuläres Septum; *LA* linker Vorhof; *LV* linker Ventrikel; *MV* Mitralklappe; *RA* rechter Vorhof; *RV* rechter Ventrikel; *TV* Trikuspidalklappe)

auch einer M-mode-Aufzeichnung aufgelagert. Blutflüsse auf den Schallkopf zu werden rot, um Schallkopf weg blau kodiert, wobei bei höheren Geschwindigkeiten die Farben heller werden (Abb. 1). Das Vorliegen von Turbulenzen wird durch Beimischung von Grün signalisiert (Abb. 2). Diese „Varianzdarstellung" wird durch die Messung der räumlichen und zeitlichen statistischen Variation von Geschwindigkeit und Richtung des Blutflusses um jeden Punkt der Farbdarstellung erreicht. Bei hoher Varianz der Frequenzshifts wird der Fluß als turbulent eingestuft.

Da der Farbdoppler im Grunde ein gepulstes Dopplerverfahren ist, ist auch die Farbdarstellung abhängig vom Winkel zwischen Ultraschallstrahl und Hauptflußvektor. Die beste Darstellung wird bei Winkeln von O ° und 180 ° erreicht, d. h. parallelem Verlauf von Schallstrahl und Blutflußrichtung. Ferner ist der Farbdoppler frequenzlimitiert, d. h. bei hohen Frequenzen kommt es zum „aliasing" (weiteres über Technik und Handhabung bei Omoto [5]).

Patienten

Mittlerweile haben wir zwischen der 16. und 40. SSW 582 Feten aus 579 abgeschlossenen Schwangerschaften mit der farbkodierten Dopplerechokardiographie untersucht, wobei bei 537 Feten das Risiko des Auftretens kardiovaskulärer Anomalien gegenüber dem Normalkollektiv erhöht war (Tabelle 1). Bei 320 Feten waren Anomalien, bei 217 Feten anamnestische Belastungen vorhanden, die als Indikation zur fetalen Echokardiographie angesehen werden.

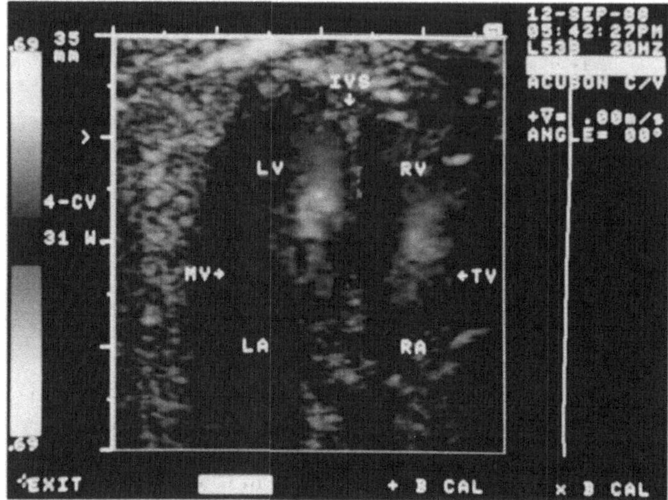

Abb. 2. Pulmonalatresie ohne Ventrikelseptumdefekt (hypoplastischer rechter Ventrikel, *HRV*) mit pansystolischer Trikuspidalklappeninsuffizienz (*TR*) in der 34. SSW. Im Vierkammerblick zeigt sich der hypoplastische rechte Ventrikel (*RV*). In der Systole zeigt der Farbdoppler den Regurgitationsjet, der vom rechten Ventrikel ausgehend, durch die Trikuspidalklappe (*TV*) in den rechten Vorhof (*RA*) hinein verläuft. Im rotkodierten (Flußrichtung auf den Schallkopf zu) Jet findet sich als Zeichen des turbulenten Charakters ein Mosaikmuster (Varianz), aber in der Mitte auch ein „aliasing" aufgrund hoher mittlerer Geschwindigkeiten. Daneben ist im rechten Vorhof auch der blaukodierte (vom Schallkopf weg gerichtete) venöse Einstrom dargestellt

Tabelle 1. Indikationen zur fetalen Echokardiographie (582 Feten von 579 Patientinnen)

Indikationen		Zahl der Patientinnen
1. Vorliegen fetaler Anomalien		319 (320 Feten)
1.1 Fetale Arrhythmie		136
1.1.1 Supraventrikuläre Extrasystolie	72	
1.1.2 Supraventrikuläre Tachykardie	12	
1.1.3 Vorhofflattern	1	
1.1.4 Sinusbradykardie	7	
1.1.5 Kompletter AV-Block	6	
1.1.6 Sinusrhythmus (UFK Bonn)	38	
1.2 Verdacht auf Herzfehler		33
1.2.1 Herzfehler bestätigt	20	
1.2.2 Herzfehler ausgeschlossen	13	
1.3 Nichtimmunologischer Hydrops fetalis		39
1.4 Rhesusinkompatibilität		4
1.5 Intrauterine Wachstumsretardierung		65
1.6 Extrakardiale Fehlbildungen		42 (43 Feten)
2. Anamnestische Belastung		216 (217 Feten)
2.1 Familiäres Herzfehlerrisiko		192 (193 Feten)
2.2 Maternaler Diabetes mellitus		11
2.3 Teratogene		13
3. Kein erhöhtes Risiko		44 (45 Feten)

Methodik

Nach der üblichen detaillierten sonographischen Untersuchung zum Nachweis und Ausschluß fetaler Fehlbildungen folgte die eigentliche Untersuchung des fetalen Herzens, beginnend mit der zweidimensionalen Echokardiographie, wobei durch Darstellung standardisierter Schnittebenen eine sequentielle Analyse des Herzens nach segmentalen Gesichtspunkten erfolgte [3]. Auch die sich anschließende farbkodierte Dopplerechokardiographie bedient sich des segmentalen Vorgehens (Darstellung des venösen Einflusses in die Vorhöfe, des atrioventrikulären und des ventrikuloarteriellen Flusses). So werden alle wesentlichen Flüsse im Herzen und in seiner unmittelbaren Nähe „gescreent". Treten auffällige Flußmuster auf, aber auch zur Bestätigung von Normalbefunden, folgt die zeitlich hochauflösende Spektralanalyse mit dem gepulsten Doppler, dessen Sample volume in das entsprechende Areal positioniert wird. Selten – z. B. bei Arrhythmien oder zur besseren zeitlichen Zuordnung von Flußphänomenen – wird zusätzlich noch die farbkodierte M-mode-Echokardiographie eingesetzt.

Ergebnisse

Normalbefunde

Bei 522 Feten wurden Normalbefunde beschrieben und postpartal bestätigt. In einem weiteren Fall wurden zwei kleine Ventrikel – und ein Atriumseptumdefekt von Secundumtyp pränatal nicht erkannt.

Mit der farbkodierten Dopplerechokardiographie kann der Blutfluß „screeningmäßig" untersucht werden, wobei sich ein systematisches Vorgehen nach segmentalen Gesichtspunkten bewährt hat: Der Darstellung der Hohlvenen und des rechtsatrialen Einflusses folgt die des Foramen ovale (physiologischer bidirektionaler Shunt, überwiegend ein Rechts-links-Shunt), des linken Vorhofs mit den einmündenden Lungenvenen, des ventrikulären Einflusses über Trikuspidal- und Mitralklappe (Abb. 1), des ventrikulären Ausflusses in die beiden sich überkreuzenden Arterien mit Darstellung der Bifurkation der Lungenarterien und des aus der linken Lungenarterie abgehenden Ductus arteriosus Botalli bzw. des Aortenbogens mit den abgehenden Hals-Arm-Arterien und der Isthmusregion.

Zum Ausschluß pathologischer interventrikulärer Shunts wird eine Schnittebene gewählt, bei der der Ultraschallstrahl möglichst senkrecht auf das Septum trifft.

Pathologische Befunde

Bei 59 Feten konnten pathologische Befunde diagnostiziert werden (Tabelle 2). Trotz des häufigen Vorliegens komplexer Vitien differierten prä- und postpartale Diagnosen nur in 2 Fällen (Fall 1: pränatal Truncus arteriosus communis mit

Tabelle 2. Pathologische Befunde (mit Ausnahme von Arrhythmien) (bei 60 der 582 Feten)

Pathologische Befunde	Zahl der Feten
1. Kongenitale Herzfehler	46
1.1 Ebstein-Anomalie mit Pulmonalatresie	2
1.2 Trikuspidalklappenobstruktion	2
1.3 Pulmonalklappenatresie	2
1.4 Fallot-Tetralogie	2
1.5 Vorhofseptumdefekt	1
1.6 Ventrikelseptumdefekt	5[a]
1.7 AV-Kanal-Defekt	11
1.8 Aortenatresie	2
1.9 Aortenstenose	1
1.10 Hypoplastisches Linksherz	2
1.11 Hypoplastischer Aortenbogen	1
1.12 d-Transposition der großen Arterien	3
1.13 l-Transposition der großen Arterien	2
1.14 Truncus arteriosus communis	2
1.15 Komplexe Herzvitien	8
2. Verschiedene kardiovaskuläre Erkrankungen	14
2.1 Herztumor	1
2.2 Endokardfibroelastose	2
2.3 Myokarditis	1
2.4 Aneurysma des linken Ventrikels	1
2.5 Thoracopagus	1
2.6 AV-Klappeninsuffizienz bei nicht-immunol. Hydrops	8

[a] In einem Fall wurde das Vorliegen von zwei kleinen Ventrikelseptumdefekten sowie eines Atriumseptumdefektes vom Ostium-secundum-Typ pränatal nicht diagnostiziert.

großem Ventrikelseptumdefekt, postpartal „single ventricle" mit Pulmonalatresie und hypoplastischen Pulmonalishauptstamm; in Fall 2 wurde das zusätzliche Vorliegen einer Aortenisthmusstenose bei diagnostiziertem kompletten AV-Kanal übersehen).

Insuffizienzen der AV-Klappen
Schnell und mit sehr hoher Sensitivität lassen sich Insuffizienzen der AV-Klappen anhand ihres dem normalen Blutfluß entgegengesetzten Flusses und der auftretenden Varianz durch den Farbdoppler verifizieren, auch wenn ihr Jet exzentrisch verläuft oder ein nur kleines Volumen innerhalb des Vorhofs einnimmt. Das Positionieren des Sample volume des gepulsten Dopplers und somit die Spektralanalyse ist wesentlich erleichtert. Pränatale AV-Klappeninsuffizienzen beobachteten wir bei Feten mit AV-Kanaldefekten. Ebstein-Anomalie (Abb. 2) und Pulmonalatresie ohne Ventrikelseptumdefekt, schwerer Aortenstenose und Aortenatresie, aber auch im Rahmen kardialer Insuffizienzen unterschiedlicher Genese: Tachyarrhythmie, Anämie, zerebrale a.-v.-Fistel, fetofetales Transfusionssyndrom etc.).

Klappenobstruktionen
Verminderte Füllung der betroffenen Herzkammer bei AV-Klappenstenosen sowie zeitlich verzögerte Kammerfüllung über einen Ventrikelseptumdefekt bei AV-Klappenatresien können beobachtet werden.

Bei Stenosen und Atresien der Semilunarklappen erleichtert der Farbdoppler das Auffinden der oft hypoplastischen Arterie, die Positionierung des Sample volume für die Spektralanalyse in dieser Arterie und somit die Differenzierung zwischen schwerer Stenose und Atresie. Bei Atresien findet oft eine reverse Perfusion der zumeist hypoplastischen Arterie statt, was mit dem Farbdoppler leicht darstellbar und oft der erste Hinweis auf das Vorliegen einer Obstruktion ist. Doch kann es auch im Rahmen schwerer Stenosen zu einer reversen Perfusion im Ductus arteriosus bzw. im Aortenbogen kommen, allerdings gleichzeitig mit einem antegraden turbulenten Hochgeschwindigkeitsjet infolge der Stenosierung.

Intrakardiale Shunts
Bei allen diagnostizierten Ventrikelseptumdefekten fanden wir bidirektionale interventrikuläre Shunts. Drei dieser Defekte waren so klein, daß sie im zweidimensionalen Bild nicht darstellbar waren. Ventrikelseptumdefekte mit unidirektionalem Shunt waren nur in Fällen mit Obstruktionen des ventrikulären Einfluß- und Ausflußtrakts vorhanden.

Anomalien der großen Arterien
Durch Erleichterung des Auffindens und der Identifikation (Bifurkation, Abgänge der Hals-Arm-Arterien) der beiden großen Arterien ist die Diagnose einer Transposition schneller und sicherer zu stellen als durch eine alleinige zweidimensionale Echokardiographie. In Fällen eines Truncus arteriosus hilft der Farbdoppler bei der prognostisch wichtigen Darstellung des Verlaufs der Lungenarterien, bei der Verifikation von Insuffizienzen der Truncusklappe und bei der Abgrenzung gegenüber schweren Obstruktionen der Pulmonal- und Aortenklappen mit hypoplastischem Arterienstamm.

Diskussion

Obwohl die meisten kongenitalen Herzfehler durch die zweidimensionale Echokardiographie diagnostiziert werden können [1], stellt die zweidimensionale farbkodierte Dopplerechokardiographie gerade für die pränatale Diagnostik eine enorme Bereicherung dar. Die Diagnose von AV-Klappeninsuffizienzen, die Differenzierung von Klappenstenosen und -atresien und die Shuntdarstellung auch von kleinen Ventrikelseptumdefekten ist so möglich. Insbesondere bietet sie die Möglichkeit des schnellen Screenings nach abnormalen Flußmustern. Im Untersuchungsablauf der gepulsten Dopplerechokardiographie vorgeschaltet, verkürzt sie die Untersuchungszeit gerade bei komplexen Vitien erheblich, da die Spektraldoppleranalyse gezielt im Bereich abnormaler Flußmuster, z. B. auch kleiner, exzentrischer Jets, durchgeführt werden kann und nicht, wie bisher, ein langwieriges "Doppler flow mapping" der gesamten Herzens mit dem gepulsten Doppler erfolgen muß.

Literatur

1. Allan LD, Crawford DC, Anderson RH, Tynan M (1985) Spectrum of congenital heart disease detected echocardiographically in prenatal life. Br Heart J 54:523–526
2. DeVore GR, Horenstein J, Siassi B, Platt LD (1987) Fetal echocardiography. VII. Doppler color flow mapping: A new technique for the diagnosis of congenital heart disease. Am J Obstet Gynecol 156:1054–1064
3. Gembruch U, Hansmann M, Redel DA, Bald R (1988) Die zweidimensionale Echokardiographie zum Nachweis und Ausschluß kongenitaler Herzfehler des Feten. Ultraschall Klin Prax 3:1–8
4. Gembruch U, Hansmann M, Redel DA, Bald R (1988) Zweidimensionale farbkodierte fetale Doppler-Echokardiographie – ihr Stellenwert in der pränatalen Diagnostik. Geburtsh Frauenheilk 48:381–388
5. Omoto R (1984) Colour atlas of real-time two-dimensional Doppler echocardiography. Shindan-To-Chiryo, Tokyo

Endosonographie

Eine dynamisch fokussierte Intravaginalsonde

M. E. Liard, C. Schlaepfer, C. B. Burckhardt, und P.-A. Grandchamp

Konventionelle mechanische Schallköpfe verwenden als Ultraschallwandler monolithische Piezokeramiken mit fixer Fokussierung. Die Abbildungseigenschaften eines Wandlers hängen u. a. von dessen geometrischen Dimensionen und der Arbeitsfrequenz ab. Da eine gute Auflösung i. allg. kleine Tiefenschärfe bedeutet und umgekehrt, muß bei der Wahl eines Ultraschallwandlers immer ein Kompromiß eingegangen.

Die Annular-array-Telchnologie ermöglicht es, die Fokussierung eines Wandlers elektronisch zu ändern. Durch die Überlagerung von mehreren Fokussierungen kann eine Abbildung mit sehr guter Auflösung über einen weiten Fokalbereich erzielt werden.

Bei der hier beschriebenen Vaginalsonde (Abb. 1) handelt es sich um einen Schallkopf mit mechanischer Strahlablenkung. Der eingesetzte Ultraschallwandler ist ein oszillierender 7,5-MHz-annular-array mit 5 Ringen. Die äußere Form der Sonde ist rotationssymmetrisch bis auf eine Einbuchtung im Bereich des Griffs. Diese Einbuchtung ist parallel zur Bildebene angebracht und dient als Orientierungshilfe. Die totale Länge der Vaginalsonde beträgt gut 20 cm, während der eigentliche Schaft etwa 12 cm lang ist. Der maximale Durchmesser der Sonde im vorderen Bereich mißt 31 mm.

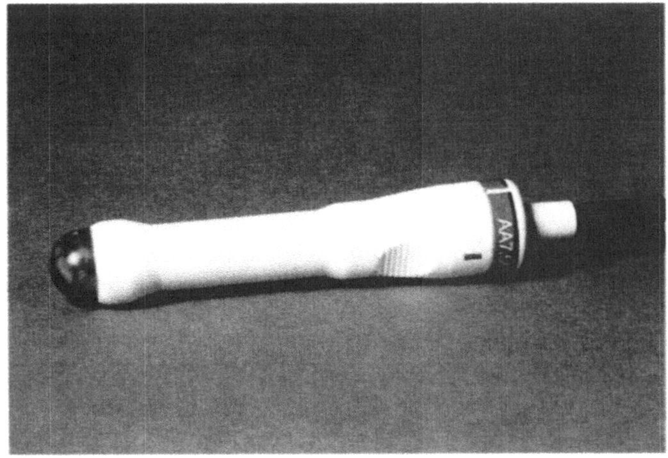

Abb. 1. Die Annular-array Intravaginalsonde AA 7,5 MHz V

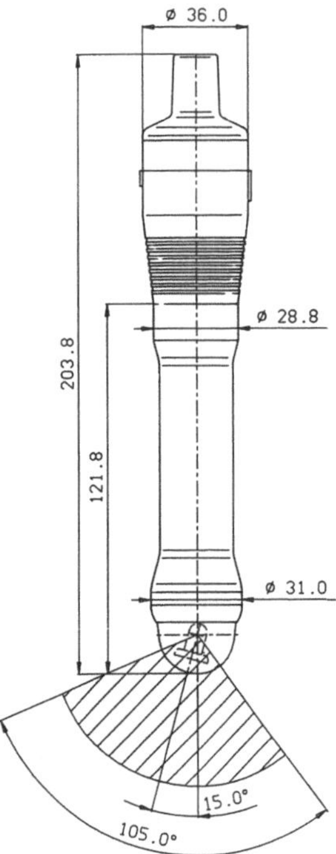

Abb. 2. Schematische Darstellung der Intravaginalsonde

Die Bilder, die von dieser Sonde produziert werden, haben ein Sektorformat. Der maximale Bildwinkel beträgt 105 °. Die Bildachse ist um 15 ° gegen die Achse der Sonde geneigt, wie in Abb. 2 gezeigt ist. Dies ermöglicht auch die Abbildung von Strukturen, die relativ weit weg von der Wandlerachse liegen, während das Zentrum immer noch gut dargestellt werden kann. Durch Drehen der Sonde um ihre Längsachse um 180 ° kann der Bildausschnitt auf die gegenüberliegende Seite gebracht werden, um dort liegende Strukturen abzubilden.

Der mechanische Aufbau der Vaginalsonde ist in Abb. 3 dargestellt. Es handelt sich hier um eine Präzisionsfeinmechanik. Die verwendeten Technologien sind eng verwandt mit jenen, die in der konventionellen Uhrmachermechanik eingesetzt werden. Alle Bestandteile sind auf einem Träger aus Aluminium montiert. Am vorderen Ende des Aluträgers befindet sich der drehbar gelagerte Ultraschallwandler. Die elektrischen Signale werden über abgeschirmte Kabel zum Wandler bzw. vom Wandler weg geführt. Der Antrieb des Wandlers erfolgt über einen auf der Abbildung nicht sichtbaren Transmissionsriemen, der seinerseits von dem im hinteren Bereich liegenden Motor angetrieben wird.

Für die Funktion dieser oszillierenden Mechanik ist ein System erforderlich, das die aktuelle Position des Ultraschallwandlers detektiert. Dieses Meßsystem ist unmittelbar über dem Motor angebracht: Eine Hall-Sonde mißt das Magnetfeld eines auf der Motorachse befestigten Magneten, der sich simultan mit dem Wandler bewegt. Die Hall-Spannung ist damit ein Maß für den Auslenkungswinkel des Ultraschallwandlers.

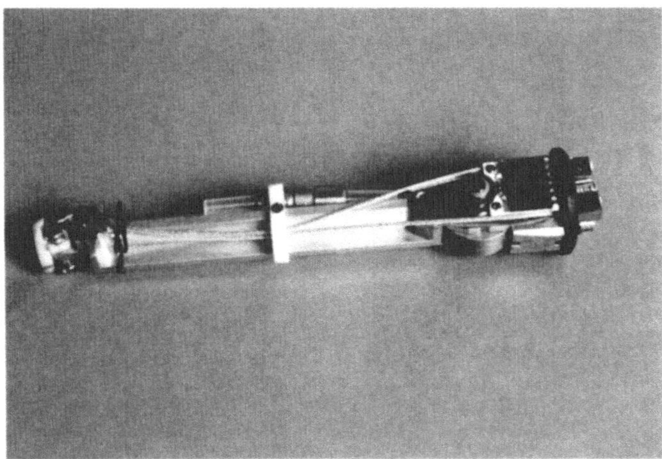

Abb. 3. Mechanischer Aufbau der Intravaginalsonde

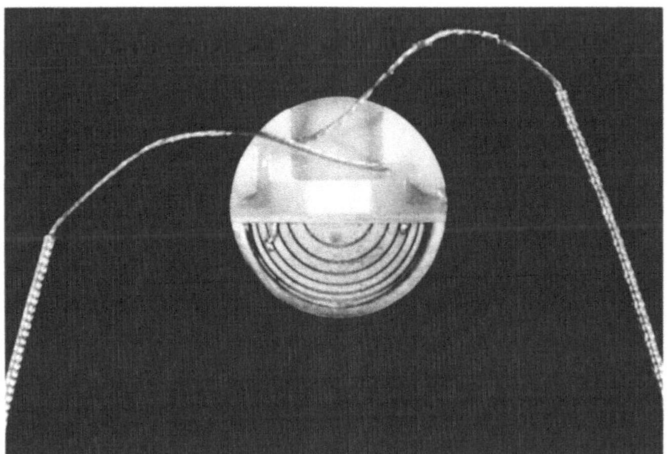

Abb. 4. Ein 7-Ring-annular-array-Wandler mit aufgeschnittenem Wandlergehäuse

Im mittleren Bereich der Mechanik ist ein flexibler Schlauch angebracht, der die temperaturabhängigen Volumenänderungen der in der geschlossenen Sonde befindlichen Flüssigkeit kompensiert. Damit wird verhindert, daß es in der geschlossenen Sonde zu Über- oder Unterdruck kommt, was natürlich für die Dichtigkeit der Sonde unerläßlich ist.

Abbildung 4 zeigt einen 7-Ring-annular-array-Wandler. Das Gehäuse ist auf der hinteren Seite aufgeschnitten, und man sieht auf die Piezokeramik, die die elektrischen Pulse in Schallwellen umwandelt und umgekehrt. Die Keramik ist in mehrere konzentrische Ringe unterteilt – daher auch der Name Annular array –, die unabhängig voneinander angesteuert werden können. Damit ist es möglich,

Tabelle 1. Technische Daten der Vaginalsonden mit monolythischem (Standard) Wandler und mit Annular-Array-Wandler

	Standard	Annular Array
Frequenz [MHz]	7,5	7,5
Akustische Öffnung [mm]	7	13
Distanz der maximalen Auflösung [mm]	20–25	20–25
Max. Auflösung		
– lateral [mm]	1,2	0,8
– axial [mm]	0,3	0,3

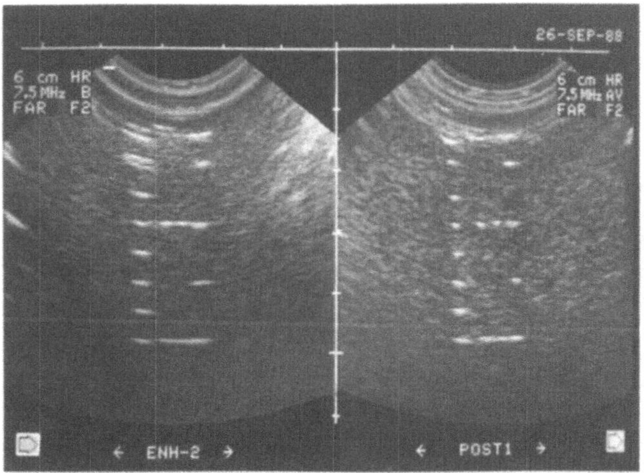

Abb. 5. Abbildungen eines Testobjekts mit 7,5-MHz Sonden. *Links:* Sonde mit monolithischem Wandler, *rechts:* Annular-array-Vaginalsonde

die Fokussierung des Wandlers zu verändern. Der in der Vaginalsonde eingesetzte Wandler ist im Gegensatz zu dem hier dargestellten Wandler in 5 Ringe unterteilt.

Einige technische Daten der Annular-aray-Transvaginalsonde AA 7,5 MHz V sind in Tabelle 1 verglichen mit jenen einer Standardvaginalsonde 7,5 MHz V, die mit einem konventionellen monolithischen Wandler bestückt ist. Die Öffnung des Annular-array-Wandlers ist mit 13 mm fast doppelt so groß wie beim konventionellen Wandler. Beide Sonden haben die Zone mit der besten Auflösung im Bereich von 20–25 mm. Bei der lateralen Auflösung macht sich nun die große Öffnung des Annular-array-Wandlers bemerkbar. Mit 0,8 mm ist die maximale laterale Auflösung doch erheblich besser verglichen mit den 1,2 mm bei der Standardsonde. Die axiale Auflösung von 0,3 mm ist bei beiden Sonden wieder vergleichbar.

Die dynamische Fokussierung sorgt dafür, daß neben der wesentlichen Verbesserung der lateralen Auflösung auch die Tiefenschärfe vergrößert wird. Abbildung 5 zeigt je ein Bild von einem Testobjekt aufgenommen mit der Annular-aray-Sonde und mit der konventionellen 7,5-MHz-Sonde. Das Abbildungsobjekt besteht aus einigen Nylonfäden, die in eine das menschliche Gewebe simulierende Masse eingebettet sind. Die dargestellte Eindringtiefe soll nicht als absolutes Maß aufgefaßt werden, da das Testobjekt etwas stärker dämpft als der menschliche Körper.

Die Fäden sind auf dem Annular-array-Bild über die gesamte Bildtiefe wesentlich besser dargestellt als auf der Bildhälfte der Standardsonde. Die Punktegruppen bei 2 und 4 cm Tiefe sind auf dem Bild der Annular-array-Sonde klar deutlicher aufgelöst als auf dem Vergleichsbild der Standardsonde.

Betrachtet man die feinen Echos, so erkennt man auch eine Verbesserung der Eindringtiefe um etwa 1 cm auf dem Annular-array-Bild. Die Gewebemasse links ist erkennbar bis zu einer Tiefe von gut 3 cm, während sie auf der rechten Seite bis über 4 cm tief noch dargestellt ist.

Zusammenfassend kann folgendes festgehalten werden: Der Einbau eines Annular-array-Wandlers mit großer akustischer Öffnung in einen mechanischen Schallkopf ermöglicht eine dynamische Fokussierung. Dies bedeutet, daß die laterale Auflösung verbessert werden kann und gleichzeitig die Tiefenschärfe der Abbildung erweitert wird.

Difference in Endometrial Texture
in Conception Versus Nonconception IVF-ET:
Depiction with Transvaginal Sonography

A. C. FLEISCHER, C. M. HERBERT, and D. M. KEPPLE

Introduction

Transvaginal sonography (TVS) affords detailed depiction of the endometrium. Although there have been several reports using transabdominal sonography which have described changes in the endometrium during ovulation induction prior to in vitro fertilization-embryo transfer (IVF-ET), none have examined this with TVS [1–3]. It is the purpose of this study to utilize the improved resolution of TVS for the evaluation of endometrial changes found in conception versus nonconception IVF groups during ovulation induction. These changes will be correlated with the number of mature follicles, estradiol values, ova retrieved, and embryos transferred.

Subjects and Methods

In order to achieve a comparable study population, only those patients who underwent a similar ovulation induction protocol including clomiphene citrate, Clomid, and human menopausal gonadotropin (2 ampules/day), Pergonal, were studied. At least four sonograms were performed prior to human chorionic gonadotropin (hCG) injection.

The transvaginal sonograms were performed by an experienced sonographer with two types of equipment: Toshiba 77B with a 5.0-MHz curved linear array transducer (Tustin, CA), or Diasonics SPA 1000 with a 7.5 single element mechanical sector (Milpitas, CA).

The endometrial texture was assessed according to reported criteria as depicted on transabdominal sonography [1]. Basically, the endometrium was measured in its greatest AP width and its texture was judged for the presence or absence of a multilayered interface consisting of a clearly definable hypoechoic internal layer [1, 2].

In addition to the sonographic parameters, the number of follicles that were greater than 15 mm (in at least one dimension), the number of oocytes retrieved, estradiol values prior to hCG administration, and number of embryos transferred were compared (Table 1). Student's t test was used to evaluate statistical significance.

Table 1. Conception vs. nonconception IVF groups ($n = 30$)

	Endometrial width (mm)*	$\Delta 4$d (mm)	Multi-layered (%)	No. of mature follicles >1.5 cm	E_2 (pq/ml)	No. of retrieved ova	No. of embryos transferred
Nonconception	9.5 ± 1.0	3.1	27	3.1	1157	3.3	2.3
Conception	9.8 ± 0.9	1.6	74	3.1	1137	4.1	2.1
P value	NS	0.05	0.0001	NS	NS	0.05	NS

NS, not significant; E_2, estradiol
* Mean ± S.D.

Results

A total of 30 patients met the inclusion criteria: 15 that conceived and 15 that did not. Each underwent an identical stimulation protocol. Table 1 lists the results concerning endometrial width, change in endometrial thickness, the presence or absence of a multilayered endometrium, the number of follicles that were over 15 mm in one dimension, number of oocytes retrieved and number of embryos transferred, and the estradiol values prior to hCG injection.

The most statistically significant factors included the fact that a multilayered endometrium was seen in 74% of the conception group, but in only 27% of the nonconception group. The endometrial width in the two groups did not show a statistical difference, and the number of mature follicles or estradiol values were not significant between the two groups either. However, the average thickness of the endometrium in the patients that demonstrated a multilayered texture was statistically different ($P = 0.05$) than those that did not ($10.2 ± 0.7$ versus $8.8 ± 0.7$ mm). There was a slightly significant ($P = 0.05$) difference between the number of ova retrieved in the conception (4.1) versus nonconception group (3.3).

Discussion

This study demonstrates that there is a statistically significant difference in the presence of a multilayered endometrium in the conception versus nonconception groups. The incidence of a multilayered pattern was more common in relatively thick (over 10 mm) endometria. These findings were independent of the number of follicles over 15 mm, the estradiol values, and number of embryos transferred. Thus, it seems that a multilayered endometrium may be a desirable end parameter for ovulation induction and may predict a greater probability for a successful IVF outcome (Fig. 1). Although the presence of a multilayered endometrium was associated with successful outcome, 43% of patients who demonstrated this finding failed to conceive. This parameter, therefore, must be considered one of many that may be predictive of outcome.

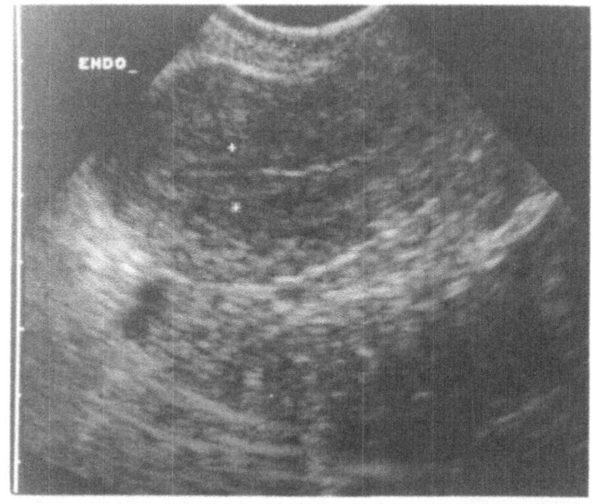

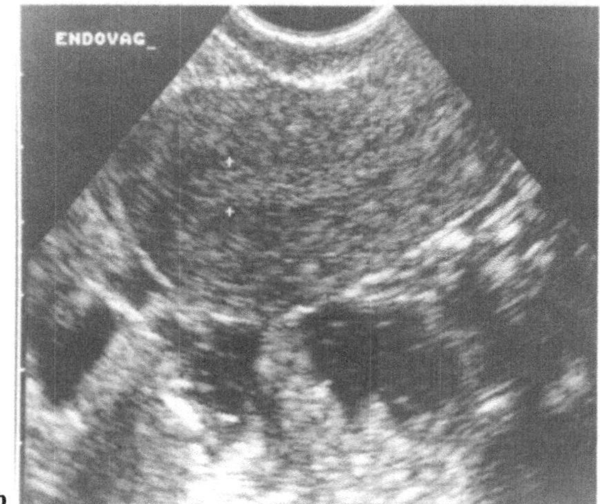

Fig. 1. a TVS showing multilayered endometrium (*between plus signs*) in long axis in a patient who conceived. Five mature follicles, estradiol (E_2) = 1913 pg/ml. **b** TVS showing homogeneous endometrium (*between plus signs*) in a patient who failed to conceive. Four mature follicles, estradiol (E_2) = 1279 pg/ml

The texture of the endometrium was found to have more predictive value than its thickness. The multilayered endometrium most likely represents edema of the inner layer of the endometrium, which most often occurs in the immediate post-ovulatory period. Although our data shows an endometrial pattern that was associated with conception, it will take examination of a large number of patients to confirm this finding and discover others which may be clinically helpful.

Summary

The multilayered texture of the endometrium seems to be a desirable parameter for success in IVF-ET. It is readily depicted using transvaginal sonography.

References

1. Smith B, Porter R, Ahuja K, Craft I (1984) Ultrasonic assessment of endometrial changes in stimulated cycles in an in vitro fertilization and embryo transfer program. J In Vitro Fert Embryo Transfer 1(4):233–238
2. Glissant A, de Mouzon J, Frydman R (1985) Ultrasound study of the endometrium during in vitro fertilization cycles. Fertil Steril 44(6):786–790
3. Rabinowitz R, Laufer N, Lewin A, Navot D, Bar I, Margalioth EJ, Schenker JJG (1986) The value of ultrasonographic endometrial measurement in the prediction of pregnancy following in vitro fertilization. Fertil Steril 45(6):824–828

Ultraschalltechnik –
neue Entwicklungen

Ein kompaktes Annular-Array-System

M. E. Liard, J. Chappuis, C. Schlaepfer, R. Fehr,
C. B. Burckhardt, and P.-A. Grandchamp

Eine Annular-array-Elektronik wurde in das Gehäuse der schon vor längerer Zeit auf dem Markt eingeführten Ultraschallgeräte der SIGMA-1-Familie (Abb. 1) eingebaut. Dadurch ergab sich eine sehr kompakte Maschine mit den durch die Annular-array-Technologie ermöglichten sehr guten Abbildungseigenschaften.

Das neue Ultraschallabbildungsgerät unterstützt eine ganze Palette von Annular-array-Wandlern. Diese Schallköpfe sind in Tabelle 1 zusammengestellt. Für verschiedene Anwendungen gibt es Wandler mit 3,5 MHz, 5 MHz und 7,5 MHz und akustischen Öffnungen bis zu 25 mm.

Mit dem Begriff „annular array", ist der Begriff der „dynamischen Fokussierung" eng verbunden. Im folgenden wird diese Fokussierungsmethode kurz skizziert.

Das Ziel jeder Art von Abbildung ist es, unter anderem eine möglichst gute Auflösung zu erzielen. Eine gute laterale Auflösung wird bei der Ultraschallabbildung erreicht durch die Wahl eines Wandlers mit großem Durchmesser. Leider bedeutet dies aber auch eine nur beschränkte Tiefenschärfe. Das heißt, die gute Auflösung wird nur in einer kleinen Zone im Bereich der Fokalebene erreicht, während vor und hinter dieser Zone die Auflösung schlecht ist. Was aber ge-

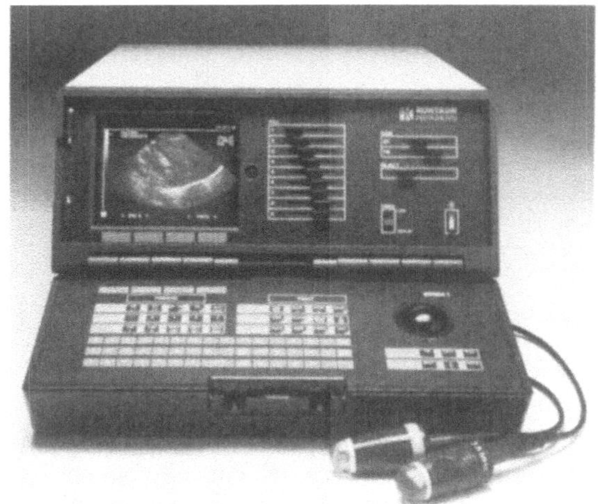

Abb. 1. SIGMA-1-Annular, ein
kompaktes Annular-array-System

Tabelle 1. Annular-array-Schallköpfe für verschiedene Anwendungsbereiche

Annular-array-Wandler

Typ	Ringe n	Öffnung [mm]	Anwendung
AA 3,5 MHz A	7	25	Abdominal
AA 3,5 MHz B	5	19	Kardio., universal
AA 5,0 MHz A	7	25	Abdominal
AA 5,0 MHz B	7	19	Universal, per. Gefäße
AA 7,5 MHz B	5	13	Pädiatrisch, per. Gefäße
AA 7,5 MHz V	5	13	Transvaginal

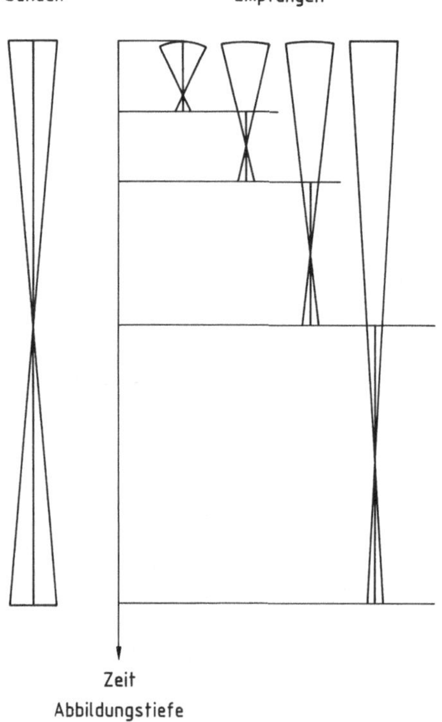

Abb. 2. Dynamische Fokussierung. Senden: Der Wandler wird in eine mittlere Tiefe fokussiert. Empfang: Die Fokussierung wird entsprechend der Empfangsdistanz gewählt. Daraus resultiert eine optimale Abbildung in jeder Tiefe

wünscht wird, ist eine mehr oder weniger gleichmäßige Auflösung über die gesamte Bildtiefe. Daher muß beim Bau von monolithischen Ultraschallwandlern immer ein Kompromiß zwischen Auflösung und Tiefenschärfe gesucht werden.

Der Annular-array-Wandler ermöglicht es nun, durch zeitlich verschobenes elektronisches Ansteuern der konzentrischen Ringe die Fokussierung zu ändern. Dies entspricht praktisch einer Änderung des Krümmungsradius des Wandlers. Indem man den Annular-array-Wandler auf eine bestimmte Tiefe fokussiert, kann die entsprechenden Zone mit einer optimalen Auflösung abgebildet werden.

Die dynamische Fokussierung ist schematisch in Abb. 2 dargestellt und basiert auf folgendem Prinzip:

— Beim Senden wird in eine mittlere Tiefe des Abbildungsbereichs fokussiert.
— Beim Empfang wird jedoch immer auf die Zone fokussiert, aus der die gerade eintreffenden Echos kommen. Unmittelbar nach dem Sendepuls ist der Wandler auf die erste Zone eingestellt. Nachdem die Echos vom Ende der ersten Zone am Wandler angekommen sind, schaltet die Elektronik die nächste Fokalzone ein und so weiter bis ans Ende des Bildes. In dieser Weise folgt die Fokussierung sozusagen den ankommenden Echos, so daß immer, in jeder Tiefe, mit der optimalen Auflösung empfangen wird.

Die hier beschriebene Annular-array-Maschine verwendet bis zu 13 verschiedene Fokalzonen.

Das Prinzip der dynamischen Fokussierung wird ebenfalls verwendet bei elektronischen Linearscannern. In Abb. 3 ist die Auflösung in der Bildebene und senkrecht dazu für einen Annular-array-Wandler und einen linearen Wandler dargestellt. Mit dem linearen Wandler kann wegen der Anordnung der Wandlerelemente nur in der Bildebene dynamisch fokussiert werden, nicht aber senkrecht dazu. Daher ist die Auflösung in der Ebene senkrecht zum Bild i. allg. wesentlich schlechter als in der Bildebene. Ein Annular-array-Wandler hingegen erzeugt im-

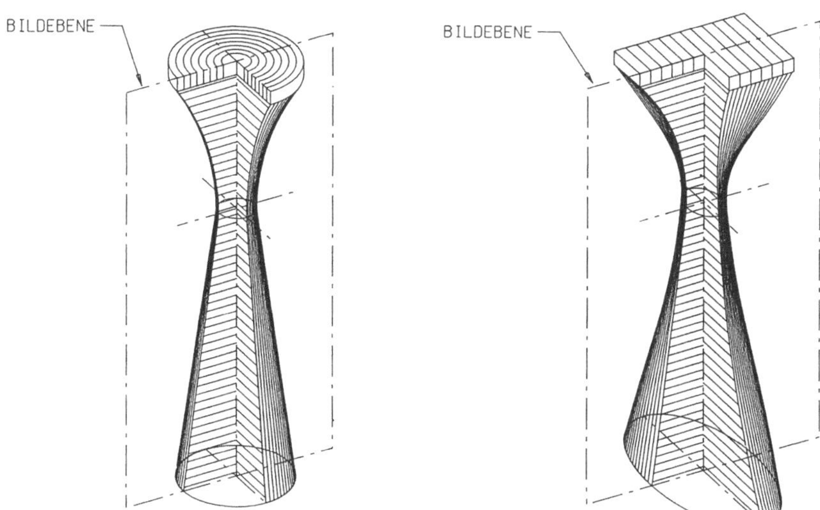

Abb. 3. Ultraschallstrahl von dynamisch fokussierten Wandlern. Links: symmetrischer Strahl eines Annular arrays. Die Strahlbreite in der Bildebene wie auch senkrecht dazu ist gleich. Rechts: asymmetrischer Strahl eines linearen Arrays. Die Strahlbreite senkrecht zur Bildebene ist größer als in der Bildebene

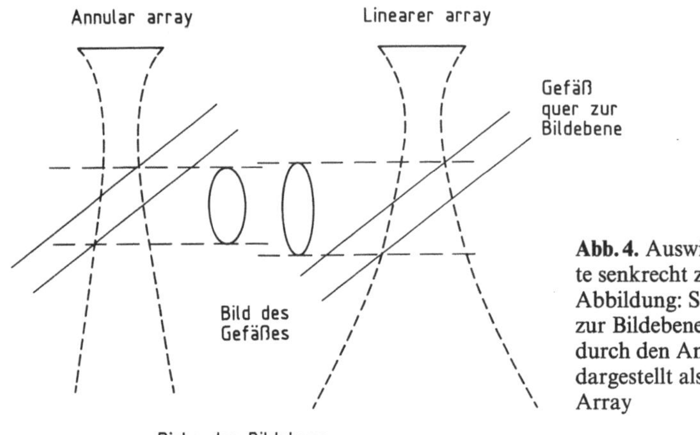

Abb. 4. Auswirkung der Strahlbreite senkrecht zur Bildebene auf die Abbildung: Strukturen, die quer zur Bildebene stehen, werden durch den Annular array genauer dargestellt als mit dem linearen Array

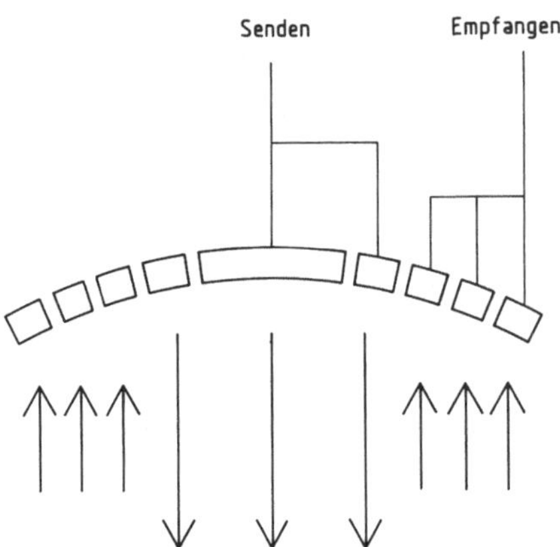

Abb. 5. Annular-array Wandler im CW-Dopplerbetrieb: Senden mit der mittleren Elementgruppe und gleichzeitiges Empfangen mit den äußeren Segmenten

mer einen rotationssymmetrischen Strahl. Somit entspricht die Auflösung quer zum Bild in jeder Tiefe auch der lateralen Auflösung in der Bildebene.

Die Auswirkung der Auflösung quer zum Bild ist in Abb. 4 gezeigt. Links ist die Bilddicke des Annular-array-Wandlers, rechts jene eines linearen Arrays dargestellt. Die Bildebenen der Wandler stehen also senkrecht zur Zeichenebene der Figur. Liegt nun z. B. ein Gefäß quer zur Bildebene, so wird der Querschnitt dieses Gefäßes mit dem Annular array besser abgebildet als mit dem linearen Wandler.

Es sei hier noch erwähnt, daß Annular-array-Sonden auch als CW-Dopplersonden verwendet werden können. Bei CW-Doppleruntersuchungen muß gleichzeitig gesendet und empfangen werden. Da die konzentrischen Ringe unabhängig voneinander betrieben werden können, ist es möglich, mit einer Gruppe von Elementen zu senden und gleichzeitig mit einer zweiten Gruppe das Dopplersignal zu empfangen (Abb. 5). So hat man also die Möglichkeit, z. B. eine vermutete Stenose mit der Annular-array-Sonde im Bild zu lokalisieren und anschließend mit derselben Sonde und ohne neue Positionierung des Wandlers die Doppleruntersuchung durchzuführen. Natürlich braucht man dazu eine entsprechende Dopplerelektronik, die an das Abbildungsgerät angepaßt ist.

Abschließend fassen wir zusammen: Ein kompaktes und ausbaufähiges Ultraschallgerät wurde ergänzt durch die Annular-array-Technologie. Dadurch konnten die Abbildungseigenschaften des mechanischen Sektorscanners weiter verbessert werden.

Ein neuartiges Kunststoffpolster als Ersatz des Wasservorlaufs für die Sonographie

G. Marwik, E. Klaiber und R. Ch. Otto

Veränderungen der Haut und des Unterhautfettgewebes sowie oberflächlich liegender Organe (z. B. der Schilddrüse) sind der sonographischen Untersuchung zugänglich geworden, nachdem hochauflösende Ultraschallsonden entwickelt wurden, die mit höherer Frequenz arbeiten [1, 2, 4]. Die Abbildungsqualität läßt sich bei diesen Fragestellungen noch steigern, wenn eine Wasservorlaufstrecke oder deren Ersatz, z. B. ein Kunststoffpolster (Elastomer) Verwendung finden [15]. Durch Interposition eines derartigen echofreien, gut schalleitenden Materials wird der Fokus des Ultraschalltransducers zur Körperoberfläche vorverlagert, so daß die Bildschärfe insbesondere von oberflächlichen Strukturen verbessert wird. Eine kompressible Wasservorlaufstrecke bzw. ein entsprechendes Kunststoffpolster gleicht zudem anatomische Unebenheiten (z. B. der Halsregion) aus, so daß ein Linear-array-Transducer mit der gesamten Kantenlänge aufgesetzt werden kann und sein Abbildungsfenster für die Untersuchung vollständig ausgenutzt wird [3, 12]. Nur bei Verwendung eines Sektorscanners kommt man mit einem kleinen Schalleintrittsfenster aus, jedoch ist hier die Abbildungsqualität oberflächlicher Organzonen prinzipbedingt unzureichend [1].

Seit 1987 und 1988 findet bei uns ein neuartiges Kunststoffpolster[1] als Ersatz für eine Wasservorlaufstrecke Verwendung. Es wurde geprüft, inwieweit sein Einsatz Vorteile bei der Untersuchung von oberflächlichen Organbereichen bringt und wo die Grenzen seiner Verwendung liegen.

Material und Methoden

Es handelt sich bei der verwendeten Substanz um ein Polyacrylamid-Agargel mit einem Wassergehalt von 97%. Dieses Gel enthält 2 Komponenten: Ein gelierfähiges Polysaccharid ist in das Gitterwerk eines Polymers auf Acrylbasis eingebettet. Beide Substanzen sind auf molekularer Basis netzartig miteinander verbunden.

Diese Gelplatten gibt es mit unterschiedlicher Dicke und Dimension. Es handelt sich um einen Einwegartikel; damit sind hygienisch einwandfreie Verhältnisse geschaffen. Ursprünglich wurden diese Gelplatten für die Behandlung von Verbrennungen und Hautwunden entwickelt und finden dafür auch heute noch Verwendung [17].

---

[1] Sono-Aid, Fa. Ed. Geistlich Söhne AG, 8952 Schlieren/ZH (Schweiz).

Mit dem neuen Wasservorlauf wurden in den vergangenen 2 Jahren bei 413 Patienten Ultraschalluntersuchungen oberflächlicher Organstrukturen vorgenommen. Es ging darum zu prüfen, inwieweit die Bildqualität oberflächlicher Organbereiche verbessert werden kann und durch die breite Kopplungsmöglichkeit des Transducers an unebene Oberflächen eine verbesserte Gesamtbildinformationen zu erreichen ist.

Die Auswertung der einzelnen Bilddokumente erfolgte durch drei verschiedene Ultraschallspezialisten. Sie bleibt allerdings insofern subjektiv, als die Verwendung des Kunststoffpolsters auf den entsprechenden Aufnahmen erkennbar war.

Ergebnisse

Eine Verbesserung der sonographischen Erkennbarkeit oberflächlicher Veränderungen konnte bei 82,6% aller untersuchten Patienten festgestellt werden. Sie wird vom untersuchten Individuum sowie von der Körperregion beeinflußt.

Gewisse Einschränkungen der Verwendbarkeit des Kunststoffpolsters bestanden vor allem bei der Hirnuntersuchung des Neugeborenen. Dies dürfte am kleinen Schallein- und -austrittsfenster (Fontanellen) liegen, das den Sektorscanner favorisiert. Bei oberflächlich liegenden Zysten der Brustdrüse tritt durch Verspiegelung im Vergleich zur Untersuchung ohne Kunststoffpolster ebenfalls ein gewisser Informationsverlust auf.

Tabelle 1. Ergebnisse der Ultraschalluntersuchungen verschiedener Organbereiche mit dem Kunststoffpolster im Vergleich zur Untersuchung ohne Kunststoffpolster

	Ultraschalldokumentation		
	n	Besser	Unverändert	Mäßiger
Gelenke				
Schulter	39	30	7	2
Knie	23	18	2	3
Hüfte	32	27	5	–
Säuglingshüften	35	28	6	1
Muskeln, Sehnen, Schleimbeutel	33	28	3	2
Halsregion (einschl. Schild- und Speicheldrüsen)	105	88	14	3
Mamma	83	75	3	5
Hoden	42	40	2	–
Neonatologie Gehirn/Rückenmark[a]	12	–	–	12
Nieren	9	7	1	1
Gesamt	413	341 (82,6%)	43 (10,4%)	29 (7,0%)

[a] Insbesondere keine Verbesserung bei Verwendung eines Sektorscanners.

Tabelle 2. Vorteile der Untersuchung mit einem Kunststoffpolster

- Verbesserte Darstellung oberflächennaher Organteile und Herde durch Fokusannäherung der "region of interest"
- Verbesserung des Randkontrastes von Organgrenzen und Herden
- Verbesserung der Transduceradaptation an anatomisch unebener Körperoberfläche
- Ausnutzung des gesamten Sichtfensters von linearen Transducern

Die Verbesserung der sonographischen Bildinformation unter Verwendung der Kunststoffpolster ist an Schilddrüse und Hoden besonders augenfällig, da es sich hier um sehr gut schalleitende Organe parenchymatöser Struktur handelt. Sie werden in voller Dimension sichtbar und lassen auch die oberflächlichen Konturen präzise erkennen.

Tabelle 1 zeigt die Ergebnisse der Ultraschalluntersuchungen ohne und mit Kunststoffpolster, orientiert nach den verschiedenen Körperregionen. Bei der Untersuchung der Brustdrüse ergeben sich Vorteile vor allem unter Verwendung niederfrequenter Transducer. Bei ca. $^4/_5$ der Patienten mit Gelenkerkrankungen stellten wir eine Verbesserung der Dokumentation arthrosonographischer Befunde fest. Sie ist indessen weniger augenfällig als bei den drüsigen Organen. Offenbar ist die gute Schalleitung des jeweils untersuchten Organs selbst Grundvoraussetzung der günstigen Abbildungsqualität durch den Wasservorlauf. Sehnen, Knorpel und Muskelfibrillen zeigen relativ hohe Absorptionswerte für Schallwellen, so daß die Reflexinformation beschränkt bleibt.

Bei Tumoren der Haut ist die Verwendung der Gelplatte ebenfalls vorteilhaft, wenn auch die Indikation der gezielten Untersuchung dazu seltener gegeben ist. Als physiologisches Beispiel einer Hautveränderung mag die Mamille dienen.

Ein weiterer Hauptvorteil der Wasservorlaufstrecke liegt in einer Verbesserung der Untersuchungsgeometrie (Tabelle 2).

Verspiegelungen, Reverberationsartefakte und der mögliche Lufteinschluß zwischen Polster und Haut sind Nachteile, die weniger schwer wiegen.

Einige Beispiele sollen den Vorteil der Anwendung der neuen Wasservorlaufstrecke dokumentieren (Abb. 1–4).

Diskussion

Die sonographische zweidimensionale Untersuchung oberflächennaher Organe, etwa der Schilddrüse oder bestimmter Gefäße, wurde erst relativ spät in Angriff genommen, da hierfür hochauflösende Ultraschallsonden erforderlich sind [8, 10, 17]. Inzwischen ist die Technik indessen so weit fortgeschritten, daß sich sogar Veränderungen der Haut sonographisch recht genau untersuchen lassen, z. B. die Tiefenausdehnung von Verbrennungen [3]. Für eine sicherere Beurteilung von Hoden, Mamma, muskuloskelettalem Bereich etc. ist die sonographische Untersuchung heute ein unentbehrliches Hilfsmittel geworden [11, 16].

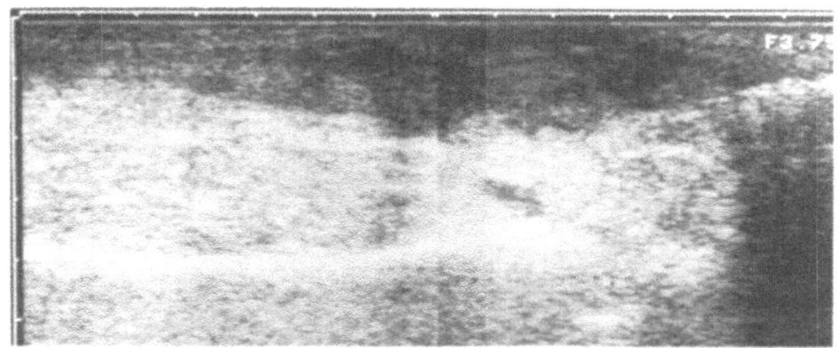

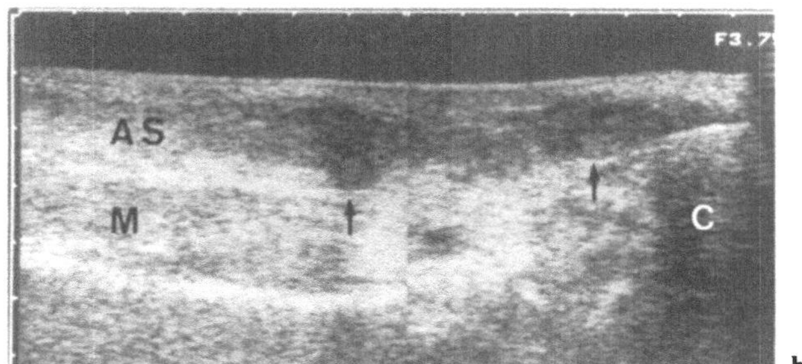

Abb. 1 a, b. Frische Achillessehnenruptur mit Hämatom. **a** Ohne, **b** mit Kunststoffpolster. Die beiden peritendinösen Hauptblutungsherde (*Pfeile*) sind erst mit dem Kunststoffpolster sichtbar und erscheinen ohne dieses verwaschen. *C* Kalkaneus, *AS* Achillessehne, *M* M. triceps surae

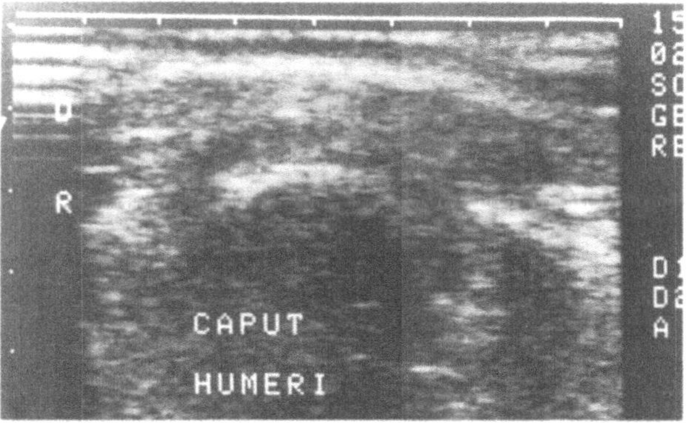

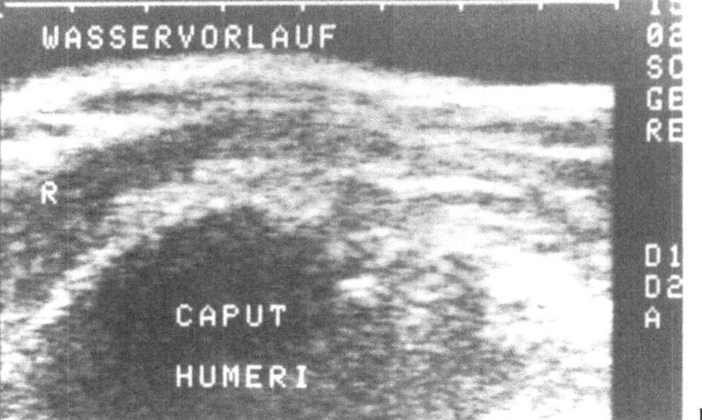

Abb. 2 a. b. Normale Rotatorenmanschette. **a** Ohne Platte: M. deltoideus, Bursa subacromialis-subdeltoidea und Rotatorenmanschette sind nur schlecht voneinander abzugrenzen (Artefakt am Bildrand *links* durch mangelhafte Auflage des Transducers bedingt). **b** Mit Platte sind alle drei Strukturen gut voneinander getrennt mit scharfen Grenzflächen

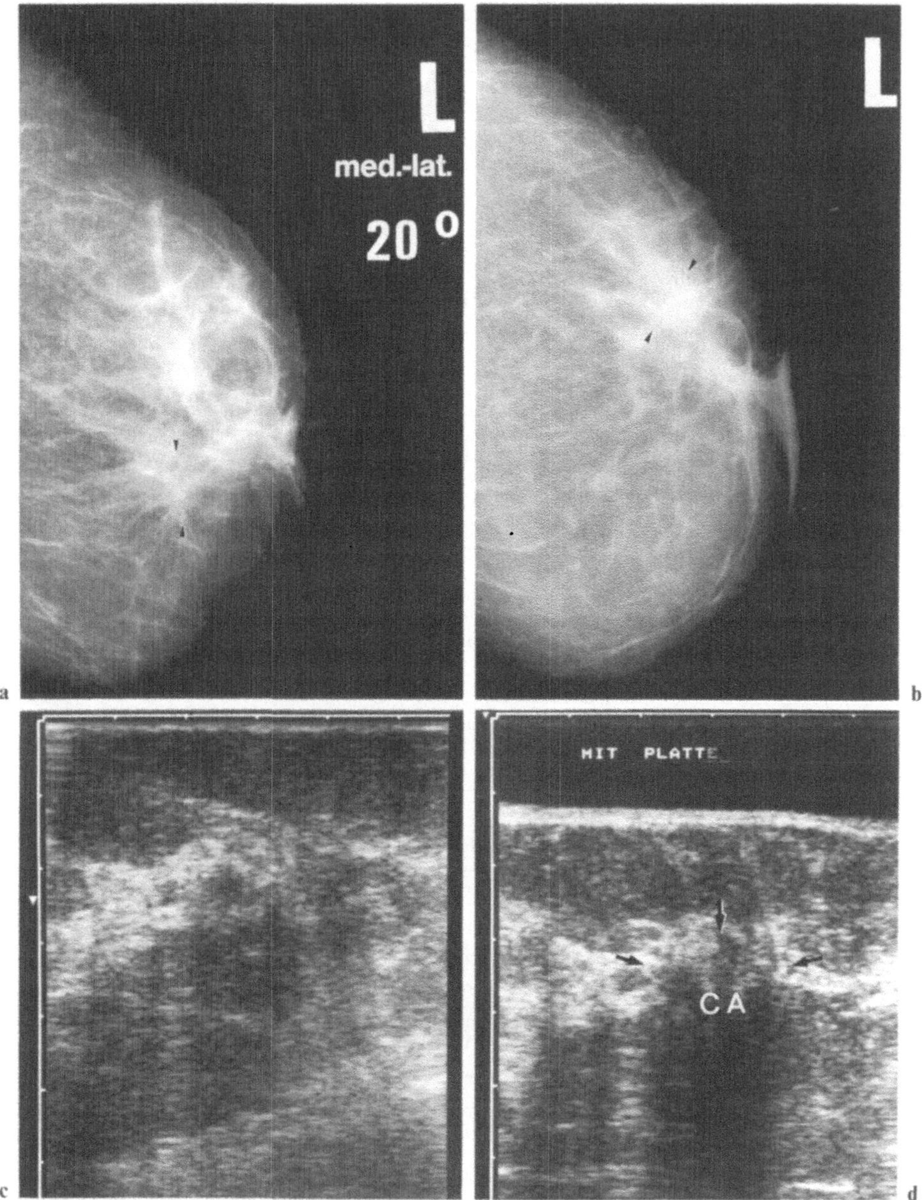

Abb. 3a–d. Mammakarzinom. **a, b** Diskrete Verdichtungszone mit langen ausläuferartigen Elementen. **c** Zugehörige Sonographie bei gleicher Patientin: Das Karzinom ist lediglich an dem großen dorsalen Schallschatten erkennbar. **d** Sonograpie in identischer Position wie **c** mit Platte. Das Karzinom tritt deutlich als Herd mit unregelmäßigem ventralem Rand und dorsalem Schallschatten hervor

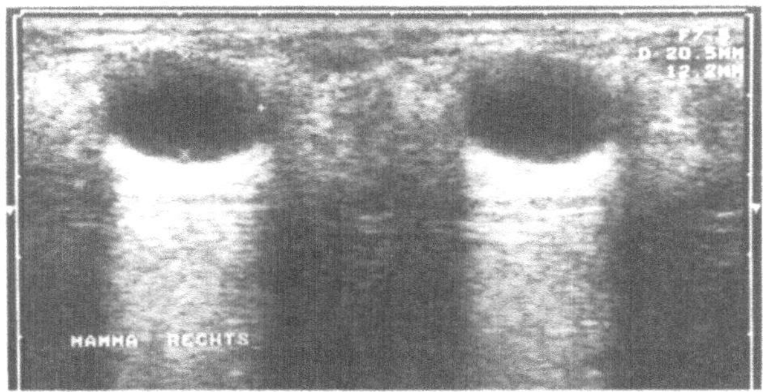

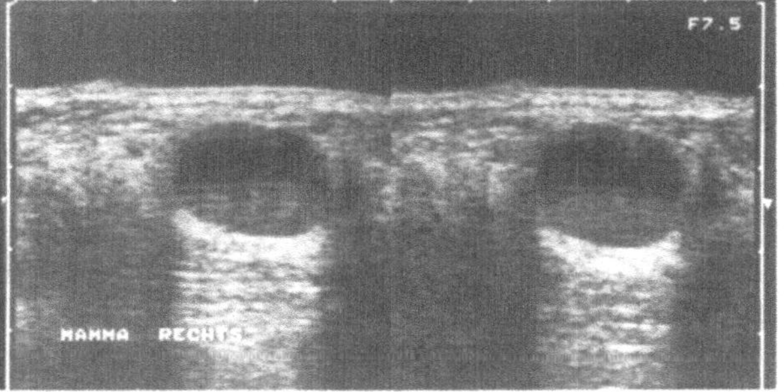

Abb. 4 a, b. Mammazyste ohne (**a**) und mit Platte (**b**). Trotz besserer Auflösung in **b** Bildverschlechterung infolge von Verspiegelungen in der dorsalen Zystenhälfte

Oberflächennahe Strukturen wurden bisher vor allem mit dem Sektorscanner oder mit Schallköpfen untersucht, die über eine Curved-array-Anordnung der Kristalle verfügen. Auch die Halsregion wird auf diese Weise untersucht, da eine Ultraschallsonde vom Linear-array-Typ nicht oder nur mit Schwierigkeiten mit ihrer gesamten Kantenlänge an die anatomisch gerundete Oberfläche angelegt werden kann [5]. Verwendet man jedoch eine Wasservorlaufstrecke oder ein Kunststoffpolster, so läßt sich dieses Problem überwinden, und ein linearer Transducer kann mit seiner gesamten Länge angesetzt werden.

Gerade für die gute Darstellung der Schilddrüse, aber beispielsweise auch bei der Suche nach einem Parathyreoideaadenom wird das Kunststoffpolster mit Vorteil verwendet. Es ergibt sich eine wesentlich bessere Übersicht aller Nachbarorgane im Sonogramm.

Diesen Vorteil erkennt man auch bei der Untersuchung von Neugeborenen, wenn es etwa um die Beurteilung der Nieren geht. Bei Verdacht auf einen Harnwegsinfekt geht es um den Nachweis oder Ausschluß etwaiger Mißbildungen der Nieren oder die Dokumentation einer Hypotonie des Nierenbeckenkelchsystems. Der Seitenvergleich der noch kleinen Nieren gelingt mit der Kunststoffvorlaufstrecke leichter als ohne diese; die Nierenstruktur ist präziser zu unterscheiden.

Daß bei allen oberflächlich liegenden Organen auch Einschränkungen der sonographischen Bildverbesserung auftreten, beruht auf dem schon erwähnten Effekt der Verspiegelung. Sie ist gelegentlich schwer vermeidbar, insbesondere bei oberflächlich liegenden Zysten. Zudem verändert sich die Schallqualität hinter gut schalleitenden wasserähnlichen Körpern und verfälscht das Reflexmuster des darunterliegenden Gewebes [9].

Geht es um die Untersuchung von Gelenken, so sicht man in der Regel mit dem Kunststoffpolster alle Weichteilstrukturen besser, wenngleich dieser Effekt weniger spektakulär als etwa am Hals hervortritt [6]. Der Hauptvorteil der Wasservorlaufstrecke liegt wiederum darin begründet, daß selbst bei unorthodoxer Schnittführung der Kontakt des linearen Schallkopfs mit der Haut nicht verlorengeht, wie dies vor allem am Schultergelenk zu beobachten ist [12]. Für die Untersuchung der Säuglingshüfte ist die Verwendung eines Wasservorlaufs in Form des Kunststoffpolsters nicht ohne Vorbehalt ratsam wegen der dauernden Bewegung. Zudem wird die Untersuchung bei seiner Verwendung verlängert. Es ist auch nicht unbedingt notwendig, da man alle wichtigen Leitstrukturen ohnehin gut sieht [7, 14].

Lediglich für die Untersuchung der Nieren und des Rückenmarkkanals von Neugeborenen lohnt sich die Verwendung einer Wasservorlaufstrecke bzw. eines Kunststoffpolsters. Die Schädelkalotte absorbiert und reflektiert offenbar große Anteile der mit einem Linear-array-Transducer applizierten Schallenergie, so daß ein Kunststoffpolster hier sogar zu einem Informationsverlust führt. Weiterhin verwendet man deshalb für den Blick durch die Fontanelle mit Vorteil einen Sektorscanner.

Literatur

1. Bauer G, Rückenacker S (1988) Sonographische Meniskusdarstellung: Welcher Schallkopf ist geeignet? Ultraschall Med 1:9
2. Bauer J, Scheuber PH, Schiller K (1986) Anwendung der 10 MHz Ultraschallsonographie zur Bestimmung der Tiefe von Verbrennungswunden. Unfallchirurg 89:300–303
3. Berger LA, Lister A, Lilley AC (1981) A water bath for thyroid scanning with ultrasound. Br J Radiol 54:630–631
4. Claes HP, Reygaerts DO, Boven FA et al. (1984) An echo-free silicone elastomer block for ultrasonographie. Radiology 150:596
5. Czembirek H, Frühwald F, Gritzmann N (Hrsg) (1988) Kopf-Hals-Sonographie. Springer, Wien New York
6. Fornage B (1987) Echographie du système musculo-tendineux des membres. Vigot, Paris
7. Graf R (1985) Sonographie der Säuglingshüfte. Enke, Stuttgart
8. Gritzmann N (1988) Halsanatomie. In: Czembirek H, Frühwald F, Gritzmann N (Hrsg) Kopf-Hals-Sonographie. Springer, Wien New York, S 119–129
9. McDicken WN (1976) Diagnostic ultrasonics. Principles and uses of instruments. Crosby Loockwood Staples, London, pp 141
10. Marosi L, Ehringer H (1984) Die extrakranielle Arteria carotis im hochauflösenden Ultraschallechtzeit-Darstellungssystem: Morphologische Befunde bei jungen, gesunden Erwachsenen. Ultraschall 5:174–181
11. Otto R (1989) Die Ultraschalluntersuchung der Brustdrüse: Untersuchungstechnik – Kriterien der Diagnostik. Ther Umschau 46:185–193
12. Sattler H, Harland U (1988) Arthrosonographie. Springer, Berlin Heidelberg New York London Paris Tokyo
13. Strasser W, Vanscheidt W, Hagedorn M, Wokalek H (1986) B-Scan-Ultraschall in der Dermatologie. Fortschr Med 25:495–498
14. Tschäppeler H (1989) Sonographie der Säuglingshüfte. Ther Umschau 46:164–170
15. Wichmann W, Foerster E, Otto R (1984) Ein neues Kunststoffpolster (Elastomer) als Vorlaufstrecke für Sonographie. Ultraschall 5:265–267
16. Wilson PC, Valvo JR, Gramiak R, Frank IR (1981) Automated water bath ultrasonic examination of scrotum. Urology 18:94–99
17. Yeh HC, Wolf BS (1978) A simple portable water-path for superficial ultrasonographie. AJR 130:275–278

Tumortherapie

Einleitende Betrachtungen

R. Ch. Otto

Ultraschallgeleitete interventionelle Verfahren haben für Diagnostik und Therapie während der vergangenen 10 Jahre eine große Bedeutung gewonnen und werden ständig verbessert und hinsichtlich ihres Indikationsbereichs erweitert. Dabei zeigt sich zum einen eine Tendenz zur zytologisch orientierten diagnostischen Punktion, die mit kleineren Punktionsnadeln auskommt, d. h. mit einem geringeren Trauma und Risiko für den Patienten einhergeht. Zum anderen werden die ultraschallgeleiteten Eingriffe zunehmend gewagter und zeigen immer größere Erfolge, wie sich dies etwa bei der Behandlung von Pankreaspseudozysten abzeichnet.

Dennoch müssen wie bei allen ärztlichen Maßnahmen auch bei den Feinnadelpunktionen und sonographisch gesteuerten Drainagen erreichbares Ergebnis einerseits sowie Beeinträchtigung und Risiko für den Patienten andererseits in einem vernünftigen Verhältnis stehen. Gelingt es, dem kranken Mitmenschen mit geringerem Aufwand, mit weniger Schmerzen und unter kleinerem Risiko zur Genesung zu verhelfen, so ist diesem Weg unbedingt der Vorrang zu geben. Die Sonographie kann hier ein wichtiges Bindeglied bilden, wie dies heute etwa bei der Behandlung des Leberabszesses schon der Fall ist.

Bei dem Versuch, neue Wege der Behandlung des Krebsleidens zu verwirklichen, bietet die ultraschallgeführte Punktion möglicherweise ebenfalls eine wichtige Hilfestellung. Wurden früher schon mit Erfolg radioaktive Seeds in einen anders nicht beeinflußbaren Tumor sonographisch gezielt appliziert, erschließen sich heute mit der perkutanen Direktapplikation bestimmter gewebetoxischer Substanzen, z. B. auch des absoluten Alkohols, vielleicht neue Horizonte einer dereinst erfolgreichen Behandlungsart.

In den drei folgenden Beiträgen wird zunächst über den aktuellen Stand von Diagnostik und Therapie unter Ultraschallführung berichtet und sodann auf die theoretisch-tierexperimentellen Erkenntnisse der intratumoralen Instillation gewebetoxischer Reagenzien eingegangen. Schließlich werden erste Ergebnisse der perkutanen Behandlung von Lebertumoren diskutiert.

Aktueller Stand der ultraschallgeleiteten Punktion für Diagnostik und Therapie

R. Ch. Otto

Für die perkutanen Punktionen unter Real-time-Kontrolle und permanenter Sicht bieten sich 3 verschiedene Wege an:

1. Die Nadel wird durch einen zentral perforierten Transducer geführt und dringt senkrecht zur Kristallfläche in die Tiefe, wie dies bei dem in Zürich entworfenen Transducer[1] für die Routinediagnostik realisiert ist [8].
2. Die Nadel kann am mechanischen oder elektronschen Sektorscanner von der Seite her über eine laterale Nadelhalterung in das Gesichtsfeld eingeschoben werden, eine Technik, die der oben beschriebenen unterlegen ist und auf die nicht im Detail eingegangen werden soll.
3. Schließlich wird von verschiedenen Autoren die „freie" Punktion empfohlen, und zwar nach vorheriger Markierung des Herdes auf der Haut und nach Tiefenmessung, mit oder ohne gleichzeitige sonographische Kontrolle der Nadelspitze über einen mit der Nadel nicht mehr fest verbundenen, seitlich gehaltenen Transducer.

Alle drei Methoden bieten Vor- und Nachteile, jedoch hat sich herausgestellt, daß kleinere Herde in der Tiefe perkutan nur dann unter permanenter Sicht sonographisch sicher punktiert werden können, wenn der zentral perforierte Transducer verwendet wird. Bei oberflächlichen Punktionen ist das Spitzenecho der Nadel gelegentlich kaum sichtbar, man erkennt jedoch deren Sitz an der Mitbewegung der Gewebestrukturen.

Bei der Punktion insbesondere im abdominellen Bereich geben wir der seinerzeit in Zürich von uns entwickelten Methode mit dem zentral perforierten Transducer den Vorzug (Abb. 1). Davon sind lediglich die Feinnadelpunktionen oberflächlicher Organe, z. B. der Schilddrüse und der Brustdrüse, ausgenommen. Hier hat sich die „freie" Punktion eingebürgert, weil die Punktionswege kurz bleiben [11].

Für die zytologische Überprüfung werden Chiba-Nadeln verwendet mit einem Außendurchmesser von 0,6–0,7 mm[2]. Nach wenig Rückzug des Stiletts oder vollständiger Entfernung desselben sieht man die Nadelspitze durch den Vakuumeffekt im Gewebe besonders deutlich, wodurch ihre präzise Plazierung auch in einem kleineren Herd gelingt (Abb. 2).

---

[1] Fa. Toshiba – SAL 10 A, 30 A, 50 A, 90 A, 100 A, 270 A.
[2] Fa. Angiomed GmbH, Karlsruhe/BRD.

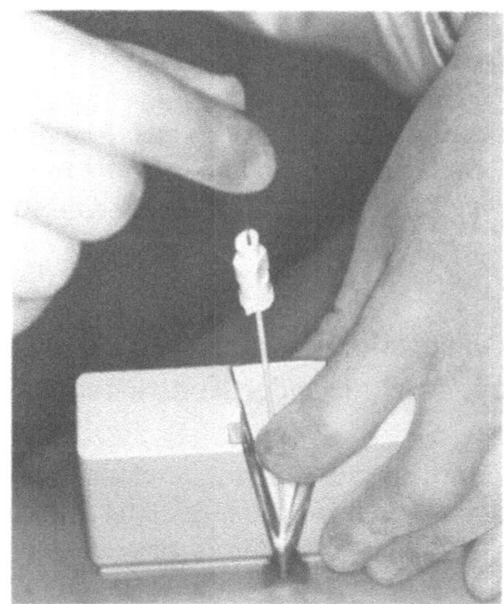

Abb. 1. Zentral perforierter Ultraschalltransducer mit eingeführter Feinnadel (koaxiale Führung)

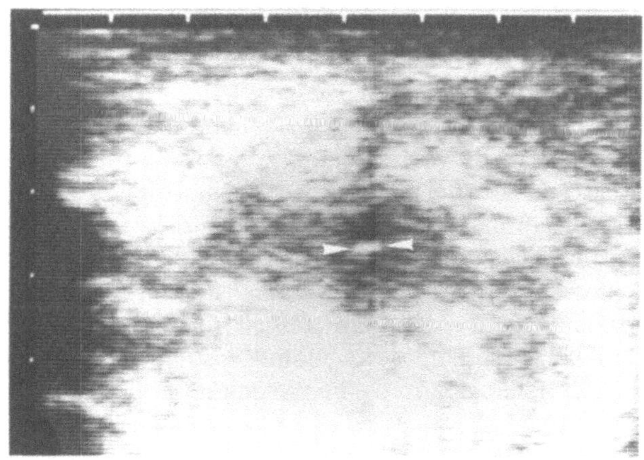

Abb. 2. Nadelspitze im Gewebe durch helles Aufprallecho markiert (Vakuumeffekt)

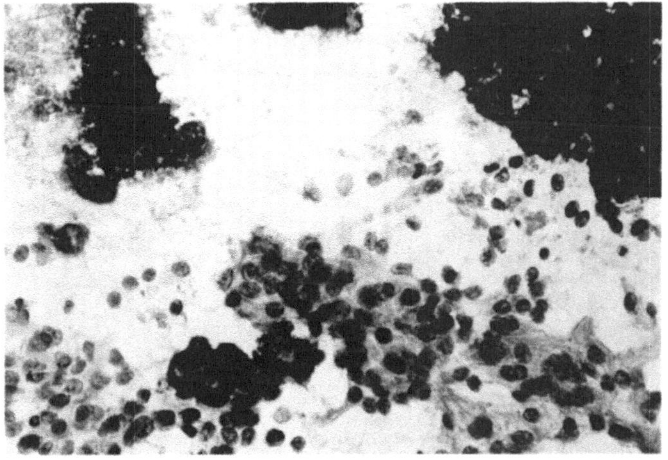

Abb. 3. Zytologisches Ausstrichpräparat (Adenokarzinom). (Pathologisches Institut KSB, Dr. Khorsandi)

Nach Aspiration wird das durch Feinnadelpunktion gewonnene Material in Delauney-Lösung fixiert. Die Feuchtfixation erlaubt eine rasche Auswertung der Gewebeprobe, die schon wenige Minuten nach Entnahme aus dem Körper unter dem Mikroskop möglich wird (Abb. 3).

Diagnostische Punktionen unter Ultraschallkontrolle mit anschließender Kontrastmittelinjektion und Röntgenkontrolle

Zuweilen ist es sonographisch nicht möglich, einen krankhaften Herd präzise zu orten, wenngleich kein Zweifel an seiner Existenz besteht, so beim peripheren Verschlußikterus. Nur in zirka 60% der Fälle läßt sich die Ätiologie der Gallenabflußstörung sonograpisch eindeutig erkennen. Unter Ultraschallkontrolle wird in den Fällen, in denen sie unklar bleibt, eine Feinnadel in einen intrahepatischen, dilatierten Gallengangsast der Leber eingebracht und anschließend Kontrastmittel unter Röntgenkontrolle injiziert. Man sieht dann genau die Ausdehnung der Obstruktion und deren Ursache [9].

Auch bei einer peripheren Harnabflußstörung geht man mit Vorteil nach dem gleichen Prinzip vor. Die Punktion des dilatierten Nierenbeckenkelchsystems ist in Sekundenschnelle möglich. Wenige Milliliter Kontrastmittel genügen, um anschließend auch hier röntgenologisch die klare Diagnose zu erkennen (Abb. 4). Erforderlichenfalls kann in gleicher Sitzung die perkutane Nephrostomie angeschlossen werden, wodurch zunächst einmal Zeit gewonnen wird, um weitergehende therapeutische Maßnahmen in Ruhe zu planen.

Auch außerhalb des Abdomens, so am Thorax, an den Extremitäten oder in der Zervikalregion ist die Feinnadelpunktion unter Ultraschallkontrolle hilfreich.

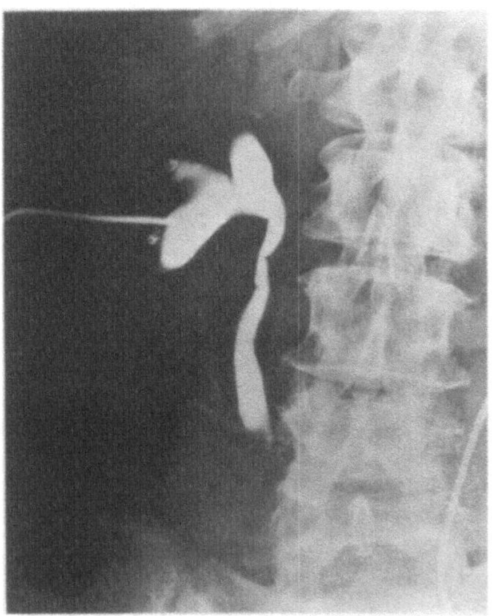

Abb. 4. Hydronephrose rechts (distales Ureterkonkrement)

Tabelle 1. Ergebnisse der diagnostischen Feinnadelpunktionen für die Zytologie

Organ	Insgesamt	Punktionen mit auswertbarem ortsspezifischen Zellmaterial	
	n	n	[%]
Leber	469	417	88,9
Pankreas	131	114	87,0
Retroperitoneale Raumforderungen	168	155	92,3
Milz	7	6	
Nieren	112	96	85,7
Intrathorakale Raumforderungen	96	59	85,5
Gesamt	952	847	
Gesamtzahl einschließlich Wiederholungspunktionen	991	893	90,1

In einem hohen Prozentsatz bringt sie richtige Diagnosen bei relativ kleinem technischen Aufwand (Tabelle 1) [4].

Es ist zu erwarten, daß durch Verbesserung der Auswertung des zytologischen Materials die Sicherheit der Diagnose weiter erhöht werden kann und gerade in der Onkologie vermehrt Informationen über Tumorart und -ausbreitung gewonnen werden.

Ultraschallgeleitete Punktionen für die Gewinnung histologisch auswertbarer Gewebeproben

Bei verschiedenen parenchymatösen, generalisierten Erkrankungen der großen Organe, etwa der Leber und der Niere, reicht die Feinnadelpunktion mit der Gewinnung zytologisch auswertbaren Materials nicht aus, um eine abschließende Diagnose zu erhalten; so etwa bei der Leberzirrhose, bei der Lebersteatose oder für die Objektivierung einer Glomerulonephritis. Das „nihil nocere" steht gerade bei diesen Kranken zwingend im Vordergrund, um das Risiko der Biopsie möglichst klein zu halten, etwa bei schon bestehender Niereninsuffizienz.

Ziel der Nierenbiopsie ist es beispielsweise, die histomorphologische Beurteilung einer generalisierten Nierenparenchymerkrankung zu erfassen. Sie ist unter Abwägung des Risikos des Eingriffs dann indiziert, wenn

1. die Ursache einer generalisierten Nierenerkrankung mit Hilfe anamnestischer Angaben und klinischer sowie laborchemischer Befunde allein nicht zu eruieren ist und gleichzeitig eine Nierenausscheidungsstörung besteht,
2. eine prognostische Aussage angestrebt wird,
3. über Einleitung oder Änderung bzw. Abbruch einer Therapie zu entscheiden ist.

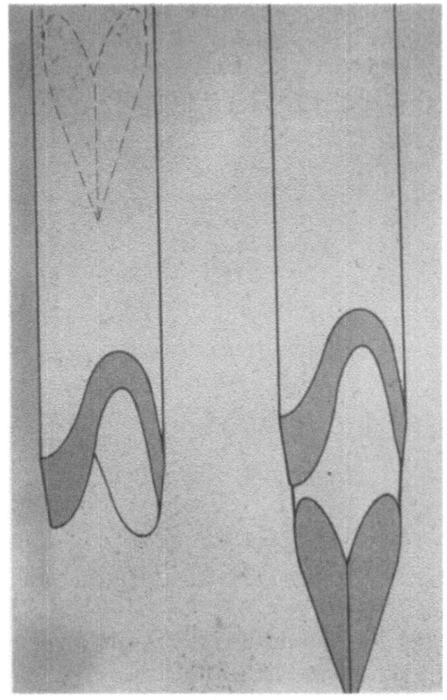

Abb. 5. Spitze einer Schneidbiopsiekanüle

Im Laufe der vergangenen Jahre hat sich bei uns die Verwendung einer Spezial-feinnadel für die Gewinnung von histologisch auswertbarem Material bewährt – der Schneidbiopsiekanüle, die in Zürich entwickelt und seit 1982 klinisch erprobt wurde [1]. Diese mit einem Stilett ausgerüstete Nadel verfügt an ihrer Spitze über zwei angeschliffene Schneiden, die es erlauben, nach Zurückziehen des Stiletts ei-nen Gewebszylinder aus der Niere auszuschneiden. Diese Schneidbiopsiekanüle liegt in einer dünneren Version (Außendurchmesser 0,93 mm) und einer kaliber-stärkeren Variante (Außendurchmesser 1,15 mm) vor, bietet also in bezug auf die Organtraumatisierung günstigere Voraussetzungen als die kaliberstärkeren Tru-cut-Nadeln (Außendurchmesser 2,11 mm). Ein solches Instrument zeigt die Abb. 5.

Mit dieser Nadel wurden inzwischen mehr als 500 Patienten erfolgreich an der Niere biopsiert. Vorläufige Ergebnisse wurden früher bereits dargestellt [12]. Der Vergleich des Punktionsergebnisses mit dem konventioneller Stanznadeln zeigt, daß keine wesentliche Einbuße an diagnostischer Sicherheit besteht, das Blutungsrisiko in Anbetracht des kleineren Traumas jedoch geringer ist (Tabel-le 2) [7].

Hauptvorteil der Verwendung dieser kleinkalibrigen Nadeln ist für den Pa-tienten die Tatsache, daß der Eingriff ambulant erfolgen kann und nur eine gewis-se klinikinterne Überwachungszeit von 1–2 h notwendig wird.

Tabelle 2. Vergleich Ministanzbiopsie/konventionelle Stanzbiopsie. A morphologisch auswertbar, B nicht verwertbar: zuwenig/kein/ungenügendes Material

Nieren- biopsien	n	An- zahl	Glome- rula	Licht- mikro.		Elek- tronen- mikro.		Immun- fluor.		Infor- mations- zuwachs		Adäquat	
		LM	Gesamt	A	B	A	B	A	B	Ja	Nein	Ja	Nein
				[%]									
Ministanz- biopsie	57	9,3 ± 6,78	10,8 ± 8,16	100	0	83	17	51,9	48,1	94	6	75	25
Konventionelle Stanzbiopsie	61	12,58 ± 8,4	16,0 ±10,73	96,7	3,3	86,3	13,7	64,6	35,4	93,4	6,6	77	23
Gesamt Signifikanz	118		2p<0,05	2p<0,02									

Tabelle 3. Kurative ultraschallgeleitete Drainagen

Befund	Anzahl	Geheilt
Leberabszeß	22	20
Nephrostomie	48	11
Nierenkarbunkel	3	2
Nierenzyste	39	?
Sonstiger Abszeß intraabdominell	11	6
Präsakralabszeß	4	3
Pleuraempyem	12	9
Pankreaspseudozyste	7	4
Gesamt	146	55

Ultraschallgeleitete therapeutische Eingriffe

Bei komplizierten Verläufen nach Bauchoperationen wird heute die Ultrasonographie bevorzugt eingesetzt, um subphrenische, subhepatische oder zwischen den Darmschlingen liegende Abszesse zu erfassen [7]. Wenn bei dieser Untersuchung eine Flüssigkeitsansammlung gefunden wird, soll in der Regel sogleich die Feinnadelpunktion angeschlossen werden, um banale postoperative Hämatome oder Serome von einem Abszeß abzugrenzen. Dieser Eingriff mit der Feinnadel ist auch deswegen ohne Umschweife durchzuführen, weil er eine Maßnahme mit nur geringem Risiko darstellt, sofern er unter Sicherheitskautelen vorgenommen wird, und weil er u. U. Informationen liefert, die für den Patienten von vitalem Interesse sind.

Stellt man bei der Punktion Eiter fest, wird sofort ein Katheter in die Abszeßhöhle eingeführt, ein Verfahren, das heute mit entsprechendem Material sehr prä-

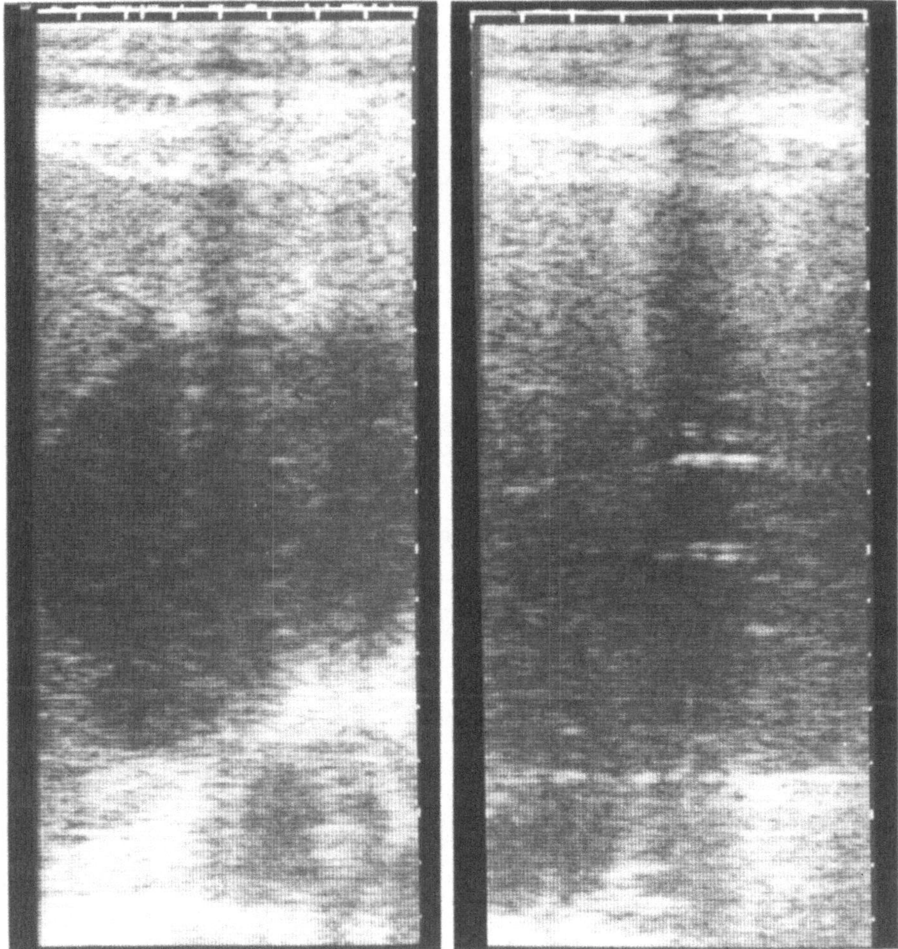

Abb. 6. Leberabszeß mit einliegender Pigtail-Drainage (*links* vor, *rechts* nach Draineinlage)

zise und sicher durchführbar ist [6]. Beispielsweise hat beim Leberabszeß die ultraschallgesteuerte Einlage eines dünnen Drainagekatheters oder eines Saug-Spül-Drainagekatheters die operative Ausräumung verdrängt. Wir bevorzugen in letzter Zeit allerdings mehr die Einlage von zwei dünnen gegenüberliegenden Drainagekathetern statt eines dickeren, wenn es um die Spülung geht.

Die mit dem Leberabszeß früher verbundene Letalität ist damit verschwunden. Die Einfachheit des Verfahrens erlaubt seinen Einsatz auch beim Amöbenabszeß, der schon früher eine Kontraindikation zur operativen Behandlung war, heute aber unter dieser schonend eingelegten Drainage schneller ausheilt. Abbildung 6 zeigt einen ausgedehnten Leberabszeß im dorsalen rechten Leberlappen, in den soeben ein Pigtail-Drainage-Schlauch eingelegt wurde. Einen dünnen 8,4 F-Pigtailkatheter, wie er üblicherweise für die Abszeßdrainage bei uns verwendet wird, zeigt Abb. 7.

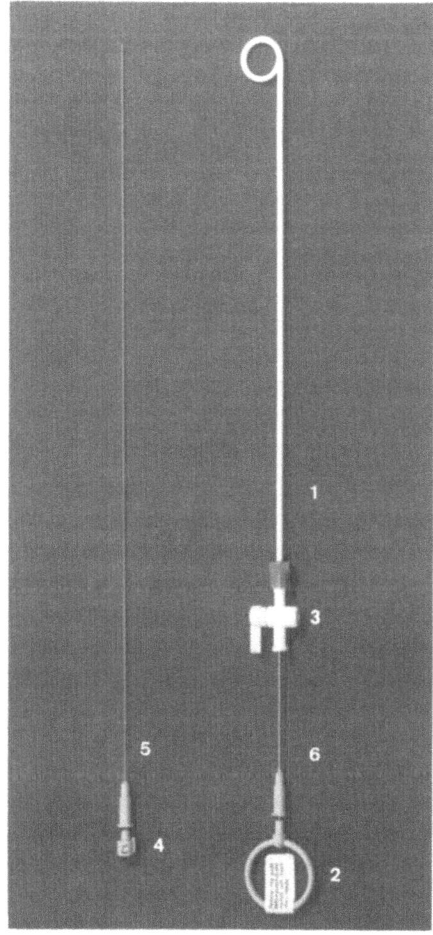

Abb. 7. Pigtail-Drainageschlauch für Abszeßdrainage und Nephrostomie (*1* Pigtail-Drainageschlauch; *2* Pigtail-Aufrichter; *3* Drainageverschluß; *4* Stilett-Punktionsnadel; *5* Punktionsnadel; *6* Führung für Punktionsnadel)

Daß auch andere Krankheitsherde mit der ultraschallgeleiteten Drainage saniert werden können, ist längst bekannt. In unserem Krankengut (Tabelle 3) [4] sind die Ergebnisse kurativ unter Schallkontrolle eingelegter Drainagen dokumentiert. Die adäquate Behandlung von Pankreaspseudozysten ist dabei noch ein Spezialgebiet, das künftig sicher weiter ausgebaut werden kann und dessen Erfolgsrate noch gesteigert wird.

Risiko der ultraschallgeleiteten Punktionen

Das Risiko von Punktionen im Bereich des Abdomens läßt sich heute recht genau übersehen und ist bei Einhaltung bestimmter Sicherheitskriterien durchaus vertretbar. Unter der Voraussetzung, daß nur bei einem Quickwert von 50%, bei

Thrombozytenzahlen von nicht weniger als 80 000/mm^3 und bei einer normalen Blutungszeit punktiert wird, ist das Risiko einer Blutung durch den Punktionseingriff ausgesprochen gering.

Eine Besonderheit muß bei der Leberpunktion beachtet werden. Selbst mit einer Chiba-Nadel kann es hier während des Eingriffs zu hypotonen Krisen mit Bradykardie und sogar Herzstillstand kommen. Dieses Phänomen ist aus der Literatur hinlänglich bekannt [2–5]. Innerhalb der vergangenen Jahre sahen wir bei 3 Patienten eine derartige Situation. Durch rasche therapeutische Maßnahmen erholten sie sich jedoch rasch.

Die Verwendung von Schneidbiopsiekanülen ist unproblematisch. Man hat mit diesem Instrument eine gewisse Gewähr, daß größere intraparenchymatöse Gefäße nicht angeschnitten werden und damit das Blutungsrisiko gering bleibt, dies im Gegensatz etwa zur Trucut-Nadel, welche sämtliche Organstrukturen beim Stanzen ergreift.

Bei allen anderen invasiven Eingriffen, insbesondere beim Einlegen von Drainagen, kommt es sehr auf den exakten Sitz derselben an. Schwere Blutungen, welche eine Operation erforderlich gemacht hätten, haben wir bisher glücklicherweise nicht beobachtet.

Literatur

1. Antonucci F, Stuckmann G, Burger HR, Otto RC (1986) Ultraschallgeleitete Schneidbiopsie bei generalisierten und fokalen Erkrankungen der Leber. Ultraschall 7:203–208
2. Barrett GM (1974) Hypotension after percutaneous liver biopsy. Lancet I:624
3. Berg JW, Robbinson GF (1962) A late look at the safety of aspiration biopsy. Cancer 15:826
4. De Ford JW (1974) Acute transient hypotgension following percutaneous liver biopsy. Lancet I:741
5. Falchuk KR (1974) Hypotension after percutaneous liver biopsy. Lancet I:624
6. Gebel M (1988) Ultraschallgezielte transkutane Drainage pathologischer Flüssigkeitsansammlungen im Bauchraum. In: Gebel M, Majewski A, Brunkhorst R (Hrsg) Sonographie in der Gastroenterologie. Diagnostik-Therapie-Neue Methoden. Springer, Berlin Heidelberg New York London Paris Tokyo, S 115–122
7. Largiadèr F, Otto R (1987) Wertigkeit der ultraschallgesteuerten Punktion in Diagnostik und Therapie. Chirurg 58:199–206
8. Otto R, Deyhle P (1980) Guided puncture under real-time sonographic control. Radiology 134:784–785
9. Otto RC, Wellauer J (1985) Ultraschallgeführte Biopsie. Springer, Berlin Heidelberg New York
10. Otto RC (1988) Ultraschallgesteuerte Punktionen. In: Günther RW, Thelen M (Hrsg) Interventionelle Radiologie (Hrsg) Thieme, Stuttgart New York, S 485 ff
11. Otto R (1989) Die Ultraschalluntersuchung der Brustdrüse: Untersuchungstechnik, Kriterien der Diagnostik. Ther Umschau 46:185–193
12. Stuckman G, Burger HR, Keusch G, Binswanger U, Otto R (1987) Die ultraschallgeführte Nierenbiopsie mit der Schneidebiopsiekanüle. Ultraschall Klin Praxis 2:205–215

Treatment of Liver Carcinoma
by Percutaneous Intratumoral Ethanol Injection

M. Ohto, M. Ebara, and K. Kita

Introduction

Recently, small hepatocellular carcinoma (HCC) has been detected reliably by real-time ultrasound (US), and the rate of detection is increasing, particularly in patients with cirrhosis of the liver. At present, surgical resection is believed to be the most effective treatment of small HCC, but is often not indicated because of the associated liver dysfunction. While transcatheter arterial embolization and systemic chemotherapy are recommended when resection is not feasible, their usefulness has not been reliably established in patients with small HCC.

It was shown in our previous study that intratumoral injection of 99.5% ethanol promptly produced necrosis of cancer tissue as seen on histological study of the tumors surgically resected after the injection. For this reason we developed the procedure called percutaneous ethanol injection (PEI) in order to establish a new method of treatment which would cause no further damage to the already cirrhotic liver [1–3]. PEI proved to be successful in causing disappearance or regression of the tumors as seen on subsequent imaging examinations [3, 4]. PEI has become more commonly in the treatment of small HCC in Japan. Recently, the same therapeutic method has been attempted in abdominal tumors [5].

Patients and Methods

Patients

From December 1982, 59 patients with HCC smaller than 3 cm in diameter underwent PEI treatment. The age of the 48 male and 11 female subjects ranged from 41 to 74 years. Forty-eight patients underwent the treatment for one tumor, 8 for two tumors, and 3 for three tumors. The diameter of the lesion was less than 1 cm in 15 tumors, 1–2 cm in 40 tumors, and 2–3 cm in 18 tumors. Liver cirrhosis coexisted with HCC in all the patients. Subjects requiring intensive care for severe liver damage were excluded beforehand. The indication for PEI treatment is shown in Table 1.

Table 1. Indication for PEI therapy

Diameter of tumor	≤ 3 cm
Number of tumors per patient	≤ 3
Liver function	
Serum bilirubin	≤ 3.0 mg/dl
Prothrombin time	≤ 15 s
Ascites	None
Bleeding tendency	
Bleeding time	≤ 6 min
Number of thrombocytes	$\geq 3.0 \times 10^4$
General condition	No serious failure of other organs

Diagnosis

A real-time US apparatus was used for the detection of HCC on routine and follow-up examinations of patients with chronic liver disorders, particularly liver cirrhosis. X-ray CT was used in all the patients whose US revealed mass lesions suspicious of small HCC. Hepatic and superior mesenteric angiographies employing a slow contrast infusion method suitable for diagnosis of small HCC were performed in all the patients with mass lesions detected by US. Percutaneous biopsy with a fine needle under US control was carried out in all the tumors to establish the histological diagnosis of HCC.

Ethanol Injection

After local anesthesia at the site of puncture, a PTC needle (outer diameter 22 gauge, length 20 cm) was introduced percutaneously either into the tumor (intratumoral injection) or along its margin (peritumoral injection), after which 99.5% ethanol was injected through the needle. The percutaneous puncture was performed under US control using a puncture probe (GCE-406M, Toshiba, Tokyo). Needle position was shifted slowly during injection of ethanol to achieve uniform and adequate instillation and ensure diffuse tissue necrosis within and around the tumor. The injection was continued, or repeated via another puncture, until a high-echo area appearing immediately after the injection covered the tumor totally or high resistance to the injecting pressure due to necrotized tumor tissues made further injection difficult. When ethanol flowed into the neighboring blood vessels or onto the liver surface, the needle was introduced again into another part of the tumor for effective injection. The procedure was usually performed twice a week and repeated until the original echo pattern had been completely replaced by a different one, such as high-ring (mass with high-echo margin), low-halo (mass with surrounding low-echo area) or high-spot (mass with high-echo center), that persisted in the area of the tumor and its surroundings.

The total amount of ethanol given in a session of the treatment was 6–17 ml in tumors less than 2 cm and 10–46 ml in tumors 2–3 cm in diameter. The number of procedures was three to five for tumors less than 2 cm and four to six for tumors 2–3 cm in diameter. In order to prevent local pain occurring immediately after needle withdrawal, 2–3 ml of 1% lidocaine solution was administered through the needle while it was withdrawn.

Follow-up

All the patients underwent serum alpha-fetoprotein (AFP) examination and US regularly once every 3 months after completion of treatment. Dynamic CT or angiography was repeated to assess the effects of PEI on the tumors, if feasible, within 1 month after completion of a series of PEI. Percutaneous liver biopsy was also performed to document the effects of PEI on the tumors in those patients in whom it was feasible.

Results

Therapeutic Effect

In the latest findings on the images, all the tumors regularly treated by PEI disappeared or reduced in the size (Fig. 1). During a period of 6 months' follow-up

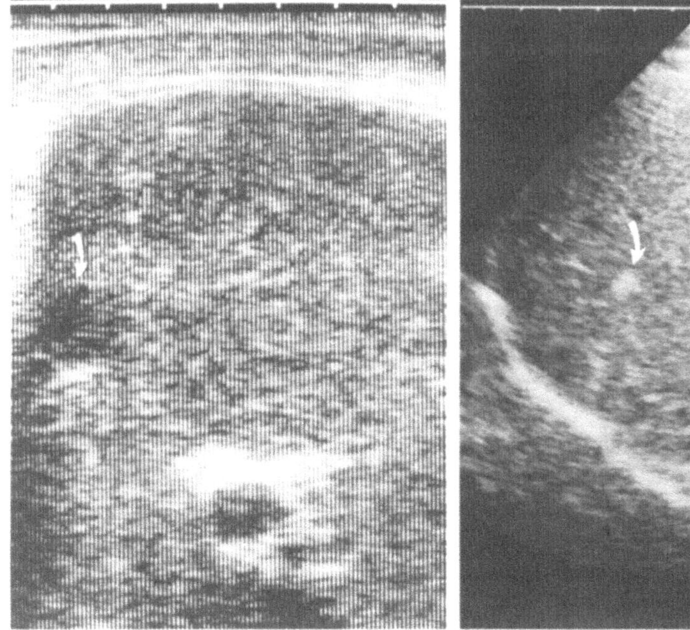
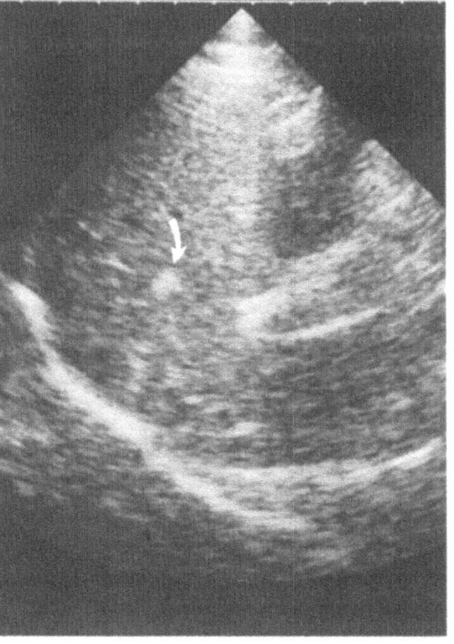

Fig. 1 a, b. Effective treatment of a small HCC by PEI. **a** Before PEI, the tumor shows up on US as a low-echo mass about 15 mm in diameter. **b** One year after PEI, the tumor is greatly reduced in size and appears as a high-echo dot

post PEI, 27% of the tumors completely disappeared, 60% regressed to an area less than 50% of that before PEI, and 90% to an area less than 70% of that before PEI. At the time of writing, the patients have showed no recurrence of the tumors treated.

Complications

Some minor complications not requiring intensive care occurred in association with the PEI procedure. Early in the series, mild to severe pain lasting for a few minutes occurred at the site of puncture immediately after needle withdrawal. Later, we solved this problem by giving 2–3 ml of 1% lidocaine solution during needle withdrawal.

Fever over 38 °C lasting for less than 3 days was observed in 44% of the patients. No intraperitoneal bleeding, intraperitoneal bile leakage, pneumothorax or lowering of blood pressure (80 mmHg) was noted. A rise of the serum glutamic oxaloacetic transaminase (SGOT) level to more than 1.5 times the pre-PEI level was seen in four patients, in all of whom it returned nearly to the previous level within 1 month after PEI. Liver function was no longer unfavorably affected.

Prognosis and Survival

Five patients died after PEI, three of hepatic failure due to liver cirrhosis and two of bleeding esophageal varices. None of the patients died of the carcinoma during the period of follow-up. Survival curve were calculated by the Kaplan-Meier method for the 59 patients who underwent PEI treatment (Fig. 2). The 1-year, 2-

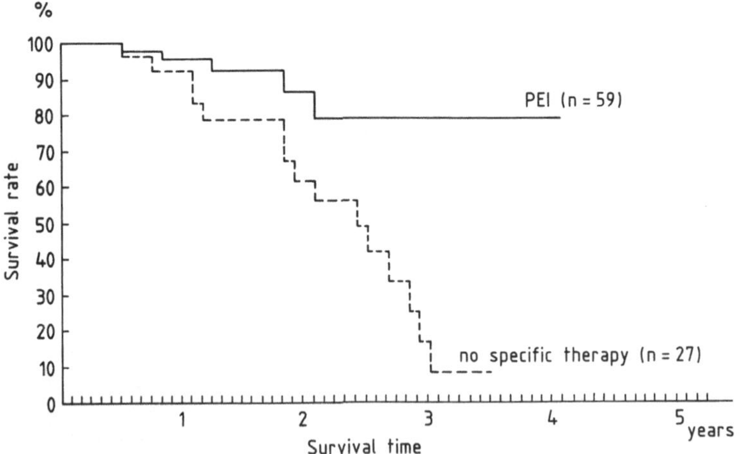

Fig. 2. Survival curves (Kaplan-Meier method) for the 59 patients with small HCC who underwent PEI treatment and for the 27 patients with no specific treatment of the tumor. The difference between them ($P < 0.05$) was significant (generalized Wilcoxon method, historical control study)

year, 3-year, and 4-year survival rates were 96%, 86%, 79%, and 79% respectively.

Summary

A new therapeutic method of PEI has been developed and applied in patients with small hepatocellular carcinoma (less than 3 cm in diameter). All the tumors treated with PEI disappeared or decreased in size. No serious complications occurred during or after the procedure. The patients treated with PEI lived longer than those with no specific treatment of their tumors.

PEI might be suitable as a curative form of therapy for small HCCs.

References

1. Sugiura N, Takara K, Ohto M et al. (1983) Treatment of small hepatocellular carcinoma by percutaneous injection of ethanol into tumor with real time ultrasound monitoring. Acta Hepatol Jap 24:920
2. Shinagawa T, Ukaji H, Iino Y et al. (1985) Intratumoral injection of absolute ethanol under ultrasound imaging for treatment of small hepatocellular carcinoma: attempts in three cases. Acta Hepatol Jap 26:99–105
3. Ohto M, Sugiura N (1986) Intratumoral ethanol injection therapy and irradiation therapy in hepatocellular carcinoma. J Jpn Soc Cancer Ther 21:237
4. Ohto M, Ebara M, Watanabe Y et al. (1988) Percutaneous ethanol injection (PEI) therapy for small hepatocelllar carcinoma: evaluation of its utility on the basis of tumor images and survival after therapy. Jpn J Med Imaging 7:25–33
5. Livraghi T, Festi D, Monti F et al. (1986) US-guided percutaneous alcohol injection of small hepatic and abdominal tumors. Radiology 161:309–312

Radioimmunotherapy of Solitary Liver Metastases by Means of Intratumoral Instillation of the CEA-Antibody 131 J-BW 431/26

H.-W. Müller-Gärtner, R. Montz, R. Klapdor, M. Hirschmann, and J. Langkowski

Radiolabelled monoclonal antibodies against tumour-associated antigens have opened up new perspectives in tumour diagnosis. As far as tumour therapy is concerned, systemic administration in human beings has been unsuccessful so far. This can be explained by a low antibody accumulation in tumour tissue. Even intra-arterially administering the antibody can be unsuccessful if perfusion of the metastasis is low. Taking these factors into account we injected radiolabelled antibodies into the tumour. The decision to proceed along these lines was strengthened by the knowledge that this approach has been shown to be capable of retarding tumour proliferation of tumour transplants on nude mice.

Methods

The study was prospectively designed and has been fully approved by the local ethical committee. Two patients, each with a single liver metastasis from a colon carcinoma, gave their informed consent. In both patients liver surgery did not prove possible. This was because of the poor physical condition of one patient and due to small pulmonary metastases in the other. Under local anesthesia ^{131}I-labelled monoclonal anti-carcinoembryonic antigen(CEA)-antibodies were injected multifocally and guided sonographically into the liver metastases. The specific activity of the antibody preparation amounted to 660 MBq/mg, the activity concentration to 792 MBq/ml.

Results

The kinetics of 131-iodine were similar in both patients, namely it decreased biexponentially in both liver metastases. In patient 1 the effective half-life times amounted to 17.4 and 99 h. The 131-iodine enhancement in the liver metastasis persisted for at least 13 days (Fig. 1). In the serum 131-iodine activity decreased triexponentially. The effective half-life times amounted to 3 h, 10.7 h and 72 h. Data from 131-iodine kinetic and dosimetrical calculations are summarized in Table 1. The tumour volume amounted to 110 ccm in patient 1 and 14 ccm in patient 2. Per ccm tumour volume 46.7 MBq was injected in patient 1 and

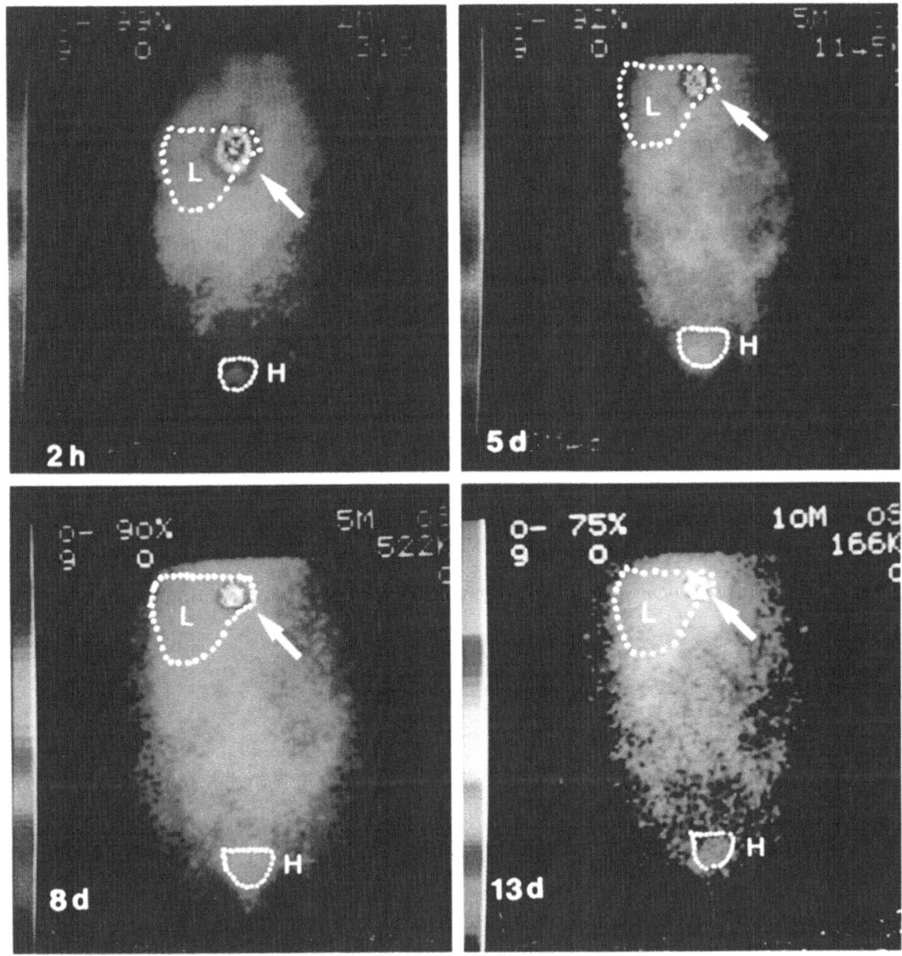

Fig. 1. Abdominal scintigraphies 2 h and 5, 8, and 13 days (*d*) after instillation of ^{131}I-labelled monoclonal anti-CEA antibodies into a solitary liver metastasis of a colon carcinoma. *L*, liver; *H*, urinary bladder

132.1 MBq in patient 2. If a homogeneous intratumoral distribution of the radioactivity is assumed, then the tumour dose amounted to 358 Sv in patient 1 and to 762 Sv in patient 2. In patient 1 94.1% and in patient 2. 86.1% of the administered radioactivity was excreted via the urine within 4 days after instillation. The whole body dose calculated according to the MIRD concept was 87.5 mSv in patient 1 and 39.0 mSv in patient 2. Additionally, the radiation dose of the thyroid was calculated for patient 2: it amounted to 3.8 Sv under sodium perchlorate (900 mg per day for 7 days).

The follow-up of serum CEA concentrations for patient 1 (Fig. 2) is also representative for patient 2. Before treatment, CEA increased continuously; 2 weeks after intratumoral instillation of the antibodies, CEA serum concentration went

Table 1. Instillation of ^{131}I-labelled monoclonal anti-CEA antibodies into solitary liver metastases from colon carcinoma – kinetic and dosimetrical data

	Patient 1	Patient 2
Tumour volume (ccm)	110	14
Total radioactivity injected into liver metastasis (GBq)	5.14	1.85
Radioactivity per ccm tumour volume (MBq)	46.7	132.1
Tumour dose (Sv)	358	762
Cumulative 131-iodine excretion after intratumoral (i.t.) injection (%):		
After 1 day	60.0	37.0
After 2 days	83.1	66.0
After 3 days	92.0	79.6
After 4 days	94.1	86.1
Total body dose (tumour excluded):		
Beta and gamma (in blood)	4.5 mSv	16.0 mSv
Gamma (in liver)	83.0 mSv	23.0 mSv
	87.5 mSv	39.0 mSv

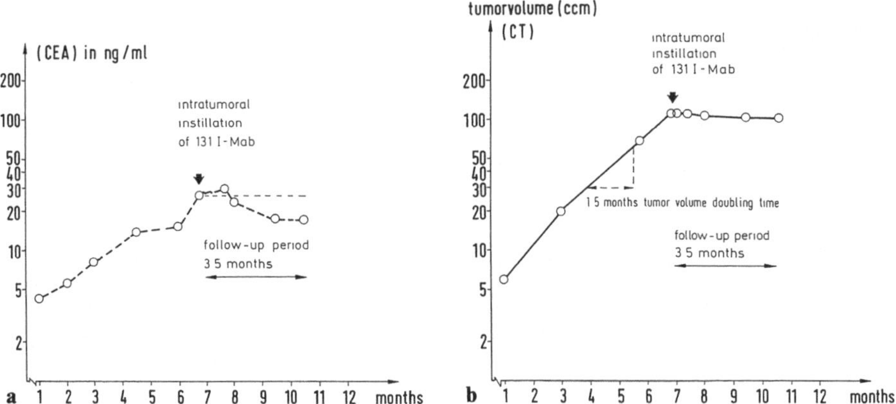

Fig. 2 a, b. CEA serum concentration (**a**) and tumour volume (**b**) before and after instillation of ^{131}I-labelled monoclonal anti-CEA antibodies (*Mab*) into a solitary liver metastasis of a colon carcinoma

up to 30 ng/ml and during the course of the following 3.5 months dropped below the value obtained immediately before treatment. The size of the tumour had doubled in 1½ months before treatment (Fig. 2). After intratumoral administration of ^{131}I-labelled antibodies the tumour volume did not increase further for a total period of a 3.5 months. In order to evaluate whether the retention of the labelled antibodies in the liver metastases is due to specific binding, a number of experiments on nude mice have been performed. The corresponding tumour growth data are given in Fig. 3. The effective half-life time of free iodine in the tumour amounted to 2.6 h. However, and this is particularly significant, the effective half-life of the monoclonal antibodies in the tumour was nine times longer, amounting

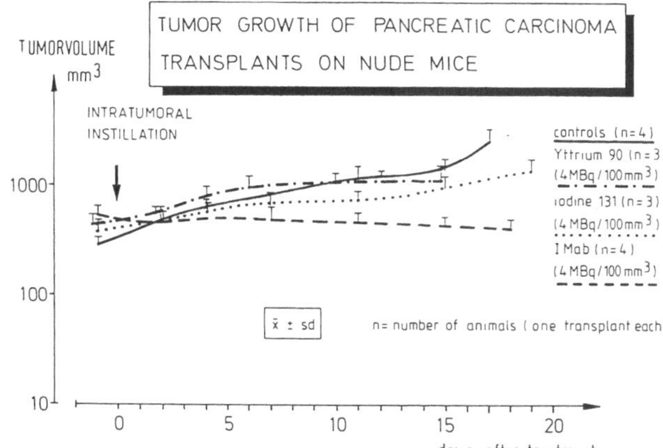

Fig. 3. Tumour growth of pancreatic carcinoma transplants on nude mice after intratumoral instillation of ^{131}I-labelled monoclonal anti-CEA antibodies versus controls

to 23.2 h. The proliferation of tumours treated with ^{131}I-labelled monoclonal antibodies was significantly inhibited when compared with controls or with tumours treated with 131-iodine or 90-yttrium.

Conclusions

The instillation of radiolabelled monoclonal antibodies into liver metastases showing the corresponding antigen should be considered in selected cases as a therapeutic means of retarding tumour growth. This mode of therapy should be limited to patients in whom surgery is not possible.

Soziale und wirtschaftliche Aspekte der Ultraschalldiagnostik

Rundtischgespräch

H. J. Zweifel

Anläßlich der 12. gemeinsamen Tagung der deutschsprachigen Gesellschaften für Ultraschalldiagnostik fand am 10. Oktober 1988 ein Rundtischgespräch über soziale und wirtschaftliche Aspekte der Ultraschalldiagnostik statt.

Drei Themenkreise, die sich auf Patient, Untersucher und Gerät bezogen, wurden unter Einbeziehung des Auditoriums diskutiert. Ziel des Rundtischgesprächs war, einen aktuellen Überblick über das soziale und wirtschaftliche Umfeld der Ultraschalldiagnostik zu geben und mögliche zukünftige Entwicklungen aufzuzeigen.

Teilnehmer

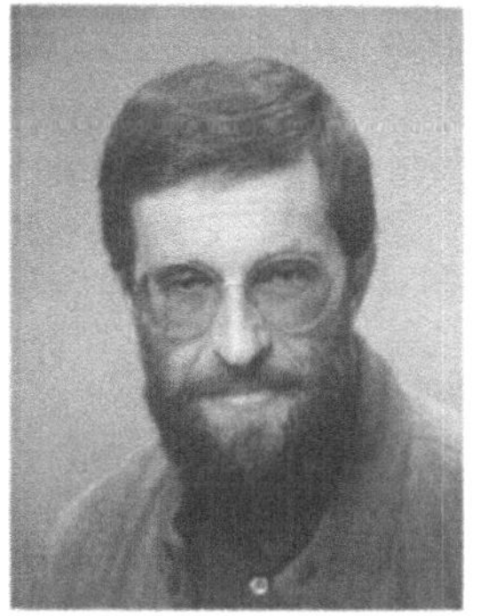

Univ.-Doz. Dr. med. Gert Judmaier
Aufbau und Leitung der Gastroenterologie an der Univ.-Klinik in Innsbruck, Vorstandsmitglied der OEGUM, Ärztekammer Tirol: Kontrolle Zulassung US/Standespolitik, Ultraschall 84, Innsbruck, Mitorganisator.

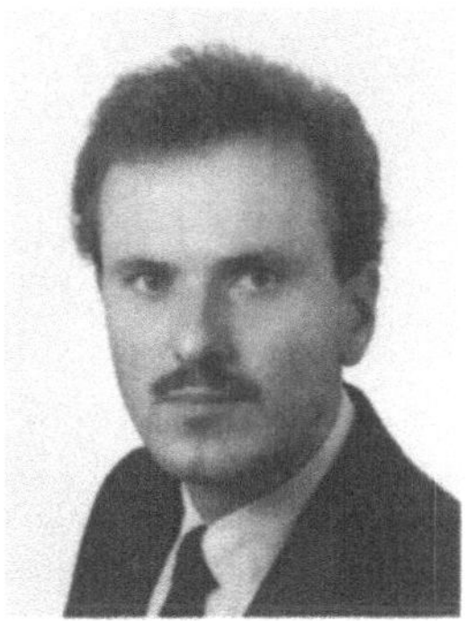

Dr. med. Lothar Krimmel
Arzt für Allgemeinmedizin, dann Referent Honorarabteilung Kassenärztliche Bundesvereinigung, heute stellvertretender Dezernent (Leiter) der Vertragsabteilung der Kassenärztlichen Bundesvereinigung.

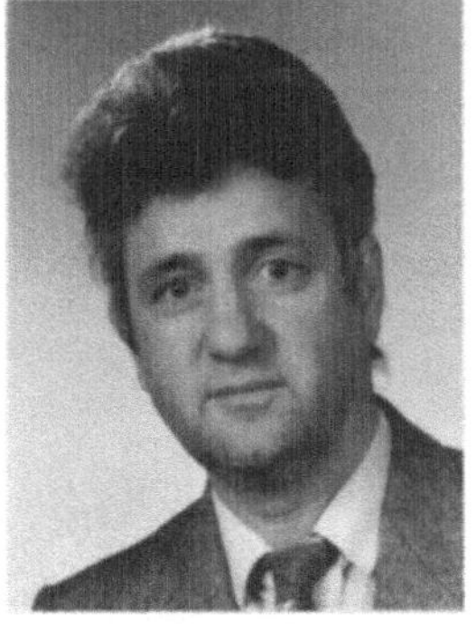

Prof. Dr. med. Harald Lutz
Leiter der Med. Klinik I am Klinikum Bayreuth mit Schwerpunkten Gastroenterologie, Onkologie, Hämatologie und Stoffwechsel. Ultraschall 83, Erlangen, Organisator.

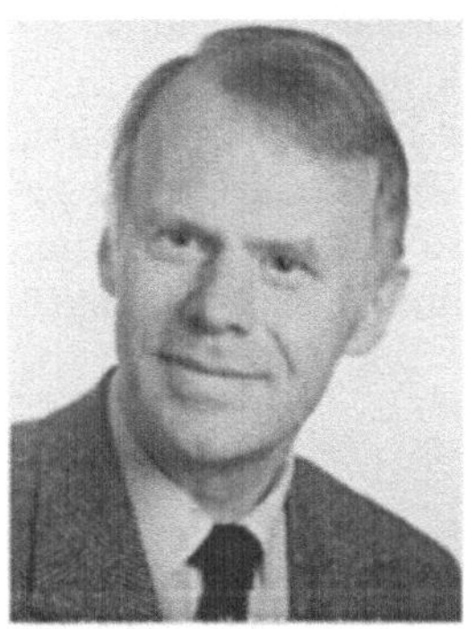

Prof. Dr. med. Rainer Otto
Chefarzt am Institut für Röntgendiagnostik und Nuklearmedizin am Kantonsspital Baden AG. Ultraschall 82, Bern, und Ultraschall 85, Zürich, Organisator.

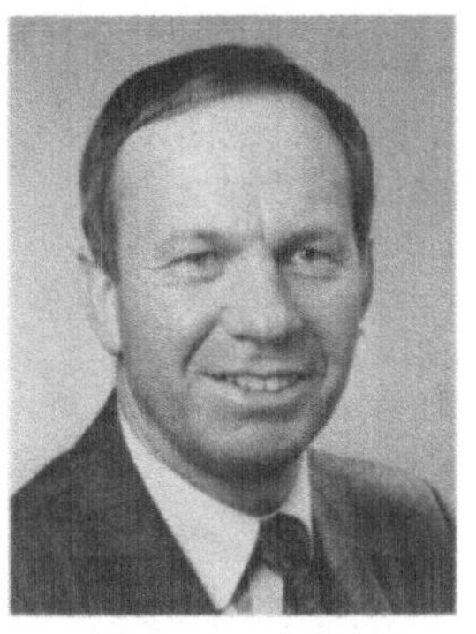

Prof. Dr. phil. nat. Heinz Schmid
Direktor der Krankenkasse KKB, Delegierter des Verwaltungsrats der KKB Versicherungen und anerkannter Pensionkassenexperte, nebenamtlicher Professor für Versicherungsmathematik an der philosophisch-naturwissenschaftlichen Fakultät der Univ. Bern.

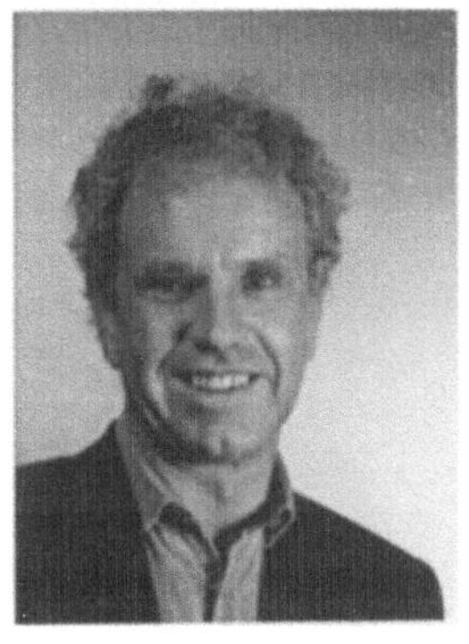

Primar Univ.-Doz. Dr. med. Alf Staudach
Chefarzt an der Landesfrauenklinik Salzburg. Ultraschall 87, Salzburg, Mitorganisator.

Moderarator

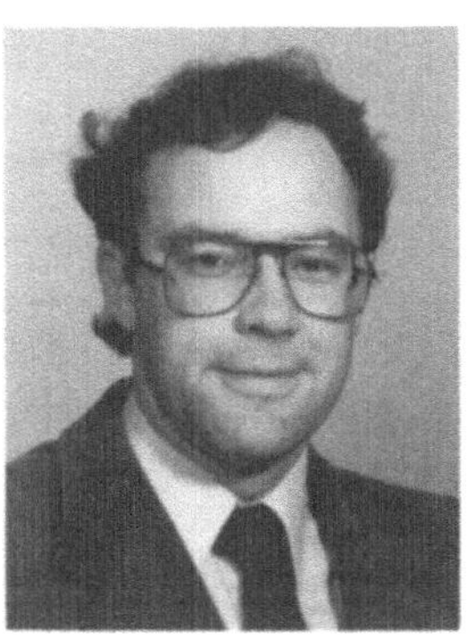

Prof. Dr. sc. techn. Hans-Jörg Zweifel
Professor für Medizinelektronik und Ultraschall in
der Medizin sowie Fachvorstand des Fachbereichs
Medizinaltechnik an der Interstaatlichen Ingenieur-
schule NEU-TECHNIKUM Buchs SG.

Einleitung

Nach der Vorstellung der Rundtischteilnehmer führt ZWEIFEL in die Thematik
ein. Patient, Untersucher, Gerät bilden in der Ultraschalldiagnostik ein System
(Abb. 1). Es ist gekennzeichnet durch die Beziehungen zwischen Untersucher und
Patient, Untersucher und Diagnosegerät sowie Patient und Diagnosegerät. Um
die komplexen Zusammenhänge transparenter zu machen, wird das gesamte System in 3 Teilbereiche gegliedert (Abb. 2): Themenkreis des Patienten, des Untersuchers und des Geräts sowie ihre gegenseitigen Beziehungen (Schnittstellen).

Fragestellung

Die Diskussion des Rundtischgesprächs soll wenn möglich auf folgende Fragestellungen Antworten geben:

Patient

Verleitet die für den Patienten ungefährliche Ultraschalldiagnostik zu übermäßigem, unkritischem und nicht indiziertem Einsatz, wobei falsche ärztliche Schlußfolgerungen zu weiteren teuren diagnostischen Maßnahmen und/oder zu falschem therapeutischem Vorgehen führen?

Untersucher

Sind Ultraschallscreeninguntersuchungen bei der heutigen Kostensteigerung im
Gesundheitswesen finanziell überhaupt noch tragbar, sofern nicht mit Kosten-
Nutzen-Analysen deren Wirtschaftlichkeit bewiesen werden kann?

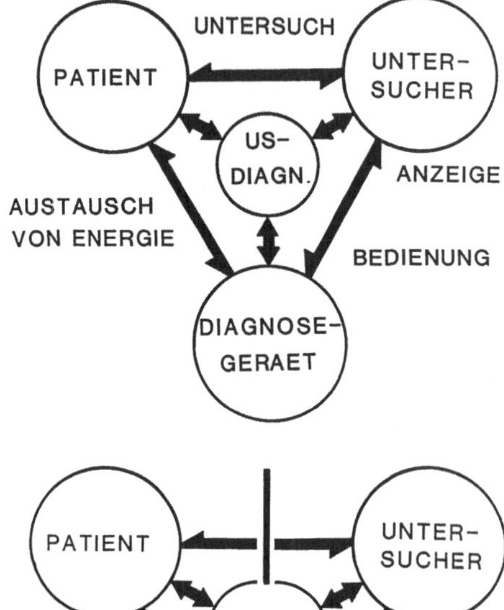

Abb. 1. Ultraschalldiagnostiksystem mit Patient, Untersucher und Gerät. Beziehungen Patient–Untersucher, Untersucher–Diagnosegerät und Patient–Diagnosegerät

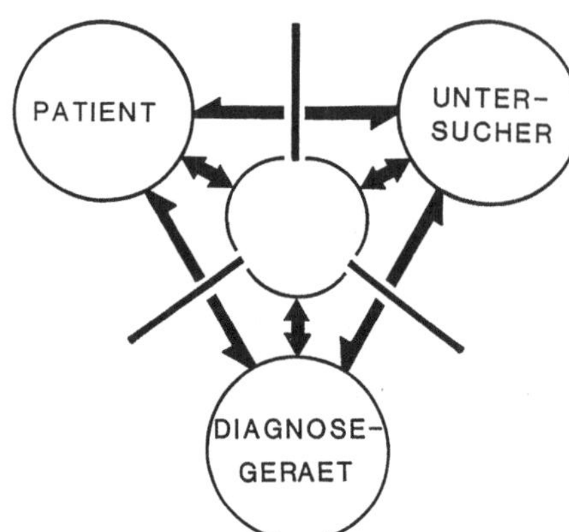

Abb. 2. Gliederung in drei Teilbereiche: Themenkreis des Patienten, des Untersuchers und des Geräts sowie ihre Schnittstellen

Gerät

Soll die Ultraschalldiagnostik vermehrt als kostengünstige, bildgebende und dynamische Diagnosemethode gefördert werden, damit mit preiswerten Geräten teure, schädliche, den Patienten belastende bildgebende Verfahren, speziell in der Allgemeinpraxis, ersetzt werden?

Zusammenfassung der Diskussion

Patient

Verleitet die für den Patienten ungefährliche Ultraschalldiagnostik zu übermäßigem, unkritischem und nicht indiziertem Einsatz, wobei falsche ärztliche Schlußfolgerungen zu weiteren teuren diagnostischen Maßnahmen und/oder zu falschem therapeutischem Vorgehen führen?

Ultraschalldiagnostik wird eingesetzt:
- *übermäßig?*
- *unkritisch?*
- *nicht indiziert?*

Auf die Frage von ZWEIFEL, was übermäßig, unkritisch und nicht indiziert heißt, hält STAUDACH fest, daß sich die Gynäkologen im Bereich der Geburtshilfe in einer günstigen Startposition befinden: Die Patienten haben nicht nur das Screening akzeptiert, sondern fordern es. Der Untersucher sieht einen Sinn darin, und die Geräte sind dazu geeignet. Die Frage, ob dabei unkritisch, überzogen und unqualifiziert vorgegangen wird, läßt sich höchstens auf die Art des Vorgehens der Kassen bei der Abrechnung sowie den Mangel an notwendigen Ausbildungsplätzen für eine gute Ausbildung stellen. Vor allem müßten die drei Gesellschaften ihre Aufgabe im Ausbildungsbereich wahrnehmen, da das heutige Angebot nicht genüge.

SCHMID meint, daß der Wegfall der beim konventionellen Röntgen anfallenden Strahlenbelastung zu einer häufigeren und unkritischeren Anwendung des Ultraschalls führt. Die Krankenkassen als Kostenträger stellen fest, daß der Ersatz invasiver Untersuchungs- oder Behandlungsverfahren durch technisch verbesserte und ungefährlichere Methoden und Geräte eine Substitution im Maßstab 1:1 nicht erreicht. In einer ersten Phase der „Forschung und Ausbildung" werden vielfach beide Verfahren und Techniken eingesetzt, um die echten Fortschritte der neuen Verfahren auch praktisch festzustellen. In der anschließenden Phase der bewährten täglichen Anwendung gelangt die risikoärmere Methode deutlich öfter zum Einsatz als das bisherige invasive Verfahren. Dies hat zur Folge, daß trotz tieferem Preis pro Untersuchung die gesamten Kosten aus Menge mal Preis deutlich ansteigen (Abb. 3). Die Auswertung der Krankenkasse KKB

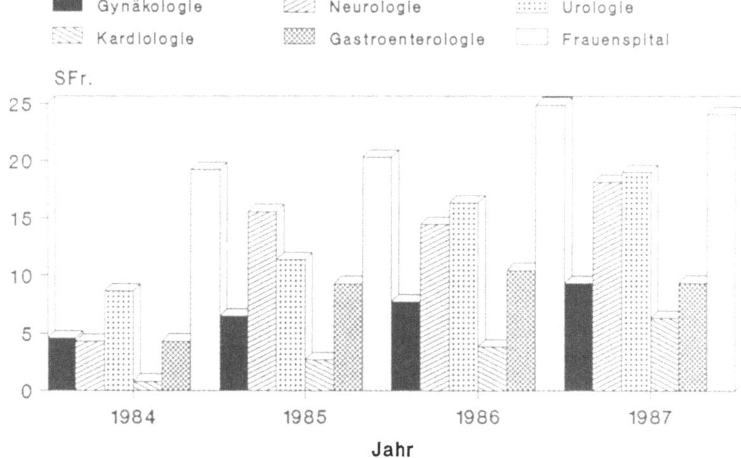

Abb. 3. Ultraschallkosten pro ambulanten Behandlungsfall 1984–1987, aufgeteilt nach Fachgebieten. Gynäkologie: rund Verdoppelung; Neurologie: nahezu Vervierfachung; Urologie: konstanter Anstieg, rund Verdopplung; Kardiologie: konstanter Anstieg ab 1985, Verdreifachung; Gastroenterologie: nahezu Verdoppelung

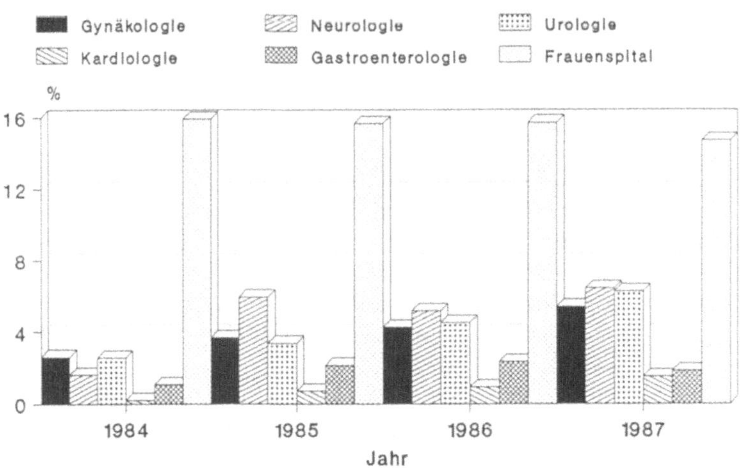

Abb. 4. Ultraschallkosten in Prozent der Arztkosten 1984–1987. Anstieg, zum Teil Verdoppelung der Anteile

ergibt für die Kosten der Ultraschalluntersuchung zwischen 1984 und 1987 pro ambulantem Behandlungsfall für die Gynäkologie rund eine Verdopplung, für die Neurologie einen sehr starken Anstieg mit nahezu einer Vervierfachung, für die Urologie einen kontinuierlichen Anstieg mit einer Verdopplung, für die Kardiologie einen kontinuierlichen Anstieg nach 1985 und für die Gastroenterologie eine Verdopplung. Eine weitere Darstellung (Abb. 4) nach Anteilen der Kostensparte „Ultraschall" in Prozenten der gesamten Arztkosten ergibt ebenfalls einen Anstieg, zum Teil eine Verdopplung der Anteile aus der zunehmenden Ultraschalltätigkeit.

Krimmel zeigt eine Zusammenstellung der Gesamtkosten für B-Bilduntersuchungen von 1983 bis 1986 in der Bundesrepublik Deutschland, die in der ambulanten Versorgung angefallen sind (Tabelle 1). Sie bezieht sich auf die 90% der Bürger, die in einer gesetzlichen Krankenkasse versichert sind. In absoluten Zahlen ergibt sich ein Anstieg von 281 auf 478 Mio. DM, d. h. innerhalb von 3 Jahren ein Zuwachs um 70%. Bezogen auf das Gesamthonorar, das für die Kassenärzte zur Verfügung steht und 1986 22 Mrd. DM betragen hat, ist eine Zunahme von 1,47 auf 2,15% festzustellen. Das Wachstum ist eindeutig mit der Entwicklung der Ultraschallmedizin verbunden und steigt überproportional zum Gesamtausgabenanstieg. Von Seite der Kassen könnte die Entwicklung dieser auch für den Allgemeinpraktiker attraktiven, nichtinvasiven Diagnosemethode, die immer weitere Bereiche der Medizin erfaßt, akzeptiert werden, sofern in anderen Bereichen entsprechend kompensiert wird. Der Nachweis ist allerdings sehr schwer zu erbringen. Neuere Zahlen, die 1987 nach dem ersten Quartal im Rahmen der neuen Gebührenordnung erhoben worden sind, zeigen für die Anteile der sonographischen Leistungen folgendes Bild (Tabelle 2): Bei den Urologen gehen 11,6% des Honorars auf Ultraschalleistungen zurück, bei den Allgemeinpraktikern nur 1%, die im betrachteten Zeitraum aber insgesamt noch rund 29 000 Ultraschalluntersuchungen gemacht haben.

Tabelle 1. Anstieg der Ausgaben für sonographische Leistungen 1983–1986 von 281 auf 478 Mio. DM (90% der bundesdeutschen Bürger, die in gesetzlichen Krankenkassen versichert sind)

Jahr	Mio. DM	% von 1983	% des Gesamthonorars
1983	281	100	1,47
1984	325	116	1,59
1985	395	141	1,85
1986	478	170	2,15

Tabelle 2. Anteil sonographischer Leistungen (außer Doppler) am Gesamthonorar der jeweiligen Arztgruppe im 4. Quartal 1987

Arztgruppe	Arztzahl	Anteil am Gesamthonorar der Arztgruppe [%]
Urologen	1 650	11,6
Gynäkologen	6 500	7,8
HNO-Ärzte	2 450	5,2
Internisten	12 500	4,6
Radiologen	1 850	3,0
Kinderärzte	3 800	1,1
Allgemein/Prakt.	28 950	1,0
Orthopäden	3 000	0,5
Alle Ärzte	76 000	2,6

STAUBACH findet diese gezeigten Zahlen euphorisierend: Sie steigen dort, wo Nachholbedarf ist. Der Anteil einer ungefährlichen Methode von 2,6% an den Gesamtkosten ist beruhigend klein. Es kann nur begrüßt werden, wenn auch in der Praxis Medizin wissenschaftlich betrieben wird. Dann passiert endlich das, was alle wollen, daß nicht nur kommerziell gearbeitet wird, sondern daß sich auch der praktische Arzt zunehmend solcher Methoden bedient, die medizinisch für den Patienten auch effektiven diagnostischen Wert haben. Um den gesamten Komplex zu überschauen, müßten auch die übrigen Kosten für Medikamente und Therapiemethoden miteinbezogen werden. Die gezeigten Zahlen ergeben keinen Anhaltspunkt zur Kritik, sondern zeigen, daß die Methode zunehmend jenen Stellenwert erlangt, der ihr zukommt.

ZWEIFEL weist auf die Steigerungsrate um den Faktor 2–4 innerhalb dreier Jahre bei dem heute wohl kleinen Anteil von rund 2% hin.

Nicht so optimistisch beurteilt LUTZ die Situation. In den Prozentzahlen sei die Therapie miteingeschlossen, d. h. es ist nicht der Prozentsatz des diagnostischen Honorars, sondern des Gesamthonorars. Demnach liegt in der Urologie, weniger bei den Internisten, der Anteil des diagnostischen Ultraschalls eher zu hoch.

Die Ultraschalldiagnostik wird in einem sehr ausgeprägten Maß eingesetzt, sicherlich z. T. unkritisch, zum Teil nicht indiziert und sicherlich zu viel. Dieses „Zuviel" hat viele Gründe. Die Patienten haben beispielsweise eine erhebliche Tendenz zum Arztwechsel. Dies bedeutet auch häufig neue Ultraschalluntersuchungen. Bei allem Wohlwollen gegenüber Kollegen muß gesagt werden, daß auch betriebswirtschaftliche Aspekte hineinspielen. Auch die unterschiedliche Qualität der Untersuchungen, beispielsweise zwischen Allgemeinarzt und Klinikarzt, können zu Mehrfachuntersuchungen führen, insbesondere auch deswegen, weil bei der Erstdiagnostik sehr häufig schlecht dokumentiert wird. Eine gute Dokumentation auch eines Normalbefundes kostet vielleicht eine Mark. Eine erneute Untersuchung, die deswegen notwendig ist, weil die Dokumentation dem nächsten Arzt oder der Klinik nicht genügen kann, kostet ein Vielfaches. Es gibt sehr viele Ursachen, die zu einer übermäßigen Zahl von Ultraschalluntersuchungen führen, wobei sicherlich ein Teil bei den Untersuchern liegt.

Falsche ärztliche Schlußfolgerungen führen zu:
– *weiteren teuren Diagnostikmaßnahmen?*
– *falschem therapeutischem Vorgehen?*

Den zweiten Teil der Frage, besonders im Hinblick auf die Folgeerscheinungen, wie Dokumentation etc., stellt Zweifel zur Diskussion.

Wenn die Ultraschalluntersuchung nicht qualifiziert durchgeführt wird oder wenn sie qualifiziert durchgeführt wird, aber in ihrer Bewertung falsch gesehen wird, hält Lutz fest, führt dies zu weiteren teuren Diagnostikmaßnahmen. Dies ist nicht ultraschallspezifisch, sondern gilt für alle diagnostischen Maßnahmen. Wenn beispielsweise bei der Nierendiagnostik häufig ein Nierenparenchymbuckel diagnostiziert wird, weiß dies der qualifizierte Untersucher zu werten und kann den Parenchymbuckel als harmlos einstufen. Jede weitere Diagnostik unterbleibt. Der weniger Erfahrene wird aufgrund dieses Parenchymbuckels, um sich wirklich abzusichern, daß es kein Tumor ist, mindestens ein CT, wenn nicht ein i.v.-Pyelogramm plus CT plus Angiographie plus etc. anhängen müssen. Hier liegt das Problem der Qualität einer weniger gut oder weniger erfahren durchgeführten Ultraschalluntersuchung. Dies kostet eine ganze Menge Geld. Hingegen gibt es keine Probleme bezüglich des therapeutischen Vorgehens.

Judmaier ist interessiert am Ausgang des Gesprächs, befürchtet aber, daß keine Konklusion erreicht wird. Zur Auflistung der Punkte kann er aus der klinischen Erfahrung gleichzeitig ja und ebenso nein sagen. Das Problem liegt darin, daß auf der einen Seite ganz sicher zu vieles unkritisch, zu oft und immer wieder gemacht wird, auf der anderen Seite ist für ihn eine medizinische Tätigkeit ohne Ultraschall überhaupt nicht mehr vorstellbar. Das Problem des praktischen Arztes oder des Internisten in der Praxis, der plötzlich dieses Gerät in die Hand bekommt und es auf den Bauch hält und die Leber sieht, die er vorher kaum tasten konnte, liegt darin, daß er es nicht mehr missen will, auch wenn er die Technik nicht optimal beherrscht. Klar ist, daß auch Fehlbefunde und teure Untersuchungen entstehen können. Unklar ist allerdings, wie man aus dem Dilemma herauskommt. Möglicherweise könnte dieses Gespräch einen Beitrag zur Klärung liefern.

Zweifel sieht verschiedene Möglichkeiten für Lösungsansätze. Er möchte wissen, wie die Tendenz, daß es immer mehr Kosten gibt, eingedämmt werden kann, ohne wesentliche Standpunkte der Ultraschalldiagnostik preiszugeben. Wichtig ist, daß die Methode weiterhin aktiv in der Medizin eingesetzt werden kann, aber Randerscheinungen, die massiv zu Buche schlagen, eingedämmt werden. Ausbildung bietet eine Möglichkeit, Weiterbildung eine weitere, eine globalere Betrachtung eine dritte.

JUDMAIER sieht vor allem in Österreich eine Möglichkeit für die Kassen, die ärztlichen Untersuchungen über den Computer zu kontrollieren, um Doppeluntersuchungen relativ leicht festzustellen.

In Deutschland, meint KRIMMEL, können die 90% der gesetzlich Krankenversicherten im ambulanten Bereich nicht computerunterstützt kontrolliert werden, weil personenbezogene Auswertungen nur mit der nötigen Transparenz und einem immensen Aufwand Resultate liefern können. Nur bei Verdachtsmomenten werden heute gezielt weitere Untersuchungen mit einem immensen Aufwand angeordnet. Routinemäßig kann dies nicht gemacht werden.

STAUDACH ist der Ansicht, daß mit steigender Qualität der Untersucher dieser Effekt kleiner wird, außer bei Forschungsprojekten an Universitätskliniken, bei denen neue Gesichtspunkte unter verschiedenen Aspekten in ihrer Wertigkeit kontrolliert werden. In der freien Praxis wird bei zunehmender Qualifizierung des Untersuchers die Notwendigkeit von Doppeluntersuchungen geringer. Die Kosten werden rapide sinken, wenn der Qualitätslevel den notwendigen Standard erreicht hat, der aber definiert sein muß. Es stellt sich somit die Frage, was an qualitätsverbessernden Hilfsmitteln angeboten wird. Dies ist heute leider unheimlich wenig. Autodidakten, zum Teil unsicher, benutzen zwar die Methode, haben aber ihre Zweifel und wollen im Sinne des Patienten verhindern, daß Fehler gemacht werden. Also werden teure Paralleluntersuchungen mit etablierten Methoden angeordnet. Dies läßt sich dämpfen, wenn der Qualitätslevel gehoben wird, aber dazu müssen Aus- und Weiterbildungsmöglichkeiten in breitem Maße angeboten werden.

Die Frage der Computerkontrolle wird nach SCHMID immer wieder angesprochen. Er unterscheidet zwei Gruppen von Doppeluntersuchungen: Ein Arzt kann mit zwei Verfahren untersuchen, z.B. während einer bestimmten Zeit beim gleichen Patienten und gleichen Organ einmal Ultraschall, einmal Röntgen, um mehr Erfahrung zu gewinnen. Dieses Vorgehen kann von größeren Kassen nur schwer kontrolliert und überwacht werden. Daneben gibt es Doppeluntersuchungen durch zwei Ärzte: Der erste Arzt stellt bei einem Patienten einen gewissen Befund fest und überweist ihn dann dem Facharzt. Dieser beginnt seine Untersuchungen wieder von vorn mit der Begründung, daß die ersten Bilder unbrauchbar seien und er seiner Sache sicher sein wolle.

Untersucher

Sind Ultraschallscreeninguntersuchungen bei der heutigen Kostensteigerung im Gesundheitswesen finanziell überhaupt noch tragbar, sofern nicht mit Kosten-Nutzen-Analysen deren Wirtschaftlichkeit bewiesen werden kann?

Die Schlüsselfigur sei der Untersucher, meint ZWEIFEL, und kommt damit zum zweiten Diskussionsbereich. Er stellt nun primär die Frage nach dem Kosten-Nutzen-Verhältnis, wobei Gebieten wie Qualitätssicherung, Ausbildung der Untersucher, das Verständnis und großräumiges Denken des Untersuchers etc. eine entscheidende Funktion zukommt, zur Diskussion. Zunächst soll die Frage nach dem Screening zurückgestellt werden.

Kann man mit Kosten-Nutzen-Analysen die Wirtschaftlichkeit beweisen?

LUTZ findet, daß der nicht ganz leichte Weg der Kosten-Nutzen-Analyse zweifellos gegangen werden muß. Wie soll der Nutzen des Ultraschalls nachgewiesen werden? Eine Möglichkeit ist die der kontrollierten Studien, die vermutlich der Arzt allein ohne Unterstützung durch die KV nicht durchführen kann. Die zweite Möglichkeit ist, daß man über den Therapie- oder Prognoseerfolg den Nutzen einer Methode nachweist. Dies geht sicherlich nur punktuell. Zum Beispiel die bessere Prognose des Nierentumors jetzt und vor 10 Jahren, die eindeutig auf die zufällig entdeckten Ultraschallbefunde zurückzuführen ist. Hier ist ein klarer Nachweis erbracht worden. Die dritte Möglichkeit ist eine genaue Analyse, die der Arzt allerdings nicht allein machen kann, welche Untersuchungen mit dem Ansteigen der Ultraschalluntersuchungen zurückgehen. Bis jetzt ist dies nur bei der Röntgenuntersuchung der Gallenblase gemacht worden, müßte aber als weit komplexere Kosten-Nutzen-Analyse durchgeführt werden.

ZWEIFEL hält fest, daß der Therapieerfolg bereits Teil eines Rückkopplungsmechanismus darstellt. Früher ist allerdings postuliert worden, daß es keine weiteren Folgeerscheinungen geben dürfe. Offenbar ist eine gewisse Kontrolle nötig, die zu weiteren Maßnahmen führt. Wer entscheidet über diese Maßnahmen? Ist es der Untersucher, die nächste Instanz oder wer sonst? Oder ist es die Kostenbremse

In der Bundesrepublik, meint KRIMMEL, wird es letztlich im ambulanten Bereich über den Preis geregelt, der für die Untersuchung bezahlt wird. Dieser ist – in diesem Karussel bewegt man sich immer wieder – eine Variable der Qualität der Untersuchung. Ihn interessieren die Vorgaben für Kosten-Nutzen-Analysen. Im Zweifelsfall kann behauptet werden, daß Screening Kosten einspart, z. B. bei der Hüftdysplasie. In sehr vielen anderen Bereichen können nicht Kosten mit Kosten verglichen werden, d. h. der Nutzen entspricht nicht Kosten, sondern der Nutzen liegt in einer Steigerung von Lebensdauer und -qualität. Welche Vorgaben sind dabei gegeben? Wenn die Lebensqualität deutlich gesteigert werden kann – das ist auch den Kassen in der Bundesrepublik klar – sind zwar die Kosten nicht sekundär, doch das Bewertungsgefüge ist dann anders. Somit bleibt: welcher Nutzen muß sich durch die Kosten wieder ausgleichen lassen?

Es kommt sehr darauf an, meint ZWEIFEL, wer diese Kosten-Nutzen-Analyse macht: Ist es der Patient aus seiner Sicht, wobei der Nutzen unter Umständen nicht in Geld zu werten ist? Oder ist es die Krankenkasse, respektive das Gesundheitswesen, das dann tatsächlich die Geldmittel aufbringen muß? Oder ist es der Untersucher, der wieder eine andere Bewertung hat?

SCHMID hat ein ungutes Gefühl, wenn man im Rahmen des Gesundheitswesens von Kosten-Nutzen-Analysen spricht. Geht es im Einzelfall darum, 1:1 – beispielsweise ein invasives Röntgenbild durch ein Ultraschallbild – zu ersetzen, oder geht es darum, die Situation als Ganzes zu sehen, z. B. Ersatz der Krankenhausbehandlung durch ambulante Behandlung? Wahrscheinlich ist der Ultraschall

1:1 gerechnet kostengünstiger. Doch leerstehende Betten verursachen auch Kosten. Der gesamte Kostenumfang des Gesundheitswesens wird dadurch nicht kleiner, weil die anfallenden Kosten für die ambulante Behandlung die Kosten im stationären Bereich nicht wettmachen, sofern man nicht den politischen Mut hat, entsprechend Betten oder Abteilungen zu schließen. Ein weiterer Punkt ist, ob die Kosten-Nutzen-Analyse nur auf diesen rein medizinischen Bereich beschränkt werden kann oder ob die ganze volkswirtschaftliche Betrachtung, wie Arbeitsunfähigkeit, Ausfall in der Wirtschaft etc. hinzugenommen wird. Wo liegt die Grenze der Kosten-Nutzen-Analyse, wie wird sie objektiv definiert? Je nach Sicht gibt es eine andere Abgrenzung, aber die Kosten-Nutzen-Analyse gibt es nicht.

In den westlichen Industrienationen hat der ganze Gesundheitsbereich einen Stellenwert erreicht, der nicht mehr zu vernachlässigen ist, gibt ZWEIFEL zu bedenken. Zurück zur Ultraschalldiagnostik: Soll das ganze System funktionieren, muß ein Konsens erreicht werden. Eine Forderung ist, daß die Qualität des Untersuchers verbessert wird. Was ist Qualität des Untersuchers? Wie kann sie verbessert werden? Möglichkeiten bieten die Aus-, Weiter- und Fortbildung des Arztes, wobei in den verschiedenen Ländern unterschiedliche Mechanismen und Lösungen angestrebt werden, wie Untersucher auszubilden sind.

A, Beispiel des Modells der SGUMB erläutert OTTO das schweizerische Vorgehen: Für den Facharzttitel in Radiologie muß ein Arzt ein halbes Jahr in einem röntgendiagnostischen Institut tätig sein, in dem Ultraschall gemacht wird und mindestens 2000 Untersuchungen pro Jahr durchgeführt werden. Außerdem muß sinnvollerweise das Krankenhaus über eine Chirurgie und Pathologie verfügen, damit ein Feedback entsteht, ob die Diagnose gestimmt hat. Sicher ist das Modell relativ provisorisch. Doch bei der bekanntermaßen sehr subjektiven Kunst des Ultraschalls ist dies wichtig. Das halbe Jahr, das in der Radiologie gefordert wird, ist sicher sinnvoll, denn die Ultraschalluntersuchung ist wie ein Handwerk, das langsam gelernt werden muß.

Diese Richtlinien sind auch in der SGUMB, der Schweizerischen Gesellschaft für Ultraschall in Medizin und Biologie, eingebracht worden. Sie sehen etwas moderater aus. Mitglieder werden nur dann in die SGUMB aufgenommen, wenn sie nachweisen, daß sie unter Kontrolle 800 selbständig untersuchte Patienten einschließlich der Befundung vorweisen können. Dies muß in einem von der SGUMB anerkannten Institut, das nicht unbedingt in der Schweiz liegen muß, geschehen.

Die Bundesrepublik hat eigentlich schon immer Schrittmacherdienste in der Ausbildung geleistet. Wie es dort aussieht, möchte ZWEIFEL wissen.

LUTZ antwortet, daß eine Schwelle eingebaut worden, ist, die die kassenärztliche Zulassung betrifft. Auch heute ist dies noch die einzige Schwelle. Es werden Mindestanforderungen, die in verschiedener Weise erfüllt werden können, einschließlich eines Kolloqs, von der kassenärztlichen Vereinigung festgelegt. Die Zahlen sind etwas niedriger als die eben vorgelegten, beispielsweise 400 Untersuchungen bei der abdominellen Ultraschalldiagnostik. Inzwischen ist auch die Ärztekammer tätig geworden und hat für die Gebietsärzte Anforderungen mit ähnlichen Zahlen gestellt, die während der Weiterbildungszeit erbracht werden müssen. Es ist also ähnlich, aber nicht ganz so streng.

KRIMMEL stellt fest, daß in der Bundesrepublik grundsätzlich davon ausgegangen wird, daß jeder, der Arzt ist, qualifiziert ist, alles durchzuführen. Das gilt unter dem Kostenaspekt insbesondere auch für Privatpatienten. Für die 90% der Sozialversicherten gelten die Ultraschallrichtlinien, die die kassenärztliche Bundesvereinigung erlassen hat. Sie hat die Kompetenz, die Durchführung zu regeln, die für die Ärzte bindend ist. Zusätzlich zu den geforderten Untersuchungen ist zu sagen, daß der Betreffende mindestens 18 Monate im Fachgebiet tätig sein mußte, was für einen Allgemeinarzt, der gynäkologische und internistische Ultraschalluntersuchungen durchführen will, heißt, daß er zweimal die Bedingungen erfüllen muß. Diese Richtlinien regeln jedoch nur den Einstieg. Es ist auch möglich, über ein Kurssystem die Qualifikation zu erlangen. Auch bei der Weiterbildung strebt die kassenärztliche Vereinigung eine begleitende Qualitätssicherung an, was allerdings schwierig zu verwirklichen ist. Um nochmals von der Qualitätssicherung auf die Kosten-Nutzen-Analyse zurückzukommen, sei an die gestellte Frage erinnert: welche Prioritäten oder welche Vorgaben werden für die Einschätzung oder Durchführung einer Kosten-Nutzen-Analyse verlangt. Unter dem volkswirtschaftlichen Aspekt gesehen, werden in den westlichen Industrienationen 5–6% des Bruttosozialprodukts, einschließlich Arbeitsunfähigkeitskosten etc. für die Gesundheit ausgegeben. In der Bundesrepublik ist diese Größe, abgesehen vom Sprung Mitte der 70er Jahre, recht konstant geblieben. Dies ist fast erfreulich, wenn bedacht wird, was seit 1974 alles in Therapie und Diagnostik hinzugekommen ist. Das waren Unsummen, und trotzdem ist der Anteil am Bruttosozialprodukt gleich geblieben.

KRIMMEL würde Kosten-Nutzen-Analysen nur zulassen, wenn der Nutzen wieder einen Kosteneffekt, d. h. irgendwo einen Einsparungseffekt, ergibt. Der Kosteneffekt werde bei plus/minus Null liegen, erreicht wird aber Lebensqualität. Anders ist es, wenn die Kosten sehr hoch sind, und der Nutzen nur politisch definiert werden kann, z. B. bei onkologischen Maßnahmen: Je besser die onkologische Versorgung in einem Land ist, desto höher ist die Zahl der Krebskranken. Dieser Mechanismus muß dem Politiker zuerst klar gemacht werden: nichts läßt sich mehr in Kosten messen, sondern nur noch in Form der Lebensverlängerung oder eventuell der Lebensverlängerung mit Lebensqualität ausdrücken. In der Bundesrepublik ist die politische Vorgabe im Gegensatz zu den USA eher so, daß die Kosten von sekundärer Bedeutung sind, wenn Lebensdauer und -qualität gefördert werden können.

STAUDACH lehnt eine Kosten-Nutzen-Analyse in der Medizin generell ab, denn es werden auch keine Kosten-Nutzen-Analysen bei der Polizei, beim Straßenbau oder beim Schulsystem gemacht und gefragt, ob sie sich lohnen. Systeme, die im Staat etabliert sind und dem Wohlbefinden der Bevölkerung dienen, werden auch akzeptiert, ohne daß Kosten-Nutzen-Analysen gemacht werden. Als Mediziner sieht er nicht ein, warum man sich überhaupt in diese Gedankenebene begeben kann oder muß. Wenn vom „Banker-Denken" ausgegangen wird, kann letztlich die Kosten-Nutzen-Analyse nur zuungunsten der Medizin ausfallen. Es gibt immer mehr ältere Leute, die nicht mehr arbeiten, aber noch gut leben. Das kann nur einen Minuspunkt aus dieser Sicht geben.

Zum Problem Qualität: ein basisausgebildeter Gynäkologe geht in die Praxis und möchte Fortbildung machen. Wie soll dieser Mann den Level erreichen, der von ihm gefordert wird, so daß er kostensenkend arbeiten kann, wenn es – zum

Beispiel in der Schweiz – praktisch keine Fortbildungsmöglichkeiten gibt, außer er geht einmal jährlich zum Dreiländertreffen? Sowohl die Sozialversicherung als auch der Staat dürfen Strukturen, die zur Weiterbildung geeignet wären, nicht systematisch zerschlagen. Die Qualität an der Universität darf nicht so organisiert werden, daß sie zwar leicht regier-, aber schlecht qualifizierbar ist, so daß es keine Ausbilder mehr gibt, die in der Lage sind, diejenigen Leute auszubilden, von denen man eine Kostendämpfung erwartet.

Folgende Fragen werden von ZWEIFEL in den Raum gestellt: Wer bildet aus? Wer bildet weiter? Die Gesellschaften für Ultraschall haben in diesem Bereich eine wesentliche Aufgabe wahrzunehmen. Doch: wird nicht andernorts entschieden?

OTTO weist darauf hin, daß das ganze Problem auch ein Zeitproblem ist. Heute haben wir eine Umschichtung. Es gibt Kollegen, die ihr Studium ohne intensiven Kontakt mit dem Ultraschall abgeschlossen haben. In Zukunft werden jedoch jüngere Kollegen von der Basis bis zu den Fachspezialitäten sehr genau wissen, was Ultraschall ist. Er möchte zur Geduld mahnen. Sicherlich kann nicht verlangt werden, daß innerhalb Jahresfrist das Wissen und das Handwerk erlernt und das Wissen überall verbreitet wird.

Frage aus dem Auditorium: Man macht sich nur Gedanken, wie die Leute qualifiziert sind, wie sie sich weiterbilden können. Wer prüft eigentlich die Ausbilder? Es wird einer zum Facharzt Radiologie, Innere Medizin, Chirurgie ausgebildet, wozu in Deutschland heute auch die Sonographie gehört. Aber kein Chef kann sie oder nur die wenigsten, von Ausnahmen abgesehen. Sie wird vom Oberarzt gemacht. Oder ein Assistent arbeitet sich ein. Die Frage ist doch: woher soll der es lernen? Davon spricht kein Mensch. Man muß an der Basis beginnen. Nicht die Auszubildenden muß man prüfen, sondern erst mal die Ausbilder, diejenigen, die das Wissen an den Mann oder an die Frau weitergeben. Dann kann man die anderen prüfen. In der Weiterbildungsordnung ist niedergelegt, wie der Arzt seine Weiterbildungsfähigkeit behält. Dazu gehört auch der Ultraschall. Er ist Weiterbilder, kann die Methode aber gar nicht. Was dann? Dazu wird eine Antwort gewünscht.

Grundsätzlich findet OTTO die Idee faszinierend, daß auch mal ein Chef geprüft wird. Warum denn eigentlich nicht? Auf der anderen Seite meint er, daß wiederum der Faktor Zeit wirkt. In den nächsten 10 Jahren wird es kaum mehr einen Chefarzt geben, der Ultraschall nicht beherrscht, wenn er in den Hauptfachrichtungen ausgebildet worden ist. Jedenfalls wird er Patienten untersuchen und Stellung dazu nehmen können. Es braucht noch Geduld. In der Übergangszeit braucht es Ausbildungsmöglichkeiten, die weiter zu entwickeln sind.

Die angesprochene Problematik ist für ZWEIFEL im heutigen Leben von genereller Bedeutung. Wenn das Wissen auf modernen Gebieten alle 6 Jahre veraltet, heißt das, immer wieder Neues dazulernen und Altes vergessen. Dies ist nicht nur in der Ultraschalldiagnostik so, sondern gilt generell. Die Frage ist auch, wie weit Führungspersonen in der Lage sind, sich dieser Entwicklung zu stellen, was recht unterschiedlich und individuell ausfallen kann. Moderne Methoden, vor allem auch aus technischen Bereichen, zeigen neue Lösungsmöglichkeiten. Trotzdem bleibt die Frage nach der Effizienz im Ausbildungswesen offen. Es gibt viele andere Gebiete, auf denen sehr viel effizienter gearbeitet wird.

Meldung aus dem Auditorium: Manches wurde hier nicht gesagt, manches auch nicht richtig. In bezug auf die deutsche Situation gibt es 2 Wege: einmal den der Ausbildung mit 400 Fällen, verglichen mit 800 in Österreich und der Schweiz, dann auch den des Kurssystems. Das ist ein sehr harter Weg. Es sind dies 3 Kurse zu 2½ Wochen, 400 zusätzliche Untersuchungen, dann nochmals eine Dokumentation von 50 Fällen plus Kolloquium. Zur Frage der Qualitätssicherung: In vielen Ländern der Bundesrepublik wird seit Jahren eine Qualitätskontrolle durchgeführt. Alle 2 Jahre wird man aufgefordert, 20 Fälle vorzulegen. Aus eigener Erfahrung in einer Sonographiekommission steht fest, daß ein Drittel kritisiert und zurückgewiesen wird. Gegebenenfalls muß sich der betreffende Untersucher einer neuen Prüfung stellen. Zur Prüfung der Ausbilder: Dazu gibt es Regeln. Er muß mindestens 3 500 Untersuchungen haben und mindestens 3 Jahre mit Ultraschall arbeiten. Es gibt manchmal an einer Klinik die Situation, daß der Chef nicht selbst schallt, aber sein Oberarzt. Natürlich werden die Assistenten bestraft, wenn diesem Oberarzt nicht die Ausbildungsgenehmigung gegeben wird. Der Chef bekommt sie jedenfalls nicht automatisch.

KRIMMEL bestätigt, daß derjenige, der im Besitz der Weiterbildung ist, sei es als Arzt für Gynäkologie und Geburtshilfe oder als Arzt für Innere Medizin, aufgrund seiner Weiterbildung direkt die Berechtigung erhält, auch Ultraschall bei den Krankenkassen abzurechnen. Wer nicht darüber verfügt, muß mindestens 18 Monate und 400 Untersuchungen im Rahmen seiner Weiterbildung oder im Kurssystem haben. Wichtiger ist allerdings: wie bleibt man weiterhin im Geschäft? Die Sonographiekommissionen der kassenärztlichen Vereinigung leisten entsprechende Arbeit. Doch aus der Sicht der kassenärztlichen Bundesvereinigung muß festgestellt werden, daß mehr als 50% aller Bezirksstellen, die die Sonographie abrechnen, mit Sicherheit nicht alle 2 Jahre prüfen, wie die Qualität der Untersucher ist. Die Qualität ist ein wichtiges Kriterium für die Untersuchung. Doch bleibt zur Zeit offen, welches Gremium Richtlinien für die laufende Begleitung erläßt. Es gibt keine einheitliche Handhabung.

JUDMAIER vervollständigt aus österreichischer Sicht, daß bereits 1982 versucht worden ist, das Ganze über die Kassenzulassung zu regeln. Jeder praktische Arzt, jeder Internist, jeder Chirurg kann sich ein Ultraschallgerät kaufen und betreiben, nur wird ihm das nicht honoriert. Wenn er es honoriert haben will, muß er den Nachweis der Ausbildung erbringen. Das beinhaltet 500 Untersuchungen in einem entsprechenden, definierten Zentrum beziehungsweise 6 Monate Tätigkeit an diesem Zentrum. Die Ausbilder an den Zentren sind durch die OEGUM nominiert und müssen nicht die Chefs sein. Sie sind es auch sehr oft nicht. So ergibt sich manchmal die groteske Situation, daß z.B. der interne Chef bestätigen kann, daß der Kollege bei ihm die interne Ausbildung gemacht hat. Das würde auch Ultraschall beinhalten. Wenn er dann aber die Kassenzulassung beantragt, bekommt er die nicht, wenn er nicht auch vom Ausbilder die Bestätigung hat, daß er die entsprechende Zahl Ultraschalluntersuchungen gemacht hat. Das ist ein kleines Regulativ. Die Nachkontrolle der Ausbilder bzw. die Qualitätskontrolle im Laufe der Zeit ist heute noch nicht geregelt. Dies betrifft vor allem jene Kollegen, die schon in der Praxis waren oder sind und nicht Gelegenheit hatten, Ultraschall an einem entsprechenden Zentrum zu lernen und die nun nachdrängen und auch schallen wollen. Was wird mit denen gemacht?

Hier setzt die Industrie an, meint STAUDACH, und gaukelt all denen vor, die keine optimale Ausbildung hatten, daß sie mit besseren Geräten besser schallen. Damit wird die Qualitätskontrolle der Geräte angesprochen.

Gerät

Soll die Ultraschalldiagnostik vermehrt als kostengünstige, bildgebende und dynamische Diagnosemethode gefördert werden, damit mit preiswerten Geräten teure, schädliche, den Patienten belastende bildgebende Verfahren, speziell in der Allgemeinpraxis, ersetzt werden?

ZWEIFEL möchte ganz kurz vor Schluß die Qualität der Geräte anschneiden. Es gilt zwar: wer zahlt, befiehlt. Wer legt aber am Schluß das Anforderungsprofil des Geräts fest? Das könnten die Gesundheitsministerien, die Fachgesellschaften oder die ärztlichen Gremien sein. Heute erhält man immer mehr Gerät zu einem günstigeren Preis. Die moderne Entwicklung und der Kostendruck des Markts haben zu den heutigen guten Geräten geführt. Der Trend ist eindeutig, daß in den kommenden Jahren die Informatik einen immer größeren Stellenwert erhält. Soll nun die Ultraschalldiagnostik auch wesentlich mehr verbreitet werden? Begrenzt wird diese Entwicklung durch Ausbildungsengpässe. Umgekehrt können schädliche Untersuchungsmethoden wesentlich eingedämmt werden. Durch Fördern des Ultraschalls – vor allem im Zusammenhang mit der Informatik – kann in Zukunft noch wesentlich mehr aus der Methode herausgeholt werden. Unabhängig vom bildgebenden Verfahren werden Bildinformationsverarbeitung, Bildübertragung und Bildspeicherung immer wichtiger werden und nicht mehr so sehr von der Datenerfassung abhängen. Ist es sinnvoll, dem Allgemeinpraktiker auf dem Gebiet des Ultraschalls eine wesentliche Stellung einzuräumen, was vermutlich auf Kosten der Röntgendiagnostik gehen wird? Was geschieht, wenn der Allgemeinpraktiker immer mehr Ultraschall macht? Ist das erwünscht oder nicht? Oder sollte da, im Gegensatz zu dem Prinzip, daß jeder Arzt alles machen kann, eingegriffen werden?

JUDMAIER kann aus der Sicht Tirols, eines sehr langgestreckten Bundeslandes, in dem etwa in der Mitte die Universitätsklinik liegt, sagen, daß in den Seitentälern die Allgemeinpraktiker in der geburtshilflichen Vorsorge beginnen, Ultraschall anzuwenden. Einerseits ist dies fragwürdig, andererseits: was ist dem Patienten zumutbar? Es gibt Praktiker, die Ultraschall gelernt haben, die die Methode beherrschen und effizient betreiben. Schlußfolgerung: derjenige, der es kann und gelernt hat, warum sollte der die Methode nicht auch anwenden? Offen bleibt: wo lernt er es und wie wird kontrolliert?

KRIMMEL unterteilt in der Bundesrepublik die Praktiker in verschiedene Gruppen. Einmal sind es die praktischen Ärzte, im Fachjargon „Ärzte ohne Gebietsbezeichnung" genannt, dann die Ärzte für Allgemeinmedizin, die eine 4jährige Weiterbildung absolviert haben müssen, und nicht zuletzt die allgemeinärztlich tätigen Internisten, die zwar Ärzte für innere Medizin sind, aber vom Angebotsspektrum her das anbieten, was auch Allgemeinärzte und Praktiker machen. Für diese drei Gruppen, in der Bundesrepublik rund 50% aller Ärzte, würde es, vorsichtig ausgedrückt, zumindest die Kosten nicht senken, wenn sie Ultraschall angeboten würden. Das soll aber nicht heißen, daß diejenigen, die es wirklich können und von denen man aufgrund von Qualitätssicherungsmaßnahmen Belege dar bekommt, vom Ultraschall ausgeschlossen werden sollten. Wenig sinnvoll wäre allerdings, bei den an der Basis tätigen Ärzten in weitem Umfang Ultraschallgeräte einzuführen.

OTTO meint, daß man es nutzen sollte, wenn man eine Gruppe von Kollegen hat, die gelernt haben, selber Bilder zu interpretieren. Er könnte sich auch vorstellen, daß ein Stufenkonzept, wie es in der Gynäkologie und Geburtshilfe angewendet wird, mit einer relativ einfachen Basis in der Peripherie und dann einer Zuweisung für eine intensivere Untersuchung in einem Zentrum verwirklicht wird.

Resultate

ZWEIFEL schließt die Diskussion und kommentiert das Rundtischgespräch am Schluß wie folgt:

Patient

Die Ultraschalldiagnostik wird, speziell in Österreich, vom Patienten gefordert. Es ist keine Frage mehr, daß Ultraschall häufig angewendet wird. Dadurch wird zumindest in der Schweiz und in der Bundesrepublik eine Kostensteigerung verursacht. Allerdings beträgt der Kostenanteil inklusive der Ultraschalltherapie nur etwa 2%. Es ist durchaus möglich, daß Ultraschall unkritisch angewendet wird. Zu diskutieren bleibt die computerunterstützte Qualitätskontrolle. Grundsätzliches Einverständnis besteht darin, daß damit eine Verbesserung der Qualität erreicht werden soll.

Untersucher

Durch die ganze Diskussion zieht sich die Qualitätskontrolle als roter Faden. Eine Kosten-Nutzen-Analyse ist problematisch. Sie kann fraglich werden, vor allem dann, wenn mit anderen Gebieten des sozialen Lebens verglichen wird, die hier nicht zur Diskussion stehen. Die Analyse muß je nach Sicht des Patienten, des Untersuchers und des Gesundheitswesens anders ausfallen. Wenn man die ganze Methode betrachtet, daran wird dezidiert festgehalten, ist grundsätzlich die Qualität des Untersuchers sehr entscheidend, vielleicht sogar am entscheidensten. Es muß ein Anforderungsprofil definiert werden, das immer wieder überprüft wird. Ob in hierarchischen Strukturen gleichzeitig die fachliche Kompetenz auf dem Gebiete des Ultraschalls miteinbezogen werden kann, bleibt heute in der modernen Ausbildung fraglich. Vielleicht könnte das von der Technik her bekannte Projektmanagement, das primär auf der fachlichen und nicht auf der hierarchischen Struktur aufbaut, auch in der Medizin erfolgreich angewendet werden.

Gerät

Die Ausweitung der Ultraschallgeräte auf den Sektor der Allgemeinmedizin würde eine förderungswürdige Chance für die rund 50% aller Ärzte, die in der Allgemeinpraxis tätig sind, ergeben. Es muß jedoch unbedingt gefordert werden, daß
nur aus- und weitergebildete Ärzte zu dieser Diagnosemethode zugelassen werden.

Abschließend stellt ZWEIFEL in den Raum, wie die Zukunft aussieht, wenn
die informative Komponente zu den Geräten hinzukommt. Ist der Arzt als Untersucher, der sich primär des Patienten annimmt, auch willens und in der Lage,
mit den informativen Hilfsmitteln umzugehen, d. h. am Computer zu sitzen? Er
dankt allen für ihre Teilnahme und hofft, daß diese Diskussion mit kurz ange-
tippten "flashes" für jeden einen positiven Beitrag geliefert hat.

Aktuelle Gefäßdiagnostik: Neueste Entwicklungen auf dem Gebiet des Ultraschalls und der Kernspintomographie

W. L. Curati, P. Dawson, H. R. Jäger, P. McCarthy

Die präzise Darstellung von Gefäßanatomie, Gefäßpathologie und Störungen des Blutflusses mit Hilfe nichtinvasiver Verfahren ist lange Zeit ein Wunschtraum von Radiologen und Chirurgen gewesen. Die neuesten technischen Entwicklungen auf dem Gebiet des Ultraschalls und der Kernspintomographie sind vielversprechend und stellen einen wichtigen Schritt in diese Richtung dar.

Ultraschall

Morphologische Diagnostik

Mit den modernsten Ultraschallgeräten können Blutgefäße in einem hochaufgelösten B-Bild ausgezeichneter Qualität dargestellt werden. Dies gilt insbesondere für oberflächlich gelegene Gefäße, zu deren Diagnostik hochfrequente Schallköpfe verwendet werden.

Duplex-Doppler

Durch die Kombination der räumlichen (B-Bild) Information mit dem akustischen Dopplersignal können zusätzlich zur anatomischen und pathomorphologischen Information funktionelle Parameter bezüglich des Blutflusses und dessen Störungen gewonnen werden.

Farbdoppler

Die Meßdaten des Dopplersignals können farbkodiert werden. Dadurch wird sowohl die Richtung des Blutflusses, z. B. blau für Fluß zum Schallkopf hin und rot für Fluß vom Schallkopf weg, als auch die Strömungsgeschwindigkeit – durch Farbtonabstufungen – sichtbar gemacht. Auf diese Weise wird ein schneller Überblick über die Flußcharakteristiken innerhalb des dargestellten Gefäßgebiets gewonnen. Einzelne Regionen können dann noch im Detail untersucht werden.

Die technische Entwicklung auf diesem Gebiet schreitet schnell voran, und es besteht in naher Zukunft die Aussicht, solche Systeme auch in Endosonographiegeräte einzubauen. Auf die Angiographie wird jedoch sicherlich noch lange nicht verzichtet werden können, insbesondere angesichts der zunehmenden Verbreitung interventioneller radiologischer Techniken. Die diagnostische Rolle der Angiograpie wird jedoch gegenüber den alternativen nichtinvasiven Methoden mehr und mehr in den Hintergrund treten.

Kernspintomographie

Morphologische Diagnostik

MR-Angiographie ist in der klinischen Praxis bereits bei der Abklärung pathologischer Veränderungen im Bereich der Karotisgabel, thorakaler Aortenaneurysmen und kardialer Mißbildungen etabliert.

Karotisgabel
Vergleichsstudien mit Duplexsonographie und digitaler Subtraktionsangiographie (intravenös und intraarteriell) werden derzeit durchgeführt

Intrakranielle Gefäße
MRI mit dreidimensioneller Bildrekonstruktion ("volume imaging") wird gegenwärtig zur Darstellung von Hirnarterienaneurysmen verwendet.

Thorakale Aorta
In der Diagnostik thorakaler Aortenerkrankungen werden EKG-getriggerte T1-Sequenzen und schnelle Imagingsequenzen in schräg-sagittaler Ebene seit Jahren angewandt.

Herzmißbildungen
Zahlreiche Publikationen liegen über die MRI-Diagnostik kardialer Mißbildungen vor, teils unter Einbezug blutflußabhängiger Signalverstärkung.

Flowstudien

Es wurde bereits erwähnt, daß einige MRI-Techniken die blutflußinduzierte Signalverstärkung verwenden. Wie kann jedoch der Blutfluß beurteilt werden, wenn der Flow zu schwach ist, um eine Signalverstärkung hervorzurufen? Eine Änderung der T1- und T2-Relaxationszeiten des fließenden Bluts könnte möglicherweise zu einer Lösung dieses Problems beitragen. Unsere Arbeitsgruppe am Hammersmith Hospital nahm an Pionierstudien über den Einsatz von MRI-Kontrastmitteln (hauptsächlich Gd-DTPA) auf anderen Gebieten, wie Tumordiagnostik, teil. Flowstudien könnten ein weiteres Anwendungsgebiet für MRI-Kontrastmittel darstellen.

M. Hansmann, D. Koischwitz, H. Lutz,
H.-G. Trier (Hrsg.)

Ultraschalldiagnostik 86
Drei-Länder-Treffen Bonn

10. Gemeinsame Tagung
der deutschsprachigen Gesellschaften
für Ultraschall in der Medizin

1987. XIX, 779 S. 348 Abb. Geb.
DM 250,– ISBN 3-540-17976-3

Inhaltsübersicht: Festvortrag. – Innere
Medizin. – Leber. – Gallenwege. –
Pankreas. – Magen, Darm. – Gefäße,
Herz. – Urologie. – Gynäkologie,
Geburtshilfe, Mamma. – Pädiatrie. –
Chirurgie. – Interventionelle Sonogra-
phie. – Kopf, Hals. – Orthopädie. –
Physik. – Poster.

In diesem Band sind die Vorträge
zusammengefaßt, die anläßlich des
Drei-Länder-Treffens **Ultraschalldia-
gnostik** in Bonn gehalten wurden.
Es werden u. a. die Themenbereiche
Innere Medizin, Urologie, Gynäkologie,
Pädiatrie, interkonventionelle Sonogra-
phie abgehandelt.

Springer-Verlag Berlin
Heidelberg New York London
Paris Tokyo Hong Kong

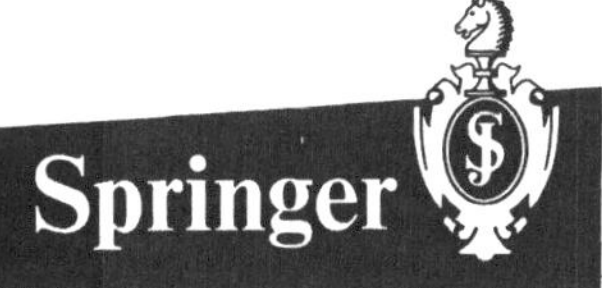

Springer

H. Lutz,
Bayreuth

Ultraschallfibel

Innere Medizin

2., völlig überarb. Aufl. 1989. Etwa 244 S.
244 Abb. Brosch. DM 98,– ISBN 3-540-15399-3

Acht Jahre Weiterentwicklung der Ultraschalldiagnostik seit Erscheinen der 1. Auflage der **Ultraschallfibel** bedeuten einen merkbaren technischen Fortschritt mit neuen verbesserten Gerätegenerationen und eine erhebliche Zunahme an Erfahrung bei der Anwendung der Methode in der ambulanten Praxis einerseits sowie neuer Anwendungsbereiche andererseits.

Die 2. Auflage der **Ultraschallfibel Innere Medizin** ist wieder ein praxisnahes Kurzlehrbuch zur Einführung in die Ultraschalldiagnostik internistischer Erkrankungen. Zu jedem Organ werden die geeignete Untersuchungstechnik, normale und pathologische Befunde sowie differentialdiagnostische Überlegungen vorgestellt und mit zahlreichen Abbildungen dokumentiert. Vereinfachte Skizzen der Befunde erleichtern dem Anfänger die Interpretation der Bilder. Durch den Wegfall der Gynäkologie und Geburtshilfe konnte das Bildmaterial in der Neuauflage stark erweitert werden. Zusätzliche Checklisten zu den einzelnen Organuntersuchungen und schematische Vorschläge für die Untersuchung in speziellen diagnostischen Situationen erleichtern ein schnelles Nachschlagen. Der praktische Wert der neuen Ultraschallfibel hat sich damit noch erhöht.

Springer-Verlag Berlin
Heidelberg New York London
Paris Tokyo Hong Kong

Springer